JN086004

医療秘書教育全国協議会　編

新 医療秘書実務シリーズ 4

三訂 医療関連法規

清水祥友・淡島正浩・西方元邦　共著

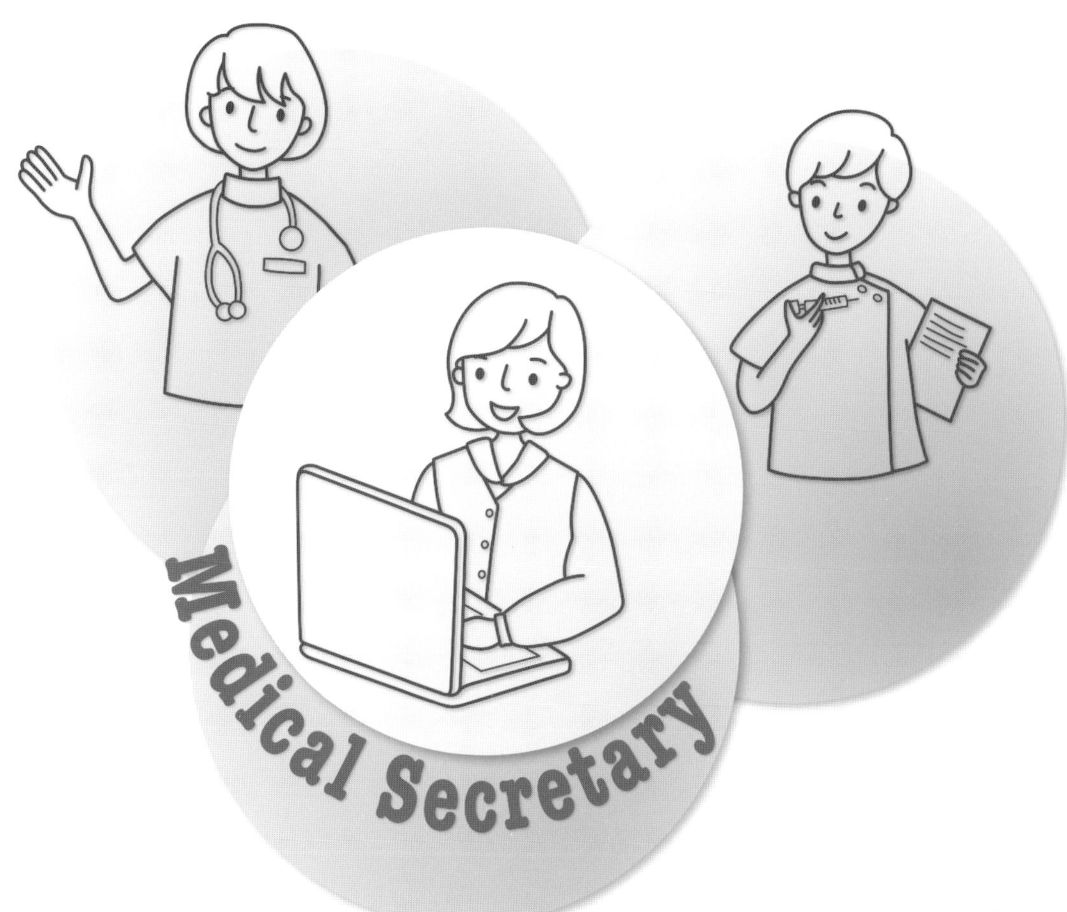

建帛社
KENPAKUSHA

新 医療秘書実務シリーズ刊行にあたって

本シリーズは1993～1994年に初版を刊行し，2001～2003年に改訂版を刊行した。その後の保健医療制度・行政を概観すると以下のようなトピックが挙げられる。

- 窓口負担3割引き上げ（03年）
- 新医師臨床研修制度導入（04年）
- 医療制度改革大綱（05年）
- 診療報酬の大幅マイナス改定（06年）
- 後期高齢者医療制度スタート（08年）
- 医師事務作業補助者の配置（08年）

また，7：1看護師体制による看護師不足，DPC（診断群分類）適用，医師の事務作業負担の軽減化を目途に2008年に導入された「医師事務作業補助者」制度をはじめ，高度先進医療技術の導入，高齢者医療への対応，患者へのサービス向上，医療事故対応，地域医療福祉連携など，現今の病院・医療施設の取り組むべき課題は増加の一途である。

従来，医療事務といえば，単に窓口の処理業務程度にしか考えられない面があったが，近年は，病院IT化の進展に伴う電子カルテによるレセプト事務作業の近代化等により，医療秘書・医療事務職に求められる能力に期待が高まりつつある。病院によっては，「医師事務作業補助者」のグループをつくり病院経営に大きく貢献しているところもある。

一部に「医療崩壊」が喧伝される状況のなか，医事担当者がもつ統計データ，諸制度・施設基準等に関する知識，病院運営と管理に関する経験とノウハウを活用することは，今や病院の経営戦略に必須である。

医療秘書・医療事務職の体系的な教育に日本で最初に取り組んだ医療秘書教育全国協議会の会員校は現在142校，賛助会員は41企業・団体にのぼる。上記のような医療業界の変化に対応した新しい実践テキストの刊行が切に望まれていたところである。

この度，医療秘書・医療事務職の業務と教育に深い理解をおもちの各専門分野の諸先生が，「新 医療秘書実務シリーズ」を編纂されたことは，まことに時宜を得たもので，医療秘書養成諸学校の教員各位ならびに学生にとってたいへん意義深いものであると考える。

また，保険医療機関の現場で指導に当たる方々，現場での業務に日々携わっておられる実践家の皆様にもおおいに役立つテキストと信じている。

執筆に当たられた諸先生方の労を多とし，併せて新シリーズ刊行にご尽力された協会事務局ならびに出版に携わられた建帛社に御礼申し上げるしだいである。

2012年1月

医療秘書教育全国協議会検定試験委員長
学校法人 大阪滋慶学園　常務理事
橋 本 勝 信

三訂版刊行にあたって

本書を含む医療秘書教育全国協議会編「医療秘書実務シリーズ」は，1993年に発刊され，2012年には，構成・内容・体裁を大幅に改めた「新　医療秘書実務シリーズ」へと刷新された。

それからすでに9年の月日が経過したが，その間にも法律は改正されるため，毎年のように内容の見直しと修正を行ってきた。

第一次ベビーブーム世代がすべて後期高齢者となる2025年まであと3年強となった。2024年には診療報酬と介護報酬の同時改定が予定されている。それに先んじて「介護療養型医療施設」は，2023年度末で完全廃止されることが決定しており，医療・福祉業界は正に風雲急を告げていると言っても過言ではない。

日本の高齢者人口の割合は2020年9月の総務省の推計で28.7％と世界最高水準となっている。高齢者の激増は一貫して大きな課題でもある。そのひとつ，生活習慣病の対策として2002年には「健康増進法」が施行された。同法によれば，「国民は，生涯にわたって，健康の増進に努めなければならない」とされており，もはや健康であることは国民の義務となった。だが，医療，そして介護を含む福祉が今まで以上に重要視されることは火を見るよりも明らかであり，国を支える医療水準の向上は，私たち現役世代の責務であるといえる。

しかし生活習慣病にだけに目を向けていればよいわけでもない。2019年に発生した新型コロナウイルス（SARS-CoV-2）は，瞬く間に世界中に広がり，パンデミックを引き起こした。日本はアジア諸国の中では最悪の感染者数を出し，2年経過した現在も収束の見通しが立たない現状がある。

第二次世界大戦後の肺結核が収束してからは，パンデミックを引き起こすような大きな感染症を日本は経験しておらず，「感染症病床」は必要最小限しか持たず，一気に現場で医療ひっ迫を引き起こしてしまっており，またも法改正を急ピッチで行うこととなった。

今回の改訂では，それらの法改正の最新動向をできる限り掲載するとともに，医療関連法規を学ぶにあたり，現場で予想される具体例等も掲載し，入門編としても最適な内容となったと自負している。本書が医療関連法規を学びたい読者にとって満足となる書物となれば，これに勝る喜びはない。

2021年9月

執筆者を代表して　　西 方 元 邦

初版まえがき

本書の初版が公刊されてから，すでに今年で18年が経過する。その間，それまではほとんど普及していなかったインターネット，家庭用パソコン，携帯電話（スマートフォン）が急速に普及し，世はまさに情報過多時代となった。医療の提供側のみならず，医療を受ける者も容易に情報を得ることができるため，患者への情報提供・意思尊重が重要視される時代へと変わったわけである。加えて，数年後には高齢者（65歳以上）人口は25%に達することが確実視されており，日本は未曽有の超高齢社会を迎えることとなる。

超高齢社会の日本における医療機関の役割は以前にも増して重要となる。医学に最も精通し，その技術を有する職種が医師・歯科医師であるとするならば，医療関連法規は，すべての医療従事者が把握することであるのはもちろん，最も精通してその実務を行える職種は事務系の従業者でなければならない。

医療機関ほど多種類の法律の制約を受け，かつ，法令に基づく仕事の多い事業所は，ほかにはない。「医療法」や「健康保険法」などは度重なる改正や，新規定の追加により，非常に莫大かつ複雑な体系となっているし，「臓器移植法」，「感染症予防法」，「高齢者の医療の確保に関する法律」など，新たに制定されたり変更された法律も学習しなければならない。

「医療法」を例にとれば，すでに大規模な改正を5回重ねており（最終改正は2011年8月30日），良質な医療を提供するためにも改正点の理解は欠かせない。法律の規定を自己流で解釈して患者の権利を無視したり，医療機関に損害を与えたりすることは，断じて許されない。刑法第38条に「法律を知らなかったとしても，そのことによって，罪を犯す意思がなかったとすることはできない」と規定されているからである。

本書は，医療機関の施設について規定する医療法をはじめ，医療従事者関連の各法律，「健康保険法」などの社会保障関係の法律を効率よく学習できるように1冊にまとめたものであり，旧シリーズの『改訂 医療関連法規』と『改訂 医療保障』を併せて学習できるようにつくられている。人体に例えれば，法学や「医療法」は骨格に当たり，その上に被さる肉や皮膚が，本書で解説しているその他の法規である。人間が骨や皮膚のみで生きることができないことと同様に，事務系の従事者になる者にはこれらのすべてが必要な知識である。本書が医療事務を学ぶ学生だけではなく，すべての医療従事者にとってのバイブル的な書物となることを切に願う。

2012年1月

執筆者を代表して　　西 方 元 邦

目　次

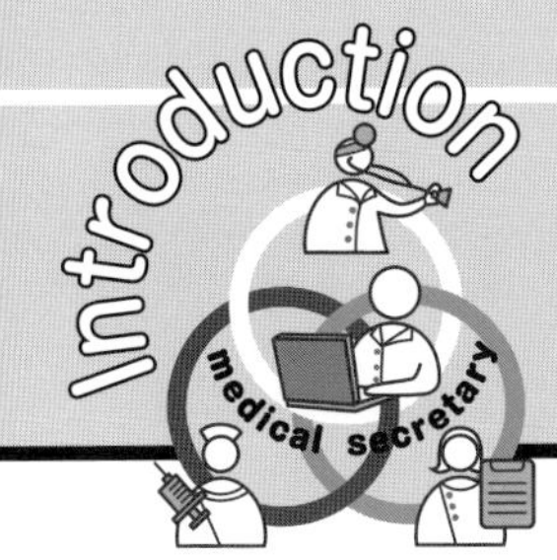

医療関連法規を学ぶにあたって

医療関連法規で何を学ぶか 1

これから学ぶ医療関連法規は，さまざまな法令が関わる。法令は抽象的な表現で示されるため，とっつきにくい印象を受けることだろう。法を学ぶにあたっては，そのルールがどのような場面で，どのように使われるか想像することが大切である。

そこで，本書で主にどのようなことを学ぶのかを概観できるよう，以下に22の設問を示す。

●日常生活の中で

〈設問１〉

> 私たちは，①いつ，②どこから，③どのような場合に，被保険者証を入手することができるのだろうか？

◆キーワード◆保険者，被保険者，被扶養者，被保険者資格

〈設問２〉

> 私たちは医療機関で治療を受けたいときに被保険者証を持参すれば，保険を利用して医療費の一部負担で医療を受けることができる。
> （１）被保険者証を持参すれば，どの医療機関でも一部負担で治療を受けることができるのだろうか。
> （２）保険を使って医療を受けることのできる内容や治療費はどのようにして決まるのだろうか。
> （３）年齢によってどのように負担が異なるのだろうか。
> （４）医療機関では，患者負担を除いた医療費を，どのように請求するのだろうか。
> （５）医療機関から請求された機関は，なぜ残額を支払うことができるのだろうか。

◆キーワード◆保険医療機関，中医協，一部負担割合，審査支払機関，保険者，被保険者

〈設問３〉

> ある会社に勤めている人が仕事を辞めた場合，加入する医療保険はどのようになってしまうのだろうか。

◆キーワード◆健康保険の被保険者資格→国民健康保険，任意継続被保険者，被扶養者

〈設問４〉

会社員のＡさんと自営業のＢさんは，それぞれ妊娠34週に入ったため産休（産前産後休業）を取ることにし，出産後，子育てが落ち着いたら職場復帰しようと考えている。なお，産休中は給料が支払われない。ＡさんとＢさんはそれぞれ医療保険からどのようなサポートを受けることができるだろうか。

◆キーワード◆出産手当金

〈設問５〉

ある家庭に子どもが誕生した。親が以下の立場のとき，親は医療保険でどのようなサービスを受けることができるだろうか。また，子どもの医療保険の状況はどうなるのだろうか。

（１）父親が会社員，母親が専業主婦の場合
（２）母親が産休中の会社員の場合
（３）両親とも自営業者の場合

◆キーワード◆健康保険，国民健康保険，出産育児一時金，被扶養者

〈設問６〉

会社員のＣさんは，休暇中に脳出血により入院した。保存的治療により退院したが，歩行障害，日常生活動作障害の後遺症のため，リハビリテーションと投薬治療を行っており，欠勤状態が続いている。なお，Ｃさんには，欠勤中の賃金の支払いはない。

（１）入院の治療費が高額になりそうである。このような場合，医療保険からどのようなサポートを受けることができるであろうか。
（２）欠勤中の賃金の支払いがない場合，医療保険からどのようなサポートを受けることができるであろうか。

◆キーワード◆高額療養費，傷病手当金

〈設問７〉

タクシー運転手のＤさんが乗客を乗せて走行中，学生のＥさんが運転する乗用車と衝突し，ＤさんおよびＥさんともに負傷し，乗客にはけががなかった。このとき，医療費の取り扱いはどのようになるであろうか。

◆キーワード◆労災保険，自動車損害賠償責任保険（自賠責保険）

●医療機関の窓口にて

〈設問8〉

学生のＦ子さんは授業中に急に具合が悪くなり，学校近くの保険医療機関に駆け込んだ。Ｆ子さんは被保険者証を持ち合わせておらず，当該保険医療機関での受診歴はない。

（1）Ｆ子さんは保険医療機関で受診することができるだろうか。

（2）Ｆ子さんが被保険者証の代わりに受付で以下のものを提示したとき，保険診療として扱うことができるだろうか。

①マイナンバーカード

②本人の被保険者証が映っているスマートフォンの画面

◆キーワード◆被保険者証等の確認，応招義務

〈設問9〉

Ｇ病院に著名なスポーツ選手が治療のため来院した。この病院に勤務しているＨ子さんはこの選手の大ファンで大喜び。そこで，選手が来院したことを SNS に投稿した。Ｈ子さんの SNS は友人しか閲覧できない設定となっていたが，友人の一人が投稿をコピーして自分の SNS に投稿した。この SNS は誰でも閲覧できる設定であった。

（1）Ｈ子さんの投稿に問題点はあるだろうか。あるとすればどのような点か。

（2）Ｇ病院には何か責任があるだろうか。

◆キーワード◆守秘義務，個人情報保護，使用者責任

〈設問 10〉

高齢のＩさんは認知症を患っており，徘徊がみられる。普段は自宅で暮らしており，息子夫婦が交互に面倒を見ていた。

ある日，Ｉさんは徘徊中に転倒をしてしまい，近くの保険医療機関に救急搬送された。診察の結果，大腿骨骨折とわかり，入院となった。

家族は，入院手続きの際に入院担当から「当院では認知症患者のケアが十分できないため，ご家族の方に付き添いをお願いします」と説明を受けた。この説明に問題はあるだろうか。

◆キーワード◆療養担当規則（入院）

〈設問 11〉

78 歳のＪさんは，がんの症状が悪化し，病院に入院して治療を受けることになった。その際に病院から「身元保証人が必要だ」と言われた。Ｊさんの身内は妻のみで，しかも重い認知症で入院している。Ｊさんは病院側に「保証人は立てられない」と答えた。

（１）病院はＪさんの入院を拒否できるだろうか。

（２）病院がＪさんの入院を拒否できない場合，以下に挙げる対応はどのようにすべきだろうか。

①急な意識不明時の医療行為の同意について

②Ｊさん死亡後の医療費の支払い，遺品の取り扱いについて

◆キーワード◆応招義務，成年後見制度，リビング・ウイル

〈設問 12〉

（１）医療費について，医療機関の割引サービスとして，患者の窓口負担金の金額を減額することができるだろうか。窓口負担金を減額せず，ポイントカードを交付し，ポイントの数に応じて粗品を患者に支給することはどうか。

（２）福利厚生の一環として，医療機関の従業員に対し，診療費の実質半額で保険診療を行うことは許されるだろうか。

◆キーワード◆療養担当規則（一部負担金）

〈設問 13〉

保険医療機関の会計窓口で患者に処方せんを渡して，「お薬は向かいのＫ薬局で受け取ってください」と指示してよいだろうか。

◆キーワード◆療養担当規則（投薬）

〈設問 14〉

患者に会計をお願いしたところ，「お金が無いから払えない，お金が用意できしだい払いに来る」と言われた。医療機関は，この患者から支払いを受けていない。医療機関が何をすべきだろうか。

◆キーワード◆未収金と法的手段

●診療中に起こることについて

〈設問 15〉

患者の言動が常軌を逸し医療機関の秩序を害すると認められた場合，医療機関は患者の意に反し強制的に退院させることができるだろうか。

◆キーワード◆応招義務，診療契約

〈設問 16〉

Lさんは腎臓疾患と胆石の手術のために病院に入院した。Lさんには認知症もあり寝たきりの状態であったため，褥瘡（じょくそう）防止のために看護師が身体の向きを変えようとしたところ，右手が身体の下になり骨折してしまった。病院はLさんに対して何か責任を負わねばならないだろうか。

◆キーワード◆医療事故，損害賠償責任

〈設問 17〉

精神科医Mは，初めから患者を診察せず親族の話を聞いただけで，その患者に統合失調症と診断し水薬を処方してもよいだろうか。

◆キーワード◆無診療治療，無診療投薬の禁止

〈設問 18〉

医師の指示に従い，以下の行為を行うことは許されるか。

（1）レントゲンのセッティングから撮影まで看護師が行うこと。

（2）薬剤師不在の診療所で，事務員が錠剤の入ったシートの数を数える行為。

（3）薬剤師不在の診療所で，事務員が複数の散剤の量を測り，混合する行為。

◆キーワード◆医療従事者の業務内容，業務独占

〈設問 19〉

Nさんは血痰がひどい状況になったため，病院を受診したところ結核と診断された。当初は周囲への感染の可能性がないと判断され，通院しながら内服薬治療を行っていたが，その後，喀痰（かくたん）検査で陽性となったことから入院することとなった。

（1）Nさんの主治医は結核と診断した時点で行わなければならないことは何か。

（2）Nさんの治療費の扱いはどのようになるだろうか。

（3）Nさんが入院する病院はどのような病院で，どのような病棟を有さなければならないか。

◆キーワード◆公費負担，感染症法（結核），感染症指定医療機関，医療法の病床区分

●医療機関の運営管理について

〈設問 20〉

O診療所の管理者（院長）であるPさんは高齢のため引退し，現在Q病院に勤めているR医師に院長職を譲ることにした。このとき，O診療所が個人で設立された場合と医療法人との場合でその効力に何か違いがあるだろうか。

◆キーワード◆医療法人，診療所の廃止・開設

〈設問 21〉

S病院の事務員のTさんは，ホームページの改訂作業を任された。Tさんはより多くの患者さんに来院してもらおうと，治療内容や結果に対する患者さんの声を載せることを計画した。この計画を知った上司のUさんは，この計画を取りやめるよう指示した。どのような理由によるものか。

◆キーワード◆医療機関の広告

〈設問 22〉

ある病院では，患者のニーズに応えようと，増床を都道府県知事に申請した。都道府県知事は，病院のある当該地域では病床数が多すぎるため，増床を断念するよう勧告した。

（1）なぜ，このような勧告が行われるのであろうか。

（2）病院が勧告に従わず，増床を行った場合，どのようになってしまうであろうか。

◆キーワード◆医療計画，基準病床数，増床，保険医療機関の指定

こうしてみると，医療秘書の業務を行うために医療関連法規を学ぶ側面はもちろんあるが，私たちの日常生活にも医療関連法規の内容は関わりがあることがわかるだろう。最初は難しいかもしれないが，本書を通読したり講義を受けたりすることで，上記の事例に答えられるようになっていただきたい。

法の形式と体系 2

法の形式は，成文法と不文法とに分けられる。**成文法**は一定の手続きを経て条文のように文章として規定された法をいう。これに対し，**不文法**とは一定の手続きにより制定されるわけではないが，社会的生活の中で現実に適用される法をいう。

日本では成文法主義を採用しているが，成文法の予期しない状況が存在した場合，これを補うために不文法が存在する。

1 成文法

日本では，一定の手続きに従って制定され，文章で表現されている法律・命令・規則（まとめて「**法令**」「**法規**」ともいう）が法体系の中心的な役割を果たしているシステムを採用している。これを**成文法主義**（**制定法主義**）という。

法令を制定・改正するには，まず，重大事件の発生，社会指標の変化，専門家による分析，裁判所による判決など，社会において望ましくない問題が政策担当者によって認識されることからはじまる。問題が認識されると，それがどのような問題であるか定義され，さらに構造が分析される。

そして，認識・定義された政策問題に対して解決案（政策案）が設計され，関連する法案が国会で審議・決定される。法令の生成循環を図1に示す。

法案の設計の際には，社会状況の調査を行い，将来状況の予測が行われる。これらの分析結果をもとに解決手段がその効果と同時に検討され，強制力をもって問題解決を行うべきときに法案を作成する。この内容は，**憲法**の内容に反しないものでなければならない（日本国憲法第98条）。作成の際には，審議会を設置して専門家や業界関係者の意見を聴取したり公聴会の開催やパブリックコメントを通じて一般市民から意見を聴取したりすることが行われる。

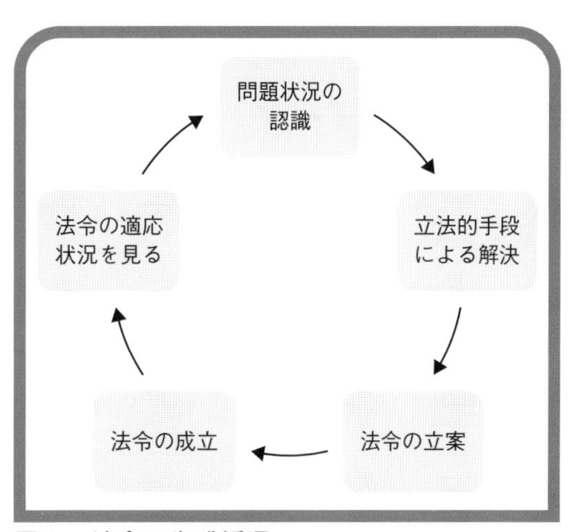

図1　法令の生成循環

国会で制定された法律は政策の大

枠のみを規定するに過ぎない。実施現場で生じる状況をすべて想定して法律に落とし込むことは不可能である。状況すべてを法律に書きこめば，見直しに法律改正手続きが必要となり，相当な時間を要する。

そこで，法律の規定を具体的に進めていくために，さまざまな命令や指示が中央府省から出される。これらは段階に応じて，**政令**，**省令**，**通達・通知**がある。それぞれの具体的な項目について表1に示す。

表1　政令，省令，通達・通知

名　称	定　　義	例
政　令	内閣が法律の執行に伴って定める命令	○○法施行令
省　令	担当府省が法律の執行に伴って定める命令	○○法施行規則
通達・通知	法律，政令，省令の解釈から運用基準まで，行政で統一的に政策を実施するために出されるもの	○○について（通知）

なお，現場の担当職員に対して実施のための具体的なマニュアルとして「**実施要領**」が作成されることもある。

このように法令は国の唯一の立法機関（日本国憲法第41条）である国会の議決に基づき制定されるが，日本国憲法では例外として，地方公共団体が「法令の範囲内」において**条例**を制定することを保障している（日本国憲法第94条）。条例には，地方公共団体が自主的に制定する**自主条例**と，国の法律を具体化するために定める**委任条例**がある。

条文は多くの事例に当てはまるように，一般的，抽象的に書かれる。そのため一見すると内容をつかみづらい。しかし，法令は社会生活を送る人びとに遵守されるように規定される。つまり，法令は人びとに理解されるように作られなければならない。したがって，必要最小限の用語や論理の組み立てが理解できれば，読みこなせる内容となっている。法律の構造や条文の読み方については次節以降を参照されたい。

2 不文法

日本では成文法主義を採用しているが，成文法の予期しない状況が存在した場合，これを補うために不文法が存在する。

不文法とは一定の手続きにより制定されるわけではないが，社会的生活の中で現実に適用される法をいう。不文法の中で代表的なものは判例である。

判例とは，過去の裁判において，裁判所が示した判断をいう。個々の事件に対する判断であるため，具体的かつ個別的なものにすぎないが，法の安定性という観点から，同種の事件に関しては同じような内容の判決が下される可能性が強い。そのため，裁判所，

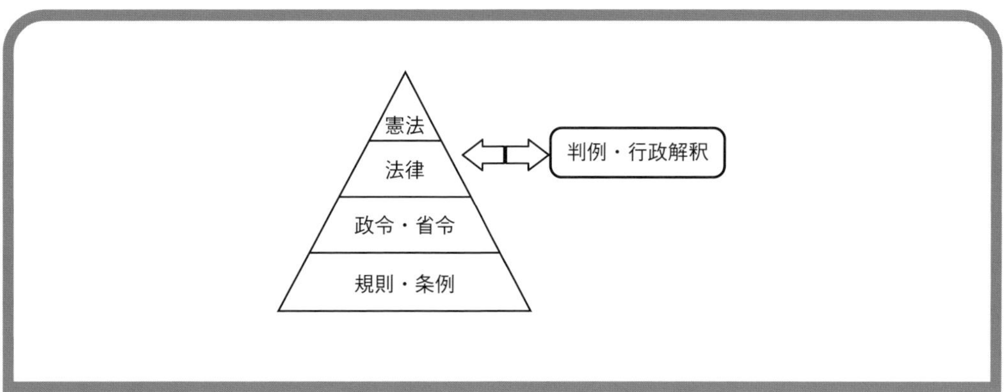

図２　法の体系

特に最高裁判所の判例・決定で表された法の解釈は，実務の上においては強い影響力を持っている。

これまでの内容をまとめたものを図２に示す。

3 法律の構造

法律の条文番号は，大項目から条 → 項 → 号 という順に付けられる。条文は内容に応じてまとめて編，章，節，款の順にまとめられていく。多くの法令では冒頭に目次，条文の前に見出しがつけられているので，それを手掛かりに該当する条文を探し出すとよい。

また，最近制定される法律は，第１章を総則として，第１条に目的規定または趣旨規定，第２条に定義規定を置くことが多い。

目的規定または**趣旨規定**は，その法律の制定目的や内容を簡潔に示したものである。そのため，第１条を読むことはその法律の全体像をつかむことに役立つ。

定義規定とは，その法令で使われる主な用語を定義，説明した規定のことである。ここで規定した用語の定義は，その法令全体に及ぶ。

＊このほかに，カッコを用いて定義を行う方法が採られることがある。この用語の定義は，基本的に定義を行った位置以後の同一の用語にしか及ばない。

なお，改正に伴って条文を挿入する場合は**枝番号**（例：○○条の二）を用い，削除の際にはその条文番号を残すことで，以降の条文番号の繰り上げ，繰り下げが生じないようにしている。ある法律の条文が，他の法律の条文にかかわることがあるからである。

条文の読み方　4

条文の基本構造は「誰が，どういうときに，…………をする（ことができる，ことができない，しなければならない）」というものである。しかし，法律の条文は読んだ人すべてが，同じ意味にとらえることができるようにする必要がある。そのため，一文が長くなりカッコが多用されることがある。このことが，法律を読みにくくさせる。条文を読みこなすためには，条文の構造をつかむことが大切である。その方法を以下に述べる。

1 主語＋述語で条文の形をとらえる

条文の形をとらえるには，次の①～④の手順で分析するとよい。

① 最初はカッコを外して読む

カッコは前の語句を補足したり，例外を示したりするために用いるが，この存在が文章を読みにくくさせるので，まずは飛ばして読むとわかりやすい。

②「主語（誰が）＋述語（何だ）」を押さえる

長く複雑にみえるものであっても，条文は「主語＋述語」の形でまとめられている。

少々長い文章は，主文と従文を分けてみよう。条文は，その主な内容を表現した「主文」と，「…………のときは」「…………の場合においては」のように主文の働きを限定する「従文」が多く用いられる。

③「主語＋述語」と修飾語の関係をつかむ

修飾語は主語や述語をわかりやすく説明する。条件になるのか，計算の方法を示すのか，など具体的な内容を示す。

④ 基本的な構造をみたら，カッコの中を分析する

先に述べたように，カッコは前の語句を補足したり，例外を示したりするために用いる。「含む」「除く」など特有の言葉に注意して分析することが大切である。

2 要件×効果を意識する

「どのようなときに（要件），…………できる（効果）」を知ることは，さまざまな対応を考えるうえで重要である。

3 接 続 詞

接続詞を押さえることで，文章の切りどころ，文脈のつながり具合がわかる。代表的なものを表2にまとめて示す。

表2　法令に用いられる接続詞

接続詞	使　い　方
又は 若しくは	・英語の「or」にあたり，用語を選択的に結びつけるときに用いる。 用語どうしが対等なレベルにある場合は「又は」を用いるが， 階層関係にある場合は，一番上のレベルに「又は」を用い， 下位のレベルには「若しくは」を用いる。
及び 並びに	・英語の「and」にあたり，用語を併合的に結びつけるときに用いる。 用語どうしが対等のレベルにあるときは「及び」を用い， 階層関係になっている場合は，一番下位のものに「及び」を用い， それより大きいレベルにはすべて「並びに」を用いる。
かつ	・「及び」「並びに」よりも大きい意味の接続に使われる場合のほか， 形容詞句を強く結びつけて一体不可分の意味を表す場合や， 行為と要件を共に満たさなければならないことを示すときに用いる。
ただし	それまでの条文の内容の条件や例外を表したものである。

4 法令用語

法令には，独特の言い回しが存在する。この独特の言い回しやニュアンスがわかれば法令の読解力は向上する。特に日常用語では意味が意識されにくいものを中心に取り上げて表3に示す。

表3　法令用語の意味と使い方

	法令用語	使　い　方
仮定的条件を表すもの	とき	比較的目前のものを言い表していることが多い。 例）消滅したとき，用いたとき，明らかでないとき
	場合	前提条件の比較的大きな概念を示す場合に用いる。 例）この場合，死亡した場合，前条の場合　など
期間を表すもの	時	ある時点のことを指す場合に用いる。
	直ちに，速やかに， 遅滞なく	強い（急いでいる）順に， 直ちに ＞ 速やかに ＞ 遅滞なく となる。
	以前，前，以後， 後，以内，内	期間や時間の量について表す。 「以前・以後・以内」はその日付や時間を含むが， 「前・後・内」はその日付，時間を含まない。
	～の日から ～の日まで	「～の日から」は，当日を含まず，翌日から起算する。 「～の日まで」は，当日を最終日（末日）として含む。
	～の日から起算して	当日を含めて期間を計算する。

表 3 （つづき）

	法令用語	使　い　方
法律効果にかかわるもの	施行する	法令の規定の効力を発効させることをいう。
	適用する	法令の規定を具体的な対象に対して発効させることをいう。
	準用する	規定の本来の対象ではない相手に効力を発効させることをいう。 例）国民健康保険法第 46 条　健康保険法第 64 条及び第 82 条第 1 項の規定は，本法による療養の給付について準用する。 →健康保険法第 64 条及び第 82 条第 1 項 の規定は，本来健康保険法が対象範囲であるが，その規定を別の法律である国民健康保険法についても同様に扱う，という意味である。
	例による	ある事柄について，別の制度そのものを包括的に当てはめる場合に用い，法的に取り扱いを同じくする。
	同様とする	別の個別の事項について，その規定と同様の効果を与える。
	この限りでない	規定の一部または全部の適用を否定する，排除する意味である。
	妨げない	その規定の他の規定や制度も有効であると示すときに用いる。
	みなす	本来，その法律が適用を予定している対象と異なるものに対して，同一の法律効果が及ぶとするもの。 例）民法第 23 条　住所が知れない場合には，居所を住所とみなす。 →「居所」とは，「そこがその者の生活の本拠であるというまでには至らない場所」をいうが，民法第 23 条の規定により，住所がわからない場合は「居所＝住所（生活の本拠）」として取り扱うことになる。
	推定する	通常予測される事実関係を，法律の適用において本来の事実関係として仮定して扱う。 もし事実関係が異なると証明されれば，この法律効果は効力を失うことになる。 例）民法第 772 条　妻が婚姻中に懐胎した子は，夫の子と推定する。 →妻が婚姻中に妊娠した子は夫の子であるが，ＤＮＡ鑑定などで父子関係が存在しないことが証明された場合は，この規定は適用されないことになる（民法第 774 条参照）。
法令の適用，引用，関連性を表すもの	その他	「……and……」のように並列を表す意味がある。 例）健康保険法第115条第2項　高額療養費の支給要件，支給額その他高額療養費の支給に関して必要な事項は，……政令で定める。 →「高額療養費の支給要件」，「支給額」，「高額療養費の支給関係に必要な事項」が同列の関係にある。
	その他の	前に事項を列挙し，後ろではその種類を示す意味がある。 例）健康保険法第 63 条　被保険者の疾病又は負傷に関しては，次に掲げる療養の給付を行う。 ……三　処置，手術その他の治療 →処置，手術は「治療」という種類の例示である。（例えば，「治療」には放射線治療のように処置，手術に当てはまらないものもある。）
	当該	「まさにその」「当の」という意味を示す。
	以上 以下 未満 超	「以上」，「以下」はその数を含むのに対し， 「未満」，「超」はその数を含まない。 なお，「以下」には，「これ以降」という意味もある。

医療関連法規に関する基本用語 5

医療機関は国・公立であろうと私立であろうと，他の企業体に比べて行政機関とのかかわりが深い。以下では，行政と関係のある用語を取り上げることにする。

1）行政機関に対する行為

「**申請**」「**届出**」，それぞれの意味と説明，適用を表4に示す。

表4　行政機関に対する行為

用　語	説　明
申　請	• 法令に基づき，行政機関に対し，許可や認可などを求める行為であって，当該行為に対して行政機関が申請に対する可否の応答をすべきこととされているものをいう。 • 申請に対する処分の手続きは，申請→申請の審査→（可否の）決定という流れで進んでいく。
届　出	• 国民が行政機関に対して一定の事項を通知する行為である。 • 申請とは異なり，可否の応答を求める必要はない。 • 法令に定められた届出の要件を満たしていれば手続きは完了し，義務が果たされることになる。

2）行政処分

行政処分とは，行政機関がその権限を行使することを指す。

表5　行政処分

用　語		説　明
許認可*	許　可	• 本来自由に行えることを公益目的の観点から一般的に禁止されているものを解除することをいう。 • そのため，許可なしに行った場合は何らかの罰則が設けられていることが多い。
	認　可	• もともと禁止されている行為ではないが，行政が認めてはじめて効果が出る行為をいう（いわば「お墨付き」である）。
承　認		行政がある行為に対して同意を与えているだけのことをいう。
登　録		一定の事項を公に証明するために，所定の機関に届け出て，帳簿に記載することをいう。
取　消		• 行政行為に当初から瑕疵があった場合に，その行政行為を取り消して，その行為当初に遡って無効とすることをいう。
撤　回		• 行政行為の適法な成立後，公益上の理由が生ずるなどの後発的な事情の変化により，その行為を維持することが必ずしも適当でなくなった場合に，これを将来的に無効とすることをいう。

＊一般的に許可と認可のことを「許認可」という。行政機関は，許認可などに際し，その判断に必要な審査基準を定め，事前に公にしなければならない。その基準は「できる限り具体的なもの」でなければならない（行政手続法第5条）。

3）不服申立て

不服申立てとは，行政機関の処分等に対して不服のある者が，その処分を再度審査させ，その処分等の是正を求める手続きをいう。

表6　不服申立て

用　語	説　明
審査請求	• 許認可などを行った行政機関よりも上位にある行政機関に判断を求める不服申立てをいう。許認可に対する不服申立ては，上級の行政機関がある場合は，原則として審査請求を行うことになっている。これを審査請求中心主義という。
行政訴訟	• 国や地方自治体などの行政機関の行った行為について争い，その取り消しや変更などを裁判所に求めることをいう。行政機関の処分に不服がある場合に申し立てることもできるが，法令によっては行政機関に審査請求をしてから訴訟を提起することもある。これを審査請求（不服申立）前置主義という。

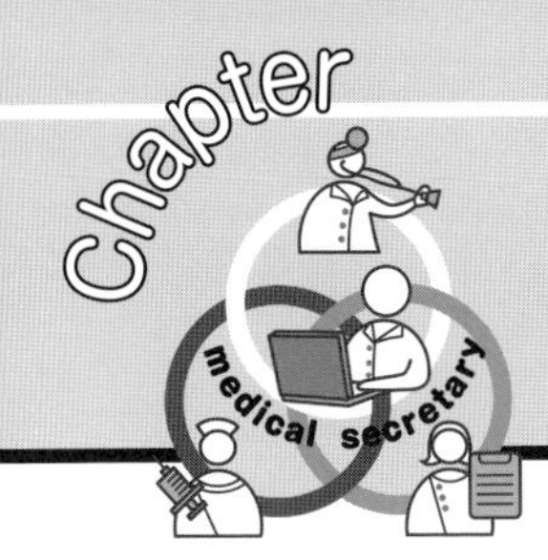

1 日本の社会保障制度および医療保障制度概説

法にもとづく医療・医療保障 1

医療は極めて公共的な事業である。患者，ひいては社会全体が安心して医療を受けることができるために，医療については種々の法的規制がなされている。医療従事者は患者の権利実現を適切にサポートするためにも，医療機関の安定した運営をするためにも，医療にかかわる法令を熟知する必要がある。

医療保障制度を含む**社会保障制度**は，法によって作られ，その定められたルールに基づいて運営される。社会保障制度については，憲法，条約，法律，政省令，条例・規則など多岐にわたり規定がある。

社会保障制度の場合，現実の必要性に合わせて適時対応する必要性が高いため，法律で基本的な事項を定め，具体的で詳細な内容は，政省令以下の下位規範で規定することが多い。議会の議決は時間を要するため，専門的な能力を有する各省庁で規定を定めるほうが合理的だからである。むろん法の体系上，政省令の内容は，法律の委任の趣旨に基づかなければならない。

社会保障の枠組み 2

「社会保障とは何か？」という問いに対する答えは，国によっても時代によっても異なるが，一般的に「国民の生活の安定が損なわれた場合に，国民に健やかで安心できる生活を保障することを目的として，公的責任で生活を支える給付を行うもの」（社会保障制度審議会，1993 年）と理解されている。社会保障は大きく①**社会保険**，②**社会福祉**，③**公的扶助**，④**保健医療・公衆衛生**に分けられる。

1 社会保険

人びとが万が一の事故や病気などに遭ったときのために備えて，あらかじめお金を出し合う仕組みを**保険**という。

保険には，民間による保険と，国による保険がある。医療，年金，介護，労働者災害，雇用については国の制度に基づいている。このように国の制度に基づく保険を**社会保険**という。

日本の社会保険は原則として強制加入となっている。保険の加入を任意にしてしまうと，保険の必要なリスクの高い人は加入し，リスクの低い人は加入しない。その結果，保険のシステム自体が機能しなくなり，リスクの高い人が排除されてしまう（**逆選択**）。日本国憲法において生存権の保障が国家の義務とされていることから，このような状況になってはならない。そのため，社会保険は強制加入となっている。以下に社会保険の種類と，よく用いられる用語をまとめておく（表１－１）。

表１－１　社会保険の種類と用語

社会保険の種類

分類	説明
医療保険	疾病，負傷，出産，死亡などの事故を対象にする保険。
年金保険	老齢，障害または死亡などの事故を対象にし，金銭を支給することで生活の不安定化を防止するための保険。
介護保険	介護が必要な高齢者，障害者や支援する家族の負担を軽減する目的で，介護や支援サービスを提供するための保険。
労災保険	労働者の業務上の災害や，通勤途上の災害に対して補償する保険。
雇用保険	労働者の失業予防，雇用状態の是正，労働者の能力開発などを対象とする保険。

社会保険にかかわる用語

カテゴリ	用語	説明
運営団体と加入者	保険者	保険料を集めて運営をする団体。
	被保険者	保険への加入者。
サービス	保険事故	保険の支給対象となる出来事が生じたことをいう。
	保険給付	保険事故の発生時になされる金銭支払いまたは現物・サービスの提供を保険給付という。 これには「現金給付」と「現物給付」の２種類がある。 医療の給付や施設の利用，サービスの提供など，金銭以外の方法で行うものを「現物給付」という。

2 社会福祉

社会福祉とは，社会保障の一分野であり，児童やひとり親家庭，障害者，高齢者などの社会的弱者が，それぞれのニーズに応じて日常生活を営む上で必要な給付やサービスを提供することをいう。公費（税金）を使って給付やサービスを提供するが，所得や資産の有無が給付やサービスの提供に必ずしも直結しているわけではない。

3 公的扶助

公的扶助とは，生活に困窮している状態に対して，国または地方自治体が税金を財源に，その人の最低生活を保障する制度をいう。日本では生活保護制度がこれにあたる。社会福祉と異なるのは，資力調査により把握された所得や資産が一定額を下回る場合に給付される，ということである。

4 保健医療・公衆衛生

公衆衛生とは，国民の健康を守るために生活環境や医療を整備し，対策を講じることをいう。上下水道の整備や清掃，感染症や食中毒の予防と治療，保健所での指導などが例としてあげられる。

医療関連法規の分類と概要 3

医療・保健・福祉を取りまく法令は膨大である。個々の法令をひとつひとつ理解するより，各々の法令がどのような位置づけにあるのかを体系的にとらえた方が理解しやすい。体系化の方法は論者によって異なり，絶対的なものはない。ここでは，①医事関連法規，②保険診療関連法規，③社会福祉に関する法規，④労働に関する法規，⑤その他の関連法規，に分類する。また，その分類の中で，代表的な法令の概要を説明する。

1 医事関連法規

（1）医療提供施設に関する法規

1）医 療 法

医療提供体制の確保のために，医療提供施設の組織・運営に関して定めた法律である。詳細は第2章を参照されたい。

（2）医療従事者に関する法規

医師や看護師，薬剤師などの医療従事者の業務は，健康や生命に直接影響を与えるので，法律で免許や権利・義務，任務，業務内容などを定めている。詳細は第3章を参照されたい。

（3）予防衛生・保健衛生に関する法規

1）感染症法（感染症の予防及び感染症の患者に対する医療に関する法律）

感染症の予防と感染症患者に対する医療上の措置を定め，公衆衛生の向上や増進を図ることを目的とする法律である。詳細は第8章を参照されたい。

2）新型インフルエンザ等対策特別措置法

感染症法などとともに新型インフルエンザ，指定感染症，新感染症に対する対策の強化を図ることを目的に，2012（平成24）年に制定された。

3）予防接種法

伝染病の発生およびまん延を予防するために予防接種の実施等の措置を講ずるとともに，予防接種による健康被害の迅速な救済を図ることを目的とした法律である。健康被害の救済については第8章を参照されたい。

4）地域保健法

地域住民の健康の保持と増進を図るため，地域保健医療対策の推進に関する基本方針や基本事項，保健所の設置などを定めた法律である。

5）学校保健安全法

円滑に学校教育が行われるよう，学校の教職員や児童生徒等の健康の保持増進を図るべく，学校の保健管理や安全管理に関して必要事項を定めた法律である。健康相談・健康診断，感染症予防，学校医などの規定がある。

6）健康増進法

急速な高齢化の進展および疾病構造の変化に対応して，栄養改善や健康増進の措置に関することを定めた法律である。健康・栄養調査や保健指導，栄養管理，受動喫煙の防止，特別用途表示に関する規定がある。

（4）薬事に関する法規

1）医薬品医療機器等法（医薬品，医療機器等の品質，有効性及び安全性の確保等に関する法律）

医薬品医療機器等法は，医薬品，医薬部外品，化粧品，医療用具の有効性と安全性確保のための法律である。薬局，製造業，輸入業の許可や管理，医薬品などの製造や取り扱いなどを規定している。

2）毒物及び劇物取締法

毒物と劇物について，保健衛生上の見地から必要な取締りを行うことを目的に制定された法律である。

＊**毒薬**とは，経口投与の致死量が体重1kgあたり30mg以下，皮下注射で体重1kgあたり20mg以下のものをいう。

＊**劇薬**とは，経口投与の致死量が体重1kgあたり300mg以下，皮下注射で体重1kgあたり200mg以下のものをいう。

通常の医薬品・薬品とは異なる保管方法が求められる。

医薬品および医薬部外品は，毒物や劇物に分類されている物質であっても毒物および劇物には含まない（法第2条）。

3）覚醒剤取締法

覚醒剤の濫用による保健衛生上の危害を防止するため，覚醒剤および覚醒剤原料の輸入，輸出，所持，製造，譲渡，譲受および使用に関して必要な取締りを行うための法律である。

4）麻薬及び向精神薬取締法

麻薬および向精神薬の濫用による保健衛生上の危害を防止すべく，麻薬および向精神薬の輸出入，製剤，譲渡等についての取締りや麻薬中毒者に対する医療について定めた法律である。医療機関や薬局において麻薬を取り扱う者（医師・歯科医師・薬剤師）は都道府県知事の免許を必要とする。これらの者でなければ麻薬を施用することや，麻薬を記載した処方せんを交付することができない。そのほか，麻薬の保管や施用に関する記録などについて定められている。なお，費用の負担については第8章を参照されたい。

（5）環境衛生に関する法規

1）環境基本法

環境保全についての基本理念，施策の基本事項などについて定める法律である。環境基準の設定や環境基本計画の策定などに関する規定がある。

2）廃棄物処理法（廃棄物の処理及び清掃に関する法律）

廃棄物の排出を抑制し，廃棄物の分別，保管，収集，運搬，再生，処分などの適正な処理を行い，生活環境の保全および公衆衛生の向上を図ることを目的に定められた法律である。医療関係機関などから排出される廃棄物を総称して**医療廃棄物**というが，その中には人が感染しうる病原体が含まれている感染性廃棄物がある。この廃棄物には**バイオハザードマーク**の表示や**マニフェスト**（**産業廃棄物管理票**）の記載が義務付けられており，適正に処分されたかどうか確認する義務が医療機関等に課せられている。

2 保険診療関連法規

1）医療保険に関する法規

健康保険法や船員保険法，国民健康保険法，後期高齢者医療制度，療養担当規則などが該当する。詳細は第４～７章を参照されたい。

2）公費負担に関する法規

生活保護法や障害者総合支援法，難病法など，国や地方公共団体の税金をもとに医療給付を行う制度が該当する。詳細は第８章を参照されたい。

3）診療報酬に関する法規

社会保険診療報酬支払基金法や厚生労働大臣告示「診療報酬の算定方法」などが該当する。

3 社会福祉に関する法規

児童福祉法，身体障害者福祉法，知的障害者福祉法，老人福祉法，母子及び父子並びに寡婦福祉法のほか，生活保護法や障害者総合支援法がこれに分類される。児童福祉法，生活保護法および障害者総合支援法については，第８章を参照されたい。

4 労働に関する法規

1）雇用保険法

失業予防，雇用状態の是正および雇用機会の増大，労働者の能力開発および向上などを目的とし，そのために，失業給付，雇用継続給付，教育訓練給付などの給付を行うほか，就職促進を行うことを定めた法律である。

2）労働安全衛生法

職場における労働者の安全と健康を確保するとともに，快適な職場環境の形成を促進することを目的に，労働災害防止のための安全衛生管理体制の確立，労働者の危険または健康障害の防止措置の実施，労働者の健康保持増進のための措置の実施などを定めた法律である。

3）労働基準法

労働契約，賃金，労働時間，休日および年次有給休暇，災害補償，就業規則など，労働条件の基準を定める法律である。

4）労働者災害補償保険法

労働者が業務上の事由または通勤によって負傷したり，病気になったり，障害者になったり，あるいは死亡した場合に，被災労働者や遺族を保護するために必要な保険給付を行う法律である。詳細は第9章を参照されたい。

5 その他の関連法規

1）自動車損害賠償保障法

自動車の運行によって他人に傷害を負わせたり，死亡させた場合の損害賠償制度を整備したりすることで，被害者の保護を図ることと，自動車運送の健全な発達に資することを目的とした法律である。詳細は第9章を参照されたい。

2）個人情報保護法（個人情報の保護に関する法律）

個人の権利と利益を保護するために，個人情報を取り扱う事業者に対して個人情報の取り扱い方法を定めた法律である。利用目的の特定・通知，安全管理措置，従業者の監督および委託先の監督，個人データの第三者提供，本人からの請求による保有個人データの開示やその手続・手数料に関することが定められている。

医療機関が扱う個人情報は特に刑法上保護されている（刑法第134条）こともあり，慎重な取り扱いが求められる。情報漏えいにつながるようなことを引き起こさないことが大切である。特に，第三者に個人情報を提供する場合は，原則として本人の同意が必要である。ただし，法令に基づく場合，生命・財産保護の観点，公衆衛生の向上・児童の健全な育成の推進の目的に基づく場合は，本人の同意がなくても情報提供が可能である（法第18条）。

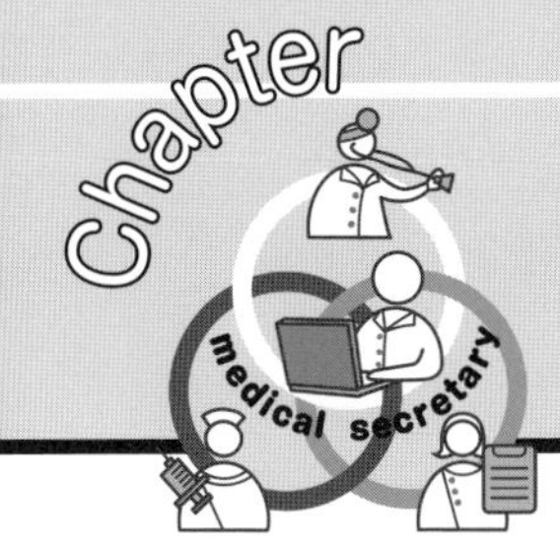

Chapter 2 医療施設関係法規

医療法の構成と改正の概要 1

医療法は，医療を受ける者の利益を保護し，良質で適切な医療を効率的に提供する体制を確保することで，国民の健康の保持に寄与することを目的として制定された法律である。

医療提供の理念をはじめ，病院・診療所の適正な配置や開設の手続き，医療提供施設の人的構成や管理体制，さらに，医療提供施設相互間における機能分担や業務の連携を推進するための必要事項についても定めている。

1 医療法の構成

医療法は第１章 総則から第９章 罰則まで，附則を除いて94条によって構成されている。目次は第１章 総則，第２章 医療に関する選択の支援等，第３章 医療の安全の確保，第４章 病院，診療所及び助産所，第５章 医療提供体制の確保，第６章 医療法人，第７章 地域医療連携推進法人，第８章 雑則，第９章 罰則，附則という構成（表２－１参照）になっており，概要は以下のとおりである。

１）第１章　総則（第１条～第６条）

医療法の目的，理念，国および地方公共団体の責務，医療提供者の責務，「病院」，「診療所」，「助産所」等の医療提供施設の定義を規定。

２）第２章　医療に関する選択の支援等（第６条の２～第６条の８）

国および地方公共団体，病院等による情報提供体制や入院患者への情報提供，広告にかかわる事項（規制など）について規定。

３）第３章　医療の安全の確保（第６条の９～第６条の27）

医療の安全を確保するための指針や国や地方公共団体の責務，医療提供施設の管理者の責務，医療事故調査・支援センターなどについて規定。

４）第４章　病院，診療所及び助産所（第７条～第30条の２）

病院や診療所，助産所の開設の許可・届出について規定。院内掲示義務や管理者の監督義務，医療施設の人員基準や施設の設置基準等を規定。

５）第５章　医療提供体制の確保（第30条の３～第38条）

良質かつ適切な医療を効率的に提供する地域の医療提供体制の確保のため，都道府県が策定すべき医療計画や医療従事者の確保等について規定。

表２－１　医療法の構成　（2022年9月現在）

第１章　総則（第１条～第６条）

第２章　医療に関する選択の支援等
　第１節　医療に関する情報の提供等（第６条の２～第６条の４の２）
　第２節　医業，歯科医業又は助産師の業務等の広告（第６条の５～第６条の８）

第３章　医療の安全の確保
　第１節　医療の安全の確保のための措置（第６条の９～第６条の14）
　第２節　医療事故調査・支援センター（第６条の15～第６条の27）

第４章　病院，診療所及び助産所
　第１節　開設等（第７条～第９条）
　第２節　管　理（第10条～第23条）
　第３節　監　督（第23条の２～第30条）
　第４節　雑　則（第30条の２）

第５章　医療提供体制の確保
　第１節　基本方針（第30条の３・第30条の３の２）
　第２節　医療計画（第30条の４～第30条の12）
　第３節　地域における病床の機能の分化及び連携の推進（第30条の13～第30条の18）
　第４節　地域における外来医療に係る医療提供体制の確保（第30条の18の２～第30条の18の４）
　第５節　医療従事者の確保等に関する施策等（第30条の19～第30条の27）
　第６節　公的医療機関（第31条～第38条）

第６章　医療法人
　第１節　通　則（第39条～第43条）
　第２節　設　立（第44条～第46条）
　第３節　機　関
　　第１款　機関の設置（第46条の２）
　　第２款　社員総会（第46条の３～第46条の３の６）
　　第３款　評議員及び評議員会（第46条の４～第46条の４の７）
　　第４款　役員の選任及び解任（第46条の５～第46条の５の４）
　　第５款　理　事（第46条の６～第46条の６の４）
　　第６款　理事会（第46条の７・第46条の７の２）
　　第７款　監　事（第46条の８～第46条の８の３）
　　第８款　役員等の損害賠償責任（第47条～第49条の３）
　　第９款　補償契約及び役員のために締結される保険契約（第49条の４）
　第４節　計　算（第50条～第54条）
　第５節　社会医療法人債（第54条の２～第54条の８）
　第６節　定款及び寄附行為の変更（第54条の９）
　第７節　解散及び清算（第55条～第56条の16）
　第８節　合併及び分割
　　第１款　合　併　第１目　通　則（第57条）
　　　　　　　　　　第２目　吸収合併（第58条～第58条の６）
　　　　　　　　　　第３目　新設合併（第59条～第59条の５）
　　第２款　分　割　第１目　吸収分割（第60条～第60条の７）
　　　　　　　　　　第２目　新設分割（第61条～第61条の６）
　　　　　　　　　　第３目　雑　則（第62条・第62条の２）
　　第３款　雑　則（第62条の３）
　第９節　監　督（第63条～第69条）

第７章　地域医療連携推進法人
　第１節　認　定（第70条～第70条の６）
　第２節　業務等（第70条の７～第70条の16）
　第３節　監　督（第70条の17～第70条の23）
　第４節　雑　則（第71条）

第８章　雑　則（第72条～第76条）

第９章　罰　則（第77条～第94条）

6）第6章　医療法人（第39条〜第69条）

医療法人の設立，管理，解散および合併の際の認可基準，都道府県知事による監督などについて規定。

7）第7章　地域医療連携推進法人（第70条〜第71条）

地域医療連携推進法人の申請や都道府県知事の認定について規定。

8）第8章　雑則（第72条〜第76条）

都道府県医療審議会の設置・運営について等規定。

9）第9章　罰則（第77条〜第94条）

医療法に違反があった場合の罰則規定として，「懲役」，「罰金」などの罰則を科すことを定めている。

2 医療法改正の変遷

医療法は医療提供施設の人的・物的両面にわたる一定水準の維持・向上を図ることを目的としており，医療と医療提供施設のあり方を規定し，病院や診療所の「根拠法」ともいわれている。

医療提供体制のあり方を大きく左右するのが，医療法と診療報酬である。医療法は1948（昭和23）年に制定されて以来，いく度もの改正を経て現在に至っている。高齢化や医療技術の進歩，疾病構造の変化などに対応すべく整備，累次の改正が行われている。改正は，2010（平成22）年以前は，10年に2回の頻度だったのが，2020（令和2）年までの10年では計4回に上っている。第九次改正までの主な改正内容は以下のとおりである。また，2021（令和3）年5月の改正では，医師の働き方改革等が行われた。

1）第一次改正〔1985（昭和60）年公布〕

医療政策において医療施設の量的整備が全国的に大きく整ったことに伴い，医療資源の地域的偏在の是正と効率的な活用を図る方針で，医療施設の連携の推進を目的とし，「**医療計画**」の導入などが実施された。

①**医療計画制度の導入**：都道府県ごとに地域医療計画の策定を義務とし，病院の病床数をコントロールすることで，地域医療のシステム化の推進を目指した（法第30条の4）。

②**医療圏の設定**：全国を**二次医療圏**（一般的に複数の市区町村で構成されている。救急医療を含む一般的な入院医療が完結できるように設定）と，**三次医療圏**（原則として都道府県単位。特殊医療や先進医療を提供）に分け，それぞれの病床数に対し上限を定めた。

③**一人医師医療法人制度の導入**：医療法人の運営の適正化と指導体制の整備を目的として，一人医師医療法人制度の導入が行われた。この制度により，医師は一人でも法人格が取得できるようになった。

表２－２　医療法第一次から第九次改正の変遷

年・改正	主な改正内容
第一次改正 1985 年（昭和 60）	①医療計画制度の導入 ②医療圏の設定 ③一人医師医療法人制度の導入
第二次改正 1992 年（平成４）	①医療施設機能の体系化（特定機能病院と療養型病床群の制度化） ②医療提供の理念の明文化 ③医療に関する適切な情報提供（広告規制の緩和，院内掲示の義務化） ④医療法人の付帯業務の拡大
第三次改正 1997 年（平成９）	①インフォームド・コンセントの努力義務規定の整備 ②療養型病床群制度の診療所への拡大 ③地域医療支援病院の創設 ④医療計画制度の充実 ⑤医療法人の業務範囲の拡大
第四次改正 2000 年（平成 12）	①入院医療提供体制の整備 ②広告規制の緩和 ③臨床研修の義務化 ④特例許可老人病院の廃止
第五次改正 2006 年（平成 18）	①医療計画制度の見直し ②地域や診療科による医師不足問題への対応 ③医療安全確保に関する責務の明確化 ④医療従事者の資質の向上 ⑤医療法人制度の見直し ⑥有床診療所にかかる規制の見直し ⑦医療機能情報提供制度の創設 ⑧入院診療・退院療養計画書の作成等の義務化
第六次改正 2014 年（平成 26）	①地域における病床機能の分化および連携の推進（病床機能報告制度の創設） ②地域医療構想策定制度の創設 ③医療従事者の確保 ④医療従事者の勤務環境の改善 ⑤臨床研究中核病院制度の創設 ⑥医療の安全の確保のための措置（医療事故調査制度の創設）
第七次改正 2015 年（平成 27）	①地域医療連携推進法人の創設 ②医療法人制度の見直し
第八次改正 2017 年（平成 29）	①検体検査の精度の確保 ②特定機能病院の管理および運営に関する体制の強化 ③医療に関する広告規制の見直し ④医療機関の開設者に対する監督
第九次改正 2018 年（平成 30）	①医師少数区域等で勤務した医師を評価する制度の創設 ②都道府県における医師確保対策の実施体制の強化 ③医師養成課程を通じた医師確保対策の充実 ④地域の外来医療機能の偏在・不足への対応

2）第二次改正〔1992（平成4）年公布〕

人口の高齢化などの社会構造の変化に対応し，患者に対して適切な医療を効率的に提供するための医療施設機能の体系化，患者サービス向上を図るための患者に対する必要な情報提供等を行うことなどが実施された。

①**医療施設機能の体系化（特定機能病院[*1]と療養型病床群[*2]の制度化）**：医療施設の機能分化のため，**特定機能病院**と**療養型病床群**が制度化された。また，医療提供施設として，老人保健施設が位置づけられた。

＊1 **特定機能病院**：高度な医療の提供，高度な医療技術の開発，および高度な医療に関する研修を実施する能力を備えた医療機関として厚生労働大臣が承認した病院。

＊2 **療養型病床群**：主に長期にわたり療養を必要とする患者を入院させるための病床（第四次改正で療養病床に名称変更）。

②**医療提供の理念の明文化**：医療の目指すべき方向性を明示し，患者に対して良質かつ適切な医療を効率的に提供することを，医療の担い手に対して求め，明文化された（法第1条の2）。

③**医療に関する適切な情報提供（広告規制の緩和，院内掲示の義務化）**：院外広告と院内掲示に分類され，予約や往診，医療提供施設などの**院外広告**が可能となり，また患者に必要な情報の**院内掲示**が義務となった。

④**医療法人の付帯業務の拡大**：医療法人が行える付帯業務が拡大され，アスレチッククラブ，クアハウスなど健康増進施設が規定された（法第42条）。

3）第三次改正〔1997（平成9）年公布〕

要介護者の増加に対し，介護体制の整備，日常生活圏における医療需要に対する医療提供，患者側の立場による情報提供体制，医療機関の役割分担の明確化，および連携の促進等を目的として実施された。

①**インフォームド・コンセントの努力義務規定の整備**：医療提供者が適切な説明を行い，患者の理解と同意を得るように努める旨が努力義務として明文化された（法第1条の4第2項）。

②**療養型病床群制度の診療所への拡大**：療養型病床群の整備目標の範囲が診療所まで拡大された。

③**地域医療支援病院の創設**：地域医療の拡充および医療提供体制の効率化を図るため，紹介患者に対する医療提供，医療機器等の共同利用の実施などを通じて，地域医療を担い，かかりつけ医等を支援する能力を備え，地域医療の確保を図る病院として，都道府県知事が承認する地域医療支援病院が創設された（法第4条）。

④**医療計画制度の充実**：二次医療圏ごとに地域医療支援病院・療養型病床群の整備目標，医施設間の機能・連携等の医療計画における記載事項の拡充が規定された。

⑤**医療法人の業務範囲の拡大**：医療法人の付帯業務が老人居宅介護等事業をはじめ第二種社会福祉事業にまで拡大された。

4）第四次改正〔2000（平成 12）年公布〕

高齢化の進展に伴う疾病構造の変化等を踏まえ，良質な医療を効率的に提供する体制を確立するため，入院医療を提供する体制の整備や臨床研修の必修などが主に実施された。

①**入院医療提供体制の整備**：結核病床，精神病床，感染病床を除いた病床（「その他の病床」）を「療養病床」と「一般病床」に分け，療養病床・一般病床・結核病床・精神病床・感染病床の５類型に変更された（法第７条第２項）。第二次改正で規定された療養型病床群が今回の改正で療養病床に名称が変更された。

②**広告規制の緩和**：医業等に関して広告できる事項を追加し，日本医療機能評価機構が行う医療機能評価の結果，医師の略歴・年齢・性別，共同利用できる医療機器等が追加された（法第６条の５）。

③**臨床研修の義務化**：診療に従事する医師・歯科医師の臨床研修が義務化された（医師は２年以上，歯科医師は１年以上）。

④**特例許可老人病院の廃止**：特例許可老人病院（入院患者のうち 65 歳以上高齢者の占める割合が 60％超の病院）が廃止された。

5）第五次改正〔2006（平成 18）年公布〕

急速な少子高齢化，経済の低成長化，国民の医療に対する意識の変化などの大きな社会構造の変化に対応し，医療制度を将来にわたり持続可能なものにしていくために，医療計画制度の見直しや地域や診療科による医師不足問題への対応等が行われた。

①**医療計画制度の見直し**：4 疾病（がん，脳卒中，急性心筋梗塞，糖尿病）・5 事業（救急医療，周産期医療，小児医療，へき地医療，災害医療）について，都道府県が達成すべき数値目標を定め，医療機能の分化・連携の推進を図った（法第 30 条の４）。

②**地域や診療科による医師不足問題への対応**：へき地などの地域や小児科，産科等の診療科における医師不足に対応するため，医師確保対策として都道府県の「医療対策協議会」を制度化し，関係者協議による対策を推進した（法第 30 条の 14）。

③**医療安全確保に関する責務の明確化**：国，都道府県等が，医療安全の確保に関して必要な措置を行う責務が規定された（法第６条の９）。また，医療安全支援センターの制度化が行われた（法第６条の 11）。

④**医療従事者の資質の向上**：看護師，助産師等について名称独占規定を設け，外国人看護師，救急救命士等を臨床修練制度の対象とすることなどが規定された。

⑤**医療法人制度の見直し**：特別医療法人が廃止され，医療計画に位置づけられたへき地医療，小児救急医療等を担う公益性の高い新たな医療法人の類型として「**社会医療法人**」が創設された（法第 42 条の２）。また，付帯業務として行える事業の範囲が拡大され，有料老人ホームの設置が可能になった。

⑥**有床診療所にかかる規制の見直し**：診療所の療養病床以外の病床を「一般病床」に含めるとした。また，48 時間を超える入院を禁止する規定が廃止となり，有床診

療所の一般病床を医療計画の基準病床の対象としたが，在宅医療や産科など地域において必要とされる病床については，病床過剰地域においても設置できるよう措置されている。

⑦**医療機能情報提供制度の創設**：病院等の管理者は，患者が病院等の選択を適切に行うために必要な「一定の情報」を都道府県知事に報告し，都道府県知事は，報告された事項を公表することが義務化された（法第6条の4）。

⑧**入院診療・退院療養計画書の作成等の義務化**：患者等への医療に関する情報提供の推進として，入院診療・退院療養計画書の作成・交付・説明が努力義務とされた（法第6条の4）。

6）第六次改正〔2014（平成26）年公布〕

第五次改正以後，医師不足や救急医療に対する不安など，医療に関する様々な問題が指摘されるようになり，2008（平成20）年にあるべき医療の姿として「安心と希望の医療確保ビジョン」が策定された。それに加えて，内閣による経済財政改革の基本方針2008（同年6月）や5つの安心プラン（同年7月）等も踏まえて，医師確保対策や救急医療対策，周産期医療対策の一層の推進を図ることとされた。

2012（平成24）年に閣議決定された**社会保障・税一体改革大綱**では，社会保障分野の一翼を担う医療について，①病院・病床機能の分化・強化，②在宅医の推進，③医師確保対策，④チーム医療の推進，という方針が示された。この内容は翌2013（平成25）年に「持続可能な社会保障制度の確立を図るための改革の推進に関する法律」（**プログラム法**）として法的に位置づけられた。

このプログラム法に基づき，地域における効率的かつ効果的な医療提供体制の確保等を図るため，**医療介護総合確保推進法**（医療・介護制度の関係法律19本を一括で改正するもので，正式名は「地域における医療及び介護の総合的な確保を推進するための関係法律の整備等に関する法律」）が2014（平成26）年6月18日に成立し，そこに包括されるかたちで，医療・介護両分野にわたる総合的な制度改革として医療法改正が行われた（p.59参照）。

この法律の主旨は，効率的かつ質の高い医療提供体制と地域包括ケアシステムの構築を通じて，医療法と介護保険法等の関係法律を一体的に整備・推進するものである。この法律における3つの柱のひとつである「地域における効率的かつ効果的な提供体制の確保」の中心となるのが，**病床機能報告制度**および**地域医療構想**（ビジョン）である（詳細はp.50「9．医療計画等」を参照）。

①**地域における病床機能の分化および連携の推進（病床機能報告制度の創設）**：一般病床または療養病床を有する病院や診療所の管理者は，病床の機能区分に従い，(1)現在における病床の機能，(2)一定期間が経過した将来時点の病床の機能の予定，(3)入院患者に提供する医療の内容等の情報，(4)そのほか厚生労働省令で定める事項を都道府県知事に報告することが義務化された（第30条の13第1項）。

また，病床機能報告制度において病院等が報告を行うときの病床の機能の区分は，(1) 高度急性期機能，(2) 急性期機能，(3) 回復期機能，(4) 慢性期機能の４区分である。表２－３に，病床機能の区分と定義を示す。

表２－３　病床の機能の区分と定義

区分の名称	定　　義
①高度急性期機能	急性期の患者に対し，当該患者の状態の早期安定化に向けて，診療密度の特に高い医療を提供するもの。
②急性期機能	急性期の患者に対し，当該患者の状態の早期安定化に向けて，医療を提供するもの（①に該当するものを除く）。
③回復期機能	急性期を経過した患者に対し，在宅復帰に向けた医療またはリハビリテーションの提供を行うもの（急性期を経過した脳血管疾患，大腿骨頸部骨折その他の疾患の患者に対し，ADL（日常生活における基本動作を行う能力）の向上および在宅復帰を目的としたリハビリテーションの提供を集中的に行うものを含む）。
④慢性期機能	長期にわたり療養が必要な患者（長期にわたり療養が必要な重度の障害者（重度の意識障害者を含む），筋ジストロフィー患者，難病患者その他の疾患の患者を含む）を入院させるもの。

医療法施行規則第 30 条の 33 の２（病床の機能の区分）

なお，**有床診療所**にも一定の責務を課しており，具体的には，良質かつ適切な医療を効率的に提供するために，他の医療提供施設との業務の連携を図りつつ，その提供する医療の内容に応じ，患者が住み慣れた地域で日常生活を営むことができるように，(1) 病院を退院する患者が居宅における療養生活に円滑に移行するために必要な医療を提供する，(2) 居宅において必要な医療を提供する，(3) 患者の病状が急変した場合など入院が必要な場合に入院させ，必要な医療を提供する等に努めるものとして定めている。

②**地域医療構想策定制度の創設**：都道府県は，地域医療構想の構想区域を設定し，各医療機関からの病床機能の報告を活用して医療計画を策定することとした。内容として (1) 構想区域（二次医療圏）における病床の機能区分ごとの将来の病床数の必要量等に基づく，当該構想区域における将来の医療提供体制に関する構想として，地域ごとの将来の医療需要を踏まえ 2025（令和７）年のあるべき病床の姿を構想して提示する。(2) 地域医療構想の達成に向けた病床の機能の分化および連携の推進に関する事項等を定めることとしている。

③**医療従事者の確保**：医療従事者の確保について，(1) 都道府県知事は，特定機能病院，地域医療支援病院および公的医療機関等の開設者または管理者その他の関係者に対し，医師の派遣，研修体制の整備その他の医師が不足している地域の病院または診療所における医師の確保に関し必要な協力を要請することができる。(2) 都道府県は，医師の確保の動向等必要な医療の確保のための調査分析，病院・診療所の開設者・管理者等に対する相談・情報提供・助言その他の援助，就業を希望する医師や医学生に対する就業相談・情報提供・助言その他の援助等を実施するよう努め

ること。(3) 都道府県は，医師について無料の職業紹介事業を行うこと，および医業について労働者派遣事業を行うことができること等が定められた。

④**医療従事者の勤務環境の改善**：医療従事者の勤務環境の改善について，(1) 病院または診療所の管理者は，勤務する医療従事者の勤務環境の改善その他の医療従事者の確保に関する措置を講ずるよう努めなければならないこと。(2) 都道府県は，医療従事者の勤務環境の改善を促進するため，勤務環境の改善に関する相談，必要な情報提供，助言その他の援助，調査および啓発活動その他の必要な支援の事務を実施するよう努めること。(3) 国は，病院および診療所の管理者が講ずべき措置の指針の策定公表，都道府県に対する必要な情報提供その他の協力を行うこと等が定められた。

⑤**臨床研究中核病院制度の創設**：臨床研究の実施に対して医師主導の治験など中核的な役割を担う病院となる臨床研究中核病院制度を創設した。厚生労働大臣が社会保障審議会に諮問を行い，臨床研究中核病院として承認することとしている。また，臨床研究中核病院でない病院は，臨床研究中核病院と称してはならないこととし，これをもって「名称独占」とされ，特定機能病院や地域医療支援病院に次ぐ第三の特別の病院類型である。

⑥**医療の安全の確保のための措置（医療事故調査制度の創設）**：医療事故調査制度に関する規定を整備し，医療事故が発生した医療機関において院内調査を行い，その調査報告を民間の第三者機関である**医療事故調査・支援センター**が収集・分析することで再発防止につなげる仕組みを創設することとした。病院等管理者は，医療事故（当該病院等に勤務する医療従事者が提供した医療に起因し，または起因すると疑われる死亡または死産であって，管理者が死亡または死産を予期しなかったものをいう）が発生した場合には，遅滞なく，その結果を医療事故調査・支援センターに報告しなければならず，遺族に対しても説明しなければならないものとする。また，医療事故調査・支援センターは，医療事故が発生した病院等の管理者または遺族から，調査の依頼があったときは必要な調査を行うことができ，管理者はこれを拒んではならないこと，調査を終了したときは，その結果を管理者および遺族に報告しなればならないこと等が定められた。

7）第七次改正〔2015（平成 27）年公布〕

「『日本再興戦略』改訂 2014」や「規制改革実施計画」等を受け，医療法人の事業展開に関する検討会において，**地域医療連携推進法人制度**の創設と，医療法人制度の見直しについて議論された結果を踏まえて，2015（平成 27）年に第七次改正が行われた。

①**地域医療連携推進法人制度の創設**：地域で医療機関等を開設する複数の非営利法人を一体的に運営する「地域医療連携推進法人」（原則として一般社団法人）を創設するもので，公布日から 2 年以内に施行するとし，2017（平成 29）年 4 月 2 日に施行された。地域医療連携推進法人制度は，医療機関相互間の機能の分担や業務連

携を推進することを目的としており，地域医療構想を達成するためのひとつの選択肢として創設されるもので，医療連携推進業務等を実施する一般社団法人のうち，医療法上の非営利性の確保等の基準を満たすものを都道府県知事が認定する。

また，医療法等の一部を改正する法律（平成29年6月14日法律第57号）において，安全で適切な医療提供の確保を推進する目的で，医療法，臨床検査技師等に関する法律，良質な医療を提供する体制の確立を図るための医療法等の一部を改正する法律の一部改正が行われた。医療法については，(1) 検体検査の精度の確保に関する事項，(2) 特定機能病院の管理・運営に関する体制の強化に関する事項，(3) 医療に関する広告規制の見直しに関する事項，(4) 妊婦または産婦の異常に対応する医療機関の確保等に関する事項，(5) 医療機関の開設者に対する監督に関する事項，の５項目が改正された。

②**医療法人制度の見直し**：(1) 医療法人のガバナンスの強化，(2) 医療法人の分割等，(3) 社会医療法人の認定等，(4) 貸借対照表等に係る公認会計士等による監査や広告に係る規定を公布日から１年以内に施行するとした。上記 (1) ～ (3) については，2016（平成28）年９月１日に施行され，(4) については2017（平成29）年４月２日に施行された。

8）第八次改正〔2017（平成29）年公布〕

①**検体検査の精度の確保**：ゲノム医療の実用化に向けた遺伝子関連検査の精度の確保のため，医療機関が委託する検体検査業務の精度管理の基準の明確化等が定められた。

②**特定機能病院の管理および運営に関する体制の強化**：特定機能病院の承認を受ける要件に，「医療の高度の安全を確保する能力を有すること」が追加された。また，特定機能病院の開設者に，当該開設者と厚生労働省令で定める特別の関係がある者以外の者を構成員に含む管理者となる者を選考するための合議体を設置し，審査の結果を踏まえて，管理・運営に関する業務の遂行に関し必要な能力・経験を有する者を当該特定機能病院の管理者として専任することを義務とした。また管理者には，「医療の高度の安全を確保すること」を行わなければならないことが追加された。

③**医療に関する広告規制の見直し**：医療機関のインターネットによる情報等を適正化するため，虚偽または誇大な内容が禁止された。

④**医療機関の開設者に対する監督**：都道府県知事等による医療機関開設者の事務所への立入検査権限等が定められた。

9）第九次改正〔2018（平成30）年公布〕

医師偏在の解消等を図り，地域に効率的かつ効果的な医療提供体制を確保するため，都道府県の医療計画における医師の確保に関する事項の策定，臨床研修病院の指定権限および研修医定員の決定権限の都道府県への移譲等の措置を講ずることを旨として，「医療法及び医師法の一部を改正する法律」が2018（平成30）年６月に成立した。

第九次改正の主な内容は以下のとおりである。

①**医師少数区域等で勤務した医師を評価する制度の創設**：医師少数区域等における一定期間の勤務経険を通じた地域医療への知見を有する医師を厚生労働大臣が評価・認定する制度の創設や，認定を受けた医師を一定の病院の管理者として評価する仕組みの創設。

②**都道府県における医師確保対策の実施体制の強化**：都道府県において効果的な医師確保対策を進めるための「医師確保計画」の策定，都道府県と大学，医師会が必ず連携すること等を目的とした「地域医療対策協議会」の機能強化，効果的な医師の配置調整等のための地域医療支援事務の見直し等が行われた。

③**医師養成課程を通じた医師確保対策の充実**：大学医学部の地域枠・地元出身入学者枠，臨床研修病院指定・研修医定員決定の権限移譲などの医師養成課程を見直し，専門研修課程のおける医師確保対策を充実。

④**地域の外来医療機能の偏在・不足への対応**：外来医療機能の偏在・不足等の情報を可視化するため，二次医療圏を基本とする区域ごとに外来医療関係者による協議の場を設け，夜間救急体制の連携構築など地域における外来医療機関間の機能分化・連携の方針とあわせて協議，公表する体制を創設。

10）2023（令和３）年の改正

①**医師の働き方改革等**：長時間労働が常態化している医師の労働時間短縮へ向けた取り組みと制度の整備，また，健康確保のための措置が図られた（2024（令和6）年度より段階的に施行）。

②**新興感染症等の感染拡大時の医療提供体制の確保**：コロナ禍の経験から新興感染症等対策医療を医療計画に位置付けることとした（2024（令和6）年10月施行）。

③**外来機能報告制度の創設**：地域における外来医療に関して，病院と診療所の機能分化および連携の推進のため，医療資源を重点的に活用する外来医療の実施状況等を都道府県知事に報告する外来機能報告制度の創設（2022（令和4）年4月施行）。

また，医療法の改正に合わせて各医療関係職種の専門性の活用として，医療関係職種の業務範囲の見直しを行い，タスクシフト／シェアを推進し，医師の負担を軽減しつつ，医療関係職種がより専門性を活かせるよう，各職種の業務範囲の拡大等を行う（診療放射線技師法，臨床検査技師等に関する法律，臨床工学技士法，救急救命士法・令和3年10月1日施行）。

医療法 2

〔1948（昭和 23）年 7 月 30 日法律第 205 号〕

〔2021（令和 3）年 5 月 28 日法律第 49 号直近改正〕

1 医療提供の理念

「医療とは何か？」という定義は，医療法およびその他の関連法規に明確な定義はされていない。その理由は，医療は社会情勢や国民の意識の変化や疾病構造の変化などの影響を受け，科学技術の進歩により，提供の範囲と量も変化し期待や求められる範囲も変化するため，定義が困難だからである。

しかしながら，「医療はどのように行われなければならないか」として，医療提供の理念は必要であり，1992（平成 4）年第二次医療法改正において初めて医療提供の理念が医療法に記載された。そして 2006（平成 18）年の第五次医療法改正では，さらに踏み込んだ内容として，医療提供体制の改革として，患者の視点に立った，患者のための医療提供体制の改革が行われ，患者の立場の尊重があらためて明記された。具体的には次の事項を医療提供の理念とすると定めた。

（1）医療は，生命の尊重と個人の尊厳の保持を旨とする。
（2）医療は，医療の担い手と医療を受ける者との信頼に基づき，医療を受ける者の心身の状況に応じて行う。
（3）医療は単に治療するだけでなく，疾病の予防のための措置およびリハビリテーションを含む良質かつ適切なものでなければならない。

また，この医療提供の理念を実践するために，下記の責務を規定している。

1）国および地方公共団体の責務（第 1 条の 3）

医療提供に対する責務として，国民に対し良質かつ適切な医療を効率的に提供する体制が確保されるよう努めることを，国および地方公共団体の責務とした。

2）医師等の責務（第 1 条の 4）

医療提供の理念に基づいた良質かつ適切な医療を行い，医療を提供するに当たり，適切な説明を行い，医療を受ける者の理解を得るよう努めること（**説明と同意：インフォームド・コンセント**）などを医師，歯科医師，薬剤師，看護師その他の医療の担い手の責務とし，医療提供施設間の機能分担および業務の連携等について開設者の責務とした。病院または診療所の管理者は，当該病院または診療所を退院する患者が引き続き療養を必要とする場合には，保健医療サービスまたは福祉サービスを提供する者との連携を図り，当該業者が適切な環境のもとで療養を継続することができるよう配慮しなければならないと定めている。

2 病院・診療所等の定義（第1条の5）

医療法では，医療提供施設について表2－4のように定めている。

表2－4　医療法による医療提供施設

一般病院		診療所	地域医療支援病院	特定機能病院
療養病床	一般病床			
1）長期入院患者に適した病床	1）入院患者3人に対し看護職員1人以上	1）無床または19床以下	1）他の病院または診療所からの紹介患者を対象	1）大学病院本院など
2）長期入院患者に適した医療を提供するための人員配置			2）救急医療の提供能力を保有	2）病床数400床以上
3）長期入院患者に適した医療を提供するための施設（機能訓練室等）			3）地域の医療従事者の研修を行う	3）高度医療のための人員，設備を備え，高い技術水準を確保
			4）病床数200床以上	
長期入院が必要な患者	一般（急性期）の患者			高度な医療が必要な患者

（1）病　院

病院とは，医師または歯科医師が，公衆または特定多数人のため医療を行う場所であって，20人以上の患者を入院させるための施設を有するものをいい，傷病者が科学的でかつ適正な診療を受けることができる便宜を与えることを主たる目的として組織され，かつ，運営されるものでなければならないとしている（法第1条の5第1項）。

1）地域医療支援病院（第4条）

かかりつけ医を支援し，地域に必要な医療を確保する観点から，1998（平成10）年4月より，地域医療の充実・確保を図る病院として，あらたに位置づけられた。国，都道府県，市町村，社会医療法人などが開設する病院であって，地域の医療機関による医療提供の支援（紹介患者への医療提供，施設・設備の共同利用），救急医療の実施，地域の医療従事者の研修を行う能力，200床以上の患者収容施設を有するなど一定の要件に該当する病院は都道府県知事の承認を得て，「地域医療支援病院」と称することができる。

病院が地域医療支援病院と称するかどうかは任意であるが，承認を受ける場合は，定められた要件が具備されていなければならないのは当然であり，この要件が欠けた場合

◆地域医療支援病院承認の所定要件◆

1）開設することができる者

・国，都道府県，市町村，社会医療法人，医療法第7条の2第1項各号に掲げる公的医療機関。
・医療法人。
・一般社団法人および一般財団法人に関する法律第2条第1号に規定する一般社団法人または一般財団法人。
・私立学校法第3条に規定する学校法人。
・社会福祉法第22条に規定する社会福祉法人。
・独立行政法人労働者健康安全機構。
・エイズ治療拠点病院，地域がん診療拠点病院，健康保険法第63条第3項第1号の指定を受けている病院。

2）紹介患者に対する医療の提供

紹介外来制を原則としていることから，「地域医療支援病院紹介率」が80%を上回っていること（この紹介率が65%以上であって，承認後2年間で当該紹介率が80%を達成することが見込まれる病院については，地域の実状に応じて具体的な年次計画の提出を求めたうえで承認することができる）。

$$\text{地域医療支援病院紹介率} = \frac{\text{紹介状により紹介された初診患者の数}}{\text{初診患者の数} - \text{救急搬送患者等の数}} \times 100$$

・紹介率が65%以上であり，かつ，逆紹介率が40%以上であること。
・紹介率が50%以上であり，かつ，逆紹介率が70%以上であること。

3）共同利用の実施

4）救急医療の提供

・24時間体制で入院治療を必要とする重症救急患者の受入れに対応できる医師等の医療従事者が確保されていること。
・重症救急患者のために優先的に使用できる病床が確保されていること。

5）地域の医療従事者に対する研修の実施

6）病床規模（200床以上）

7）構造設備・報告・記録

・集中治療室，化学・細菌および病理の検査施設，病理解剖室，研究室，講義室，図書室。
・診療に関する諸記録，病院の管理および運営に関する諸記録。
・医薬品情報管理室，救急用または患者輸送用自動車等。
・紹介患者に対する医療提供と患者紹介の実績。
・共同利用の実績。
・救急医療の提供の実績。
・医療従事者の資質向上のための研修の実績。
・診療ならびに管理・運営に関する諸記録の管理方法および閲覧の実績。
・当該病院に勤務しない学識経験者等で構成される委員会の当該院内設置。患者からの相談に適切し応じる体制確保の実績。
・患者相談の実績。
・地域医療支援病院の開設者は都道府県知事に対して，省令（施行規則）第9条の2に定める事項を記載した業務報告書を毎年10月5日までに提出。

や，定めるところに違反したときは，地域医療支援病院としての承認を取り消されることもある（法第 29 条第 3 項）。

2）特定機能病院（第4条の2）

1992（平成 4）年の第二次医療法改正において特定機能病院は制度化された。「高度の医療を提供する能力」，「高度の医療技術の開発および評価を行う能力」，「高度の医療について研修を行う能力」および「医療の高度の安全を確保する能力」を有するものであって，厚生労働省令に定める一定の診療科，400 床以上の患者収容施設（病床），人員，施設および設備構造の基準を満たす病院は厚生労働大臣の承認を得て特定機能病院と称することができる。2020（令和 2）年 12 月 1 日時点で承認されている特定機能病院は，一部を除く大学病院本院と国立がん研究センター中央病院，国立がん研究センター東病院，国立循環器病研究センター，国立国際医療研究センター病院，大阪国際がんセンターなど，全国で 87 施設である。

特定機能病院として厚生労働大臣の承認を得るための該当要件を有する病院は，病院からの申請に基づき，社会保障審議会の意見を聴いたうえで，厚生労働大臣が「特定機能病院」として承認する。特定機能病院でないものは，その呼称またはこれに紛らわしい名称を付けてはならない。特定機能病院の承認要件は他に以下の通りである。

◆特定機能病院承認の所定要件◆

①医療関係従事者の法定員数（法第 22 条の2）

1）医師…入院患者数（歯科関連の入院患者を除く）と外来患者数（同外来患者を除く）の数を 2.5 をもって除した数との和が 8 またはその端数を増すごとに 1 名以上とする（※通常の病院の 2 倍程度の医師の配置が最低基準）。

2）歯科医師…歯科関係の入院患者の数が 8 またはその端数を増すごとに 1 名以上とし，外来患者の病院の実状に応じて必要と認められる数をそれに加える。

3）薬剤師…入院患者数 30 名またはその端数を増すごとに 1 名以上とし，外来患者調剤数 80 またはその端数を増すごとに 1 名を加えるものとする。

4）看護師・准看護師…入院患者数（入院している新生児を含む）が 2 またはその端数を増すごとに 1 名と，外来患者数 30 またはその端数を増すごとに 1 名を加えた数以上とする。ただし，産婦人科または産科では，そのうちの適当数を助産師とするものとし，歯科関係においては，そのうちの適当数を歯科衛生士とすることができる。

5）その他…管理栄養士が 1 名以上必要。診療放射線技師や事務員その他の従業者は，病院の実状に応じた適当数とする。

②構造設備等の基準（法第 22 条の2）

1）診療科…内科，外科，精神科，小児科，皮膚科，泌尿器科，産婦人科または産科および婦人科，眼科，耳鼻咽喉科，放射線科，救急科，脳神経外科，整形外科および歯科ならびに法第 6 条の 6 第 1 項で規定する診療科のすべての標榜を基本的には要件とする。

2）病床数…400 床以上

3）診療に関する諸記録…過去 2 年間の病院日誌，各科診療日誌，処方せん，手術記録，看護記録，検査所見記録，エックス線写真，紹介状，退院した患者に係る入院期間中の診療経過の要約および入院診療計画書とする。

4）病院の管理および運営に関する諸記録…過去２年間の従業者数を明らかにする帳簿，高度の医療の提供の実績，高度の医療技術の開発および評価の実績，高度の医療の研修の実績，閲覧実績，紹介患者に対する医療提供の実績，入院患者と外来患者の調剤数，医療安全管理体制および院内感染対策の措置の状況を明らかにする帳簿とする。

5）その他…地域医療支援病院および一般病院に必要とされる施設の他に，一定の条件を備えた集中治療室，無菌状態の維持された病室および医薬品情報管理室である。ただし，救急用または患者輸送用の自動車は必ずしも必要としない。

また，査読のある雑誌に掲載された英語論文数が年70件以上あることを要す。

＊特定機能病院は2014（平成26）年４月から，「総合型」とがん・循環器疾患等に専門特化した「特定領域型」の２種類に分けられた。

①総合型の要件

1）診療科の16診療科の標榜

2）医師配置基準の半数以上が専門医

3）紹介率50%以上・逆紹介率40%以上

②特定領域型の要件

1）16診療科のうちの10以上の標榜

2）先駆的な医療の実施

3）専門的人材（他医療機関）の育成

4）主導的臨床研究・医師主導治験の実施など

3）臨床研究中核病院（第４条の３）

臨床研究中核病院は，「地域における医療及び介護の総合的な確保を推進するための関係法律の整備等に関する法律」に基づき，医療法・同法施行令・同法施行規則の一部改正により，2015（平成27）年４月１日に創設された。

その目的は，革新的な医薬品・医療機器の開発等のために，医療行為を行いながら医療における疾病の予防，診断ならびに治療の方法の改善，疾病の原因および病態の理解に関する研究を同時に行い，質の高い臨床研究を推進することで，国際水準の臨床研究や医師主導治験の中心的役割を担う病院を臨床研究中核病院として医療法上に位置づけるものである。

承認については，一定の基準を満たした病院について，厚生労働大臣が社会保障審議会の諮問のうえで行う。厚生労働大臣から臨床研究中核病院として承認された病院は，①当該病院が中核となってほかの医療機関の臨床研究の実施をサポートしながら共同研究を行い，臨床研究を実施することでほかの医療機関における臨床研究の質の向上を図ること。②臨床研究に参加を希望する患者が，質の高い臨床研究を行う病院を把握し，当該病院へアクセスできるようにすること。③患者を集約し，十分な管理体制のもとで診療データの収集等を行うことで臨床研究が集約的かつ効率的に行われること等が求められる。

◆臨床研究中核病院承認の所定要件◆

①特定臨床研究

イ．医薬品医療機器等法第80条の2第2項に規定する治験であって，医薬品の臨床試験の実施の基準に関する省令（平成9年厚生省令第28号）等に従って実施されるもの。

ロ．治験以外の臨床研究であって，人を対象とする生命科学・医学系研究に関する倫理指針（令和3年文部科学省・厚生労働省・経済産業省告示第1号）に従って実施されるもの。

②臨床研究中核病院が有すべき診療科名

内科，外科，精神科，小児科，皮膚科，泌尿器科，産婦人科，産科，婦人科，眼科，耳鼻咽喉科，放射線科，救急科，脳神経外科，整形外科，歯科，麻酔科のうち10以上とする。

③臨床研究中核病院が有すべき病床数

400床以上とする。

業務報告書の記載事項

イ．特定臨床研究の計画の立案および実施の実績。

ロ．他の病院または診療所と共同して特定臨床研究を行う場合は，特定臨床研究の実施の主導的な役割を果たした実績。

ハ．他の病院または診療所に対し，特定臨床研究の実施に関する相談に応じ，必要な情報の提供，助言その他の援助を行った実績。

ニ．特定臨床研究に関する研修の実績。

ホ．診療，特定臨床研究，病院の管理および運営に関する諸記録の体系的な管理方法。

へ．医師，歯科医師，薬剤師，看護師その他の従業者の員数。

ト．管理者が確保すべき特定臨床研究の実施体制に掲げる実施体制の確保の状況。

管理者の責務

①管理者の行うべき事項

イ．管理者が確保すべき特定臨床研究の実施体制を確保しつつ，臨床研究中核病院の承認要件を満たす特定臨床研究の計画を立案し実施するとともに，実施件数の維持および増加に努めること。

ロ．他の病院または診療所と共同して特定臨床研究を行う場合は当該臨床研究中核病院において当該特定臨床研究の統括責任者を定めること，または他施設に対する包括的な支援を行うことにより，特定臨床研究の実施の主導的な役割を果たすこと。

ハ．他の病院または診療所に対し，特定臨床研究の実施に関する相談に応じ，必要な情報の提供，助言その他の援助を行うこと。

ニ．医療安全管理者を配置し，医療安全管理部門，医療安全管理委員会，医薬品安全管理責任者および医療機器安全管理責任者を統括させること。

ホ．特定臨床研究に関する研修を適切に行うこと。

へ．診療，特定臨床研究，病院の管理および運営に関する諸記録に関する責任者を定め，諸記録を適切に分類して管理すること。

②管理者が確保すべき特定臨床研究の実施体制

イ．病院管理者を中心とした研究管理体制

ロ．臨床研究支援体制

ハ．データ管理体制

ニ．安全管理体制

ホ．倫理審査体制

へ．利益相反に関する管理体制

ト．知的財産の管理・技術移転業務の推進に係る体制
チ．臨床研究に関する広報および啓発または研究対象者等からの相談のための体制

人員・施設要件等

①臨床研究中核病院に携わる医師等の員数

・医師または歯科医師５名以上
・薬剤師 10 名以上
・看護師 15 名以上
・専従の臨床研究コーディネーター 12 名以上
・専従のデータマネージャー３名以上
・専従の生物統計家２名以上
・専従の薬事審査関連業務経験者１名以上

②臨床研究中核病院が備えるべき施設および記録

・集中治療室および臨床検査施設
・過去２年間の診療に関する記録，研究対象者に対する医薬品等の投与および診療により得られたデータ等の記録

③過去２年間の従業者数，業務報告書のイ～ニの実績および管理者が確保すべき特定臨床研究の実施体制に規定する体制の確保の状況を明らかにする帳簿等。

（2）診療所

医師または歯科医師が公衆または特定多数人のために医業または歯科医業を行う場所であって，収容施設を有しないものを無床診療所，または 19 床以下の患者の収容施設を有するものを有床診療所という。2006（平成 18）年の第五次医療法改正において，有床診療所の 48 時間規制が撤廃され，基準病床数制度に位置づけられることとなり，診療所に一般病床を設置する場合は，都道府県知事の許可が必要となった。

3 その他の医療提供施設

医療法の医療提供の理念で示されている医療提供施設のほかに，一般に医療提供施設と考えられている施設がある。

（1）介護老人保健施設・介護医療院（根拠法：介護保険法）

医療法第１条の６で，介護保険法の規定によると定義。介護老人保健施設は，要介護者に対し，施設サービスに基づき，看護・医学的管理の下で介護・機能訓練ほか医療・日常生活の世話を行う施設。介護医療院は，長期的な医療と介護のニーズを併せ持つ要介護者に対し，上記の看護・医学的管理に療養上の管理を加えた施設。

（2）訪問看護ステーション（根拠法：介護保険法）

要介護者の居宅を看護師等が訪問し，療養上の世話や診療の補助を行う介護サービスであり，これを病院・診療所で行うのではなく，独立して行う事業所である。

（3）施 術 所

1）鍼灸院・治療院等（根拠法：あん摩マツサージ指圧師，はり師，きゆう師等に関する法律）

あん摩マッサージ指圧師，はり師，きゅう師等が医業類似行為として，資格を有し免許を受けている者以外は行うことはできない。

2）接骨院・整骨院等（根拠法：柔道整復師法）

柔道整復師でない者は，業として柔道整復を行ってはならない。

（4）薬　局（根拠法：医薬品，医療機器等の品質，有効性及び安全性の確保等に関する法律）

薬局とは，薬剤師が販売または授与の目的で調剤を行う場合であり，医薬品の販売を行うこともできるが，調剤を行わない店舗は，薬局という名称は使用できない。

4 医療情報の提供等

すべての病院，診療所，助産所は，厚生労働省令で定める事項（表２－５）を都道府県に届け出ることが義務化されている。都道府県は医療機関の届け出された情報を集約し，ホームページ等で公表することを定めた「医療機能情報提供制度」が創設された。

表２－５　厚生労働省令で定める事項（情報公開項目）

項　目	主な内容	
基本的情報	名称，開設者，管理者，所在地，電話・FAX 番号，診療科目，診療日・時間，病床区分，病床数	
管理・運営・サービス等に関する事項	アクセス	交通手段，駐車場の有無，ホームページアドレス，予約
	院　内サービス	医療相談体制・人数，入院食提供方法，院内処方，売店
	費用負担等	保険医療・公費負担医療等機関，選定医療（差額ベッド料・予約料金等），治験の有無，先進医療の実施
提供サービスや医療連携体制に関する事項	専門医，専門外来，併設介護施設，施設設備，健康診断，予防接種，在宅医療，セカンドオピニオン	
医療の実績・結果等に関する事項	人員配置，看護師等配置，医療安全対策，院内感染対策，入院計画連携体制，診療情報管理体制，情報開示窓口，患者数（外来，入院），平均在院日数，病院機能評価認定	

（1）医療機能情報提供制度（第６条の３）

- 病院等（病院，診療所，助産所）の管理者は，患者による適切な病院等の選択に必要な情報として厚生労働省令で定める事項（表２－５）を病院等の所在地の都道府県知事に報告するとともに，病院等においても閲覧に供することを義務づける。

- 都道府県知事に報告した事項に変更が生じたときも同様とする（法第６条の３第１項および第２項）。
- 都道府県知事は，病院等からの報告内容を確認するために必要と認めるときは，市町村等の官公署に病院等に関する必要な情報の提供を求めることとすること（法第６条の３第４項）。
- 都道府県知事は，病院等から報告のあった事項を公表しなければならないこととする（法第６条の３第５項）。
- 都道府県知事は，病院等の開設者に対し，管理者に報告を行わせ，または，報告の内容を是正させることを命ずることができる権限を設ける（法第６条の３第６項）。

（2）書面の作成ならびに交付等（第６条の４）

患者の入院時，入院の原因となった傷病名および主要な症状，治療計画等に関する事項を記載した書面の作成ならびに当該患者またはその家族への交付および適切な説明を行うよう定めている。

また，退院時の療養に必要な保健福祉サービスまたは福祉サービスに関する事項を記載した書面の作成，交付および適切な説明が行われるよう努めなければならない。

加えて，病院または診療所の管理者は，退院後の保健医療サービス等を提供する者との連携を図る努力も定めている。

5 医療安全確保等

医療法において，病院，診療所または助産所の管理者は，医療の安全を確保するための指針の策定，従事者に対する研修の実施，その他の当該病院，診療所または助産所における医療の安全を確保するための措置を講じなければならないと定め，医療の安全の確保を求めている。

病院の管理者は，取扱患者数の動向など，その受け持つ業務の範囲のなかで管理資料を作成し，厚生労働大臣に提出することを義務づけている。医療法施行令第４条の８に定められる「**病院報告**」（図２－１）の作成もそのひとつである。

（1）医療安全のための体制確保（第６条の９～12）

病院，診療所または助産所の管理者に対し，指針の策定，従業者に対する研修の実施等医療安全の確保のための措置を講ずることを義務づけた。

1）医療安全のための体制確保

指針の作成，委員会の設置，職員の研修，事故発生時における報告や手順，分析等の安全の確保を目的とした改善のための方策。

別記様式第一（第十三条関係）

㊙ 統計表に基づく国の一般統計調査です。調査表情報の秘密の保護に万全を期します。

政府統計

病　院　報　告

平成＿＿年＿＿月分

都道府県名……………　施設名……………

保健所名……………　所在地……………

※保健所符号		※整理番号	

区分		在院患者延数	月末在院患者数	新入院患者数	同一医療機関内の他の種別の病床から移された患者数	退院患者数	同一医療機関内の他の種別の病床へ移された患者数
総数							
精神病床	(1)						
感染症病床	(2)						
結核病床	(3)						
療養病床	(4)						
一般病床	(5)						

区分		在院患者延数	月末在院患者数	新入院患者数	同一医療機関内の介護療養病床以外（他の種別の病床を含む。）の病床から移された患者数	退院患者数	同一医療機関内の介護療養病床以外（他の種別の病床を含む。）の病床へ移された患者数	月末病床数
介護療養病床	(6)							

外来患者延数	

備考	

注：1　※印は保健所で記入すること。
2　「介護療養病床」とは、療養病床のうち、健康保険法等の一部を改正する法律（平成18年法律第83号）附則第130条の2第1項の規定によりなおその効力を有するものとされた介護保険法第48条第1項第3号に規定する指定介護療養型医療施設に係る病床をいうものであり、「介護療養病床」(6)欄には、「療養病床」(4)欄のうち介護療養病床を利用する患者に係る数値を記入すること。
3　療養病床を有する診療所については、当該療養病床に関して「療養病床」(4)欄に、介護療養病床を有する場合は当該介護療養病床に関して「介護療養病床」(6)欄に記入すること。

別記様式第一

㊙ 統計法に基づく国の一般統計調査です。調査票情報の秘密の保護に万全を期します。

政府統計

病　院　報　告（患者票）

平成＿＿年＿＿月分

都道府県名……………　施設名……………

保健所名……………　所在地……………

※保健所符号		※整理番号	

区分		在院患者延数	月末在院患者数	新入院患者数	同一医療機関内の他の種別の病床から移された患者数	退院患者数	同一医療機関内の他の種別の病床へ移された患者数
総数							
精神病床	(1)						
感染症病床	(2)						
結核病床	(3)						
療養病床	(4)						
一般病床	(5)						

区分		在院患者延数	月末在院患者数	新入院患者数	同一医療機関内の介護療養病床以外（他の種別の病床を含む。）の病床から移された患者数	退院患者数	同一医療機関内の介護療養病床以外（他の種別の病床を含む。）の病床へ移された患者数	月末病床数
介護療養病床	(6)							

外来患者延数	

備考	

注：1　※印は保健所で記入すること。
2　「介護療養病床」とは、療養病床のうち、健康保険法等の一部を改正する法律（平成18年法律第83号）附則第130条の2第1項の規定によりなおその効力を有するものとされた介護保険法第48条第1項第3号に規定する指定介護療養型医療施設に係る病床をいうものであり、「介護療養病床」(6)欄には、「療養病床」(4)欄のうち介護療養病床を利用する患者に係る数値を記入すること。
3　療養病床を有する診療所については、当該療養病床に関して「療養病床」(4)欄に、介護療養病床を有する場合は当該介護療養病床に関して「介護療養病床」(6)欄に記入すること。

図2－1　病院報告（調査票・患者票）

2）院内感染防止対策

指針の作成，委員会の設置，職員の研修，感染症の発生時における報告や手順，分析等の安全の確保を目的とした改善のための方策。

3）医薬品の安全管理体制

管理責任者の配置，職員の研修，手順書の作成。

4）医療機器の保守点検・安全使用

管理責任者の配置，職員の研修，手順書の作成，保守点検計画の策定，改善のための方策・実施。

（2）医療安全支援センター（第6条の13）

都道府県等に対し，医療の安全に関する情報の提供等，患者，その家族からの苦情・相談に対応できる体制を講ずることを求め,「医療安全支援センター」の設置を義務化し，設けるよう努なければならないと定めている。

医療法第6条の13の規定に基づき各都道府県保健所設置地区二次医療圏ごとに設置される。主な業務は下記のとおり。

① 患者・住民からの苦情や相談への対応（相談窓口の設置）
② 医療安全推進協議会の開催
③ 医療安全の確保に関する必要な情報の収集および提供
④ 研修会の受講等によるセンター職員の質の向上
⑤ 医療安全の確保に関する必要な相談事例の収集，分析および情報提供
⑥ 医療安全施策の普及・啓発　など

（3）医療事故調査制度

医療法「第3章　医療の安全の確保」に定められており，医療の安全を確保し，医療事故の再発防止を行うことを目的とする（図2－2）。

予期しない医療事故が発生した場合に，院内調査を行ったうえで，民間の「医療事故調査・支援センター」に報告し，そこで収集・分析した調査結果をもとに，以降の医療事故再発防止や医療安全を確保することを定めている。そのため，この制度は，医療者個々の責任を追及する制度ではない。なお，医療法では，「医療事故」に該当するかどうかの判断と最初の報告は，医療機関の管理者が行うことになっている。そのため，遺族が「医療事故」として医療事故調査･支援センターに報告する仕組みにはなっていない。

医療事故とは，「医療機関の管理者が予期しなかった死亡（死産）で，医療に起因するまたは起因すると疑われる場合」であり，その場合，遅滞なく第6条の15第1項にある医療事故調査・支援センターに報告することになっている。

報告の判断は，医療機関の管理者が行う。該当するものとして，治療や検査等による場合や，誤嚥・身体抑制に関連するものがあり，該当しないものとして火災や天災によ

るもの，原病の進行，自殺等が考えられる。

同センターに報告の義務がない管理者が死亡（死産）を予期しなかった場合とは，①当該医療の提供前に医療従事者から患者等に対して死亡（死産）が予期されていることを説明し，②その内容を診療録その他の文章に記録し，③管理者が，関係する医療従事者から事情の聴取を行い，医療安全管理のための委員会から意見を聞いたうえで，当該

○ 医療事故が発生した医療機関において院内調査を行い，その調査報告を民間の第三者機関（医療事故調査・支援センター）が収集・分析することで再発防止につなげるための医療事故に係る調査の仕組み等を，**医療法に位置づけ**，医療の安全を確保する。

○ **対象となる医療事故**は，医療機関に勤務する医療従事者が提供した医療に起因し，又は起因すると疑われる死亡又は死産であって，当該医療機関の管理者がその死亡又は死産を予期しなかったものとする。

調査の流れ：

■ 対象となる医療事故が発生した場合，医療機関は，**第三者機関へ報告**（①），必要な**調査の実施**（②），調査結果について遺族への説明及び第三者機関（※）への報告（③）を行う。

■ 第三者機関は，医療機関が行った調査結果の報告に係る整理・分析（④）を行い，医療事故の再発防止に関する普及啓発を行う。

■ 医療機関又は**遺族から調査の依頼**（⑤）があったものについて，**第三者機関が調査**（⑥）を行い，その結果を**医療機関及び遺族への報告**（⑦）を行う。

※(1) 医療機関への支援，(2) 院内調査結果の整理・分析，(3) 遺族又は医療機関からの求めに応じて行う調査の実施，(4) 再発の防止に関する普及啓発，(5) 医療事故に係る調査に携わる者への研修等を適切かつ確実に行う新たな民間組織を指定する。

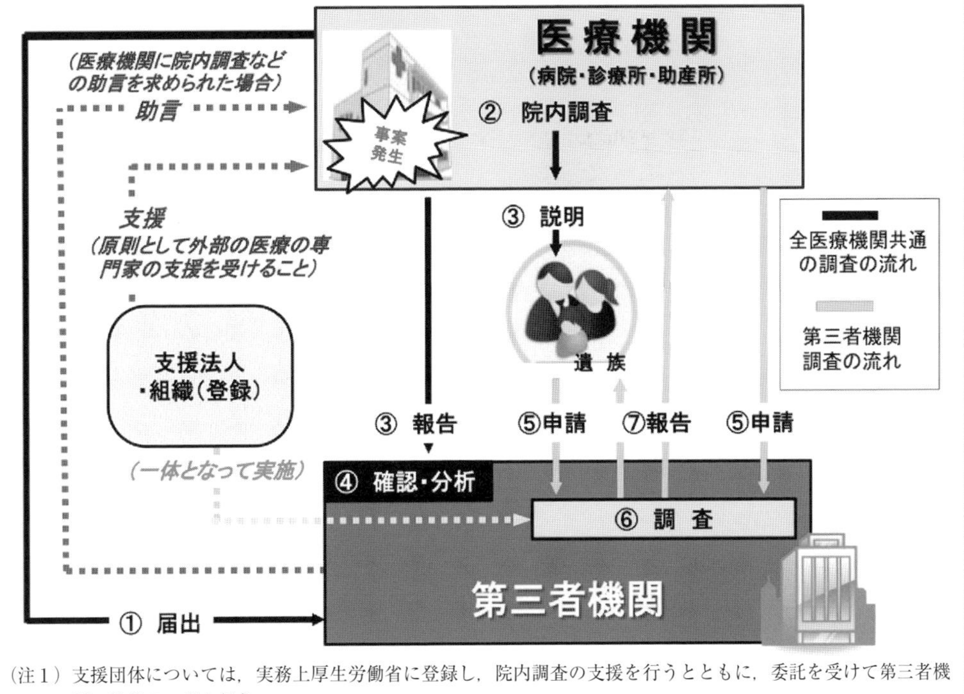

（注1）支援団体については，実務上厚生労働省に登録し，院内調査の支援を行うとともに，委託を受けて第三者機関の業務の一部を行う

（注2）第三者機関への調査の依頼は，院内調査の結果が得られる前に行われる場合もある。

図2－2　医療事故に係る調査の仕組み

医療の提供前に，患者の死亡（死産）が予期されていることが求められる。この場合，患者等に対して，一般的な死亡の可能性についての説明や記録ではなく，当該患者個人の臨床経過等を踏まえて死亡（死産）が起こりうることを明らかにし記録しなければならない。

6 医業等の広告（第6条の5）

（1）医療における広告規制

医療法では医業・歯科医業または病院・診療所の広告について規定している。一定の事項以外は何人に対しても広告することは許されない。**広告**とは，不特定多数の人に了知される方法で，一定の事項を知らせることであるが，その方法については，「文書その他いかなる方法によるを問わず，広告その他の医療を受ける者を誘引するための手段としての表示をする場合には虚偽の広告をしてはならない」と規制されている。

広告可能な事項〔医業等の広告（医療法第6条の5第3項）〕

一．医師又は歯科医師である旨
二．診療科名
三．当該病院又は診療所の名称，電話番号及び所在の場所を表示する事項並びに当該病院又は診療所の管理者の氏名
四．診療日若しくは診療時間又は予約による診療の実施の有無
五．法令の規定に基づき一定の医療を担うものとして指定を受けた病院若しくは診療所又は医師若しくは歯科医師である場合には，その旨
六．第5条の2第1項の認定を受けた医師である場合には，その旨
七．地域医療連携推進法人（第70条の5第1項に規定する地域医療連携推進法人をいう。第30条の4第12項において同じ。）の参加病院等（第70条の2第2項第2号に規定する参加病院等をいう。）である場合には，その旨
八．入院設備の有無，第7条第2項に規定する病床の種別ごとの数，医師，歯科医師，薬剤師，看護師，その他の従業者の員数その他の当該病院又は診療所における施設，設備又は従業者に関する事項
九．当該病院又は診療所において診療に従事する医療従事者の氏名，年齢，性別，役職，略歴その他の当該医療従事者に関する事項であって医療を受ける者による医療に関する適切な選択に資するものとして厚生労働大臣が定めるもの
十．患者又はその家族からの医療に関する相談に応ずるための措置，医療の安全を確保するための措置，個人情報の適正な取扱いを確保するための措置その他の当該病院又は診療所の管理又は運営に関する事項
十一．紹介をすることができる他の病院若しくは診療所又はその他の保健医療サービス若しくは福祉サービスを提供する者の名称，これらの者と当該病院又は診療所との間における施設，設備又は器具の共同利用の状況その他の当該病院又は診療所と保健医療サービス又は福祉サービスを提供する者との連携に関する事項
十二．診療録その他の診療に関する諸記録に係る情報の提供，第6条の4第3項に規定する書面の交付その他の当該病院又は診療所における医療に関する情親の提供に関する事

項
十三．当該病院又は診療所において提供される医療の内容に関する事項（検査，手術その他の治療の方法については，医療を受ける者による医療に関する適切な選択に資するものとして厚生労働大臣が定めるものに限る。）
十四．当該病院又は診療所における患者の平均的な入院日数，平均的な外来患者又は入院患者の数その他の医療の提供の結果に関する事項であって医療を受ける者による医療に関する適切な選択に資するものとして厚生労働大臣が定めるもの
十五．その他前各号に掲げる事項に準ずるものとして厚生労働大臣が定める事項

（2）医療における広告の解釈

上記の医療法第６条の５第３項第15号にある,「厚生労働大臣が定めるもの」として，以下の広告可能な事項が示されている。また，表２－６に広告できる診療科名を示す。

医療法第６条の５第３項第15号に基づいて定められた医業若しくは歯科医業又は病院若しくは診療所に関して広告することができる事項

〔平成19年厚生労働省告示第108号，直近改正 令和３年厚生労働省告示第95号〕

1．健康保険病院，健康保険診療所，社会保険病院又は社会保険診療所である旨
2．船員保険病院又は船員保険診療所である旨
3．国民健康保険病院又は国民健康保険診療所である旨
4．法令の規定又は国の定める事業を実施する病院又は診療所である旨
5．当該病院又は診療所における第１条第１号の医療従事者以外の従業者の氏名，年齢，性別，役職及び略歴
6．健康診査の実施
7．保健指導又は健康相談の実施
8．予防接種の実施
9．医薬品医療機器等法第２条第17項に規定する治験に関する事項
10．介護保険法に基づく介護サービスを提供するための事業所若しくは施設又は法第42条第１項各号（第３号を除く。）に掲げる業務（以下この号において「医療法人の付帯業務」という。）を専ら行うための施設であり，かつ，病院又は診療所の同一敷地内に併設されているものの名称及び提供する介護サービス又は医療法人の付帯業務
11．患者の受診の便宜を図るためのサービス
12．厚生労働大臣が指定する病院の病棟における療養に要する費用の額の算定方法（平成20年厚生労働省告示第93号）に基づく機能評価係数Ⅱにおいて公表した場合に評価される病院清報
13．開設者に関する事項
14．外部監査を受けている旨
15．公益財団法人日本医療機能評価機構が行う医療機能評価の結果（個別の審査項目に係るものを含む。）
16．公益財団法人日本医療機能評価機構が定める産科医療補償制度標準補償約款と同一の産科医療補償約款を定め，それに基づく補償を実施している旨
17．公益財団法人日本適合性認定協会の認定を受けた審査登録機関に登録をしている旨
18．Joint Commission International（平成６年にJoint Commission Internationalという名称で設立された医療の評価機関をいう。）が行う認定を取得している旨（個別の審査

項目に係るものを含む。)
19. 保健師助産師看護師法第37条の2第2項第1号に規定する特定行為を同項第2号に規定する手順書により行う看護師が実施している当該特性行為に係る業務の内容
20. 前各号に定めるもののほか，都道府県知事の定める事項

表2－6　医療法施行令第3条の2第1項に規定する広告することができる診療科名

平成20年2月27日・政令第36号による改正

内科	
外科	
精神科，アレルギー科，リウマチ科，小児科，皮膚科，泌尿器科，産婦人科，眼科，耳鼻咽喉科，リハビリテーション科，放射線科，病理診断科，臨床検査科，または救急科	
上記の診療科と下記の①～④のいずれかの組み合わせ※1	
医学的知見および社会通念に照らし不合理な組み合わせとなるものとして厚生労働省令で定めるもの※2を除く）	
	①頭頸部，胸部，腹部，呼吸器，消化器，循環器，気管食道，肛門，血管，心臓血管，腎臓，脳神経，神経，血液，乳腺，内分泌もしくは代謝またはこれらを構成する人体の部位，器官，臓器もしくは組織もしくはこれら人体の器官，臓器もしくは組織の果たす機能の一部であって，厚生労働省令で定めるもの※3
	②男性，女性，小児もしくは老人または患者の性別もしくは年齢を示す名称であって，これらに類するものとして厚生労働省令で定めるもの※4
	③整形，形成，美容，心療，薬物療法，透析，移植，光学医療，生殖医療もしくは疼(とう)痛緩和またはこれらの分野に属する医学的処置のうち，医学的知見および社会通念に照らし特定の領域を表す用語として厚生労働省令で定めるもの※5
	④感染症，腫瘍，糖尿病もしくはアレルギー疾患またはこれらの疾病もしくは病態に分類される特定の疾病もしくは病態であって，厚生労働省令で定めるもの※6

※1　異なる複数の区分に属する事項を組み合わせることができる。この場合同一の区分に属する事項同士を組み合わせることはできない。

※2　内科＋整形・形成
外科＋心療
アレルギー科＋アレルギー疾患
小児科＋小児・老人・老年または高齢者
皮膚科＋呼吸器・消化器・循環器・気管食道・心臓血管・腎臓・脳神経・気管・気管支・肺・食道・胃腸・十二指腸・小腸・大腸・肝臓・胆のう・膵臓・心臓または脳
泌尿器科＋頭頸部・胸部・腹部・呼吸器・消化器・循環器・気管食道・心臓血管・脳神経・乳腺・頭部・頸部・気管・気管支・肺・食道・胃腸・十二指腸・小腸・大腸・肝臓・胆のう・膵臓・心臓または脳
産婦人科＋男性・小児または児童
眼科＋胸部・腹部・呼吸器・消化器・循環器・気管食道・肛門・心臓血管・腎臓・乳腺・内分泌．頸部・気管・気管支・肺・食道・胃腸・十二指腸・小腸・大腸・肝臓・胆のう・膵臓または心臓
耳鼻咽喉科＋胸部・腹部・消化器・循環器・肛門・心臓血管・腎臓・乳腺・内分泌．胃腸・十二指腸・小腸・大腸・肝臓・胆のう・膵臓または心臓

※3　頭部，頸部，気管気管支，肺，食道，胃腸，十二指腸小腸，大腸，肝臓，胆のう，膵臓，心臓，脳または脂質代謝。

※4　周産期，新生児，児童，思春期，老年または高齢者。

※5　漢方，化学療法，人工透析，臓器移植，骨髄移植，内視鏡，不妊治療，緩和ケアまたはペインクリニック。

※6　性感染症またはがん。

7 病院・診療所の開設・管理等

（1）開設許可（第7条）

法第７条（開設許可）により，病院，診療所の開設の許可，病床数，病床種別とその定義や開設後病床の種別その他省令で定める事項の変更に対しての許可などを規定している。しかし，第６項に，営利を目的として，病院，診療所等を開設しようとする者に対しては許可を与えないことができると定めている。

公共的なかたちでの医療サービスを提供するという特性からみて，営利を目的としての開設は適切ではない。ただし，医療提供における非営利性とは，経営主体が利益追求を意図して医業を行ってはならないということで，会計学上の概念としての利益，剰余金等を否定しているわけではない。

（2）病院等の管理者（第10条）

病院・診療所の開設者は，医業を行う場合には臨床研修等修了医師に，歯科医業を行う場合は臨床研修等修了歯科医師に管理させなければならないとしている。また,病院・診療所は営利を目的としない限り，だれでも開設することができるが，その運営や管理について責任をもつ管理者は，医業・歯科医業を行うという立場から，臨床研修等修了医師・歯科医師でなければならないとしている。また，医師，歯科医師が開設者である場合は自ら管理しなければならない。

この場合の開設者とは，一般にいう「経営者」であり，医師，歯科医師個人や医療法人等の法人等が開設者として認められる。また，管理者とは一般にいう「事業所長」であり，病院，診療所では「院長」と呼称されているのが通例である。

（3）院内掲示義務（第14条の2）

医療に関する適切な情報提供という観点から，病院等の施設内における医業等に関する掲示の義務について定めている。病院または診療所の管理者は,施設の管理者の氏名,診療に従事する医師の氏名，診療日，診療時間，その他省令で定める事項〔建物の内部に関する案内（病院の場合に限る)〕を，病院，診療所の利用者に見やすいように施設内に掲示しなければならない。

（4）業務委託（第15条の3）

病院，診療所等の管理者は，病院等の業務のうち政令で定めるものを外部の事業者に委託する場合，院内と同様の水準を確保するため，厚生労働省令で定める基準に適合する者に委託しなければならないと定めている。政令で定める主な業務は，①検体検査，②医療用具等の滅菌または消毒，③病院における患者等の食事の提供，④患者等の寝具等の洗濯，⑤施設の清掃である。また，厚生労働省令で定める基準は，それぞれの業務に応じて，人員，構造設備，運営その他の事項について技術的な基準を定めている。

（5）医師の宿直（第16条）

病院の管理者は，病院に医師を宿直させなければならないと定めている。ただし，病院に勤務する医師が，病院に隣接した場所に居住し，速やかに診療を行う体制が確保されていると厚生労働省令で定める場合で，病院所在地の都道府県知事の許可を受けたときには，院内でなくてもよいとされている。ただし，診療所はこの限りではない。

8 病院の人員配置・施設基準（第21条）

病院が科学的でかつ適切な診療が行えるよう，法定の人員と施設，諸記録などについて詳細が定められている。病院および診療所の人員配置および構造設備に関する事項については，政令，厚生労働省令で細部の具体的事項をも定めている。

（1）人員数の標準および構造設備基準

各病床別の人員配置基準（標準）および構造設備基準を表2－7に示す。

（2）諸記録

診療に関する諸記録とは，過去2年間の病院日誌，各科診療日誌，処方せん，手術記録，検査所見記録，エックス線フィルム，入院患者数および外来患者数等を記録した帳簿である。このほか，「地域医療支援病院の法定施設等」を法第22条で，「特定機能病院の法定施設等」を法第22条の2で定めている。

9 医療計画等

（1）医療計画

医療計画は1985（昭和60）年の第一次医療法改正で創設され，高齢化に伴う疾病構造の変化や医療技術の進歩等に対応して，これまでに数次にわたり改正され，現在に至っている。医療資源の適正な配置，医療関係施設間の機能分担と連携，良質な地域医療の体系的な整備等の推進のために，都道府県に対して「医療計画」を策定し，地域の実情に応じた医療提供体制の確保を図ることを目的としている。

医療計画には表2－8に示す18項目が記載される。広域かつ継続的な医療の提供が必要と認められる5疾病と，医療提供の確保に必要な5事業への対応，在宅医療提供体制の構築，医療連携体制，医療スタッフの確保，医療の安全，地域医療構想，二次医療圏，三次医療圏，基準病床数などが記載されている。

表２－７　病院の病床種別ごとの主な基準一覧

〔2006（平成18）年７月施行〕

		一般病床	療養病床[1), 2)]	精神病床		感染症病床	結核病床
定義		精神病床，結核病床，感染症病床，療養病床以外の病床	主として長期にわたり療養を必要とする患者を入院させるための病床	精神疾患を有する者を入院させるための病床		感染症法に規定する一類感染症，二類感染症及び新型インフルエンザ感染症及び指定感染症並びに新感染症の患者を入院させるための病床	結核の患者を入院させるための病床
				1）内科，外科，産婦人科，眼科及び耳鼻咽喉科を有する100床以上の病院，並びに大学付属病院（特定機能病院を除く）	2）1)以外の病院		
人員配置基準		医師　16：1 看護職員　3：1 薬剤師　70：1	医師　48：1 看護職員　4：1 看護補助者　4：1 薬剤師　150：1 理学療法士及び作業療法士：病院の実情に応じた適当数	医師　16：1 看護職員　3：1 薬剤師　70：1	医師　48：1 看護職員　4：1 薬剤師　150：1 ただし当分の間，看護職員　5：1 看護補助者を合わせて　4：1とする	医師　16：1 看護職員　3：1 薬剤師　70：1	医師　16：1 看護職員　3：1 薬剤師　70：1
構造設備基準	必置施設	•各科専門の診察室 •手術室 •処置室 •診療検査施設 •エックス線装置 •調剤所 •給食施設 •分娩室及び新生児の入浴施設 •消毒施設 •洗濯施設 •消火用の機械または器具	一般病床において必要な施設のほか， •機能訓練施設 •談話室 •食堂 •浴室	一般病床において必要な施設のほか， •精神疾患の特性を踏まえた適切な医療の提供と患者の保護のために必要な施設		一般病床において必要な施設のほか， •他の部分へ流入しないような機械換気設備 •感染予防のための遮断，その他必要な施設 •一般病床の消毒施設のほかに必要な消毒施設	一般病床において必要な施設のほか， •他の部分へ流入しないような機械換気設備 •感染予防のための遮断，その他必要な施設 •一般病床の消毒施設のほかに必要な消毒施設
	病床面積	6.4m^2/ 床以上 ＜既設＞[3)] 6.3m^2/ 床以上 （1人部屋） 4.3m^2/ 床以上 （その他）	6.4m^2/ 床以上 ＜既設＞[3)] 6.0m^2/ 床以上	6.4m^2/ 床以上 ＜既設＞[3)] 6.3m^2/ 床以上（1人部屋） 4.3m^2/ 床以上（その他）		6.4m^2/ 床以上 ＜既設＞[3)] 6.3m^2/ 床以上 （1人部屋） 4.3m^2/ 床 （その他） 1.8m以上 （両側居室2.1m） ＜既設＞[3)] 1.2m以上 （両側居室1.6m）	6.4m^2/ 床以上 ＜既設＞[3)] 6.3m^2/ 床以上 （1人部屋） 4.3m^2/ 床 （その他） 1.8m以上 （両側居室2.1m） ＜既設＞[3)] 1.2m以上 （両側居室1.6m）
	廊下幅	1.8m以上 （両側居室2.1m） ＜既設＞[3)] 1.2m以上 （両側居室1.6m）	1.8m以上 （両側居室2.7m） ＜既設＞[3)] 1.2m以上 （両側居室1.6m）	1.8m以上 （両側居室2.1m） ＜既設＞[3)] 1.2m以上 （両側居室1.6m）	1.8m以上 （両側居室2.7m） ＜既設＞[3)] 1.2m以上 （両側居室1.6m）		

資料）厚生労働省医政局総務課調べ。

注１）平成30年４月１日において①介護療養型医療施設，②４：１を満たさない医療機関に該当し，その旨を30年６月末までに再び都道府県知事等に届け出たものについては，これまでの経過措置（看護職員について６：１，看護補助者について６：１）と同等の基準を，介護老人保健施設等に転換する旨を都道府県が条例を定めるに当たって従うべき基準として，令和６年３月末まで適用する。なお，24年６月末までに①介護療養型医療施設②４：１を満たさない医療機関に該当する旨を都道府県知事等に届け出た医療機関のうち，①介護療養型医療施設に該当し，その旨を30年６月末までに再び都道府県知事等に届け出たものについては，これまでの経過措置（看護職員について６：１，看護補助者について６：１）と同等の基準を，介護老人保健施設等に転換する旨を都道府県が条例を定めるに当たって従うべき基準として，令和６年３月末まで適用する。

２）平成24年３月末までに介護老人保健施設等に転換する旨を都道府県知事に届け出た療養病床等を有する医療機関のうち，30年６月末までに再び都道府県知事等に届け出た療養病床等を有する医療機関については，これまでの経過措置（下記）と同等の基準を，都道府県が条例を定めるに当たって従うべき基準として，令和６年３月末まで適用する。

　①廊下幅を，内法による測定で1.2m，両側に居室のある場合を1.6mとする。
　②転換病床における入院患者数に応じた医師の配置を96：１とする。
　③看謹師および准看護師の配置を９：１，看護補助者の配置を９：２とする。

３）既設とは，平成13年３月１日時点ですでに開設の許可を受けている場合のことをいう。

表２－８　医療計画の記載事項　(2022 年 9 月現在)

1．がん，脳卒中，心筋梗塞等の心血管疾患，糖尿病および精神疾患（５疾病）の治療または予防に係る事業。
2．次に掲げる医療の確保に必要な事業（５事業）。 救急医療，災害時医療，へき地医療，周産期医療，小児医療（小児救急医療を含む）。
3．「５疾病５事業」の事業の目標。
4．「５疾病５事業」の事業に係る医療連携体制。
5．医療連携体制における医療機能に関する情報提供の推進。
6．居宅等における医療の確保。
7．地域医療構想１）構想区域における病床機能ことの将来の必要病床数。 ２）構想区域における将来の在宅医療等の必要量。
8．「地域医療構想」の達成に向けた病床の機能分化および連携の推進。
9．病床の機能に関する情報の提供の推進。
10．医師，歯科医師，薬剤師，看護師その他の医療従事者の確保。
11．医師の確保 二次医療圏，三次医療圏の医師確保の方針とそれぞれの数の目標とその施策。
12．医療従事者（医師を除く）の確保。　13．医療の安全の確保。
14．地域医療支援病院の整備目標等，医療機能を考慮した医療提供施設の整備目標。
15．二次医療圏の設定。　16．三次医療圏の設定。
17．基準病床数。　18．その他医療を提供する体制の確保。

医療計画の策定単位となる二次医療圏は，一般の医療で，主に病院の入院に係る医療を提供する体制確保を図る区域であり，2013(平成 25)年度に見直された。三次医療圏は，先進的な技術を必要とするものなど，特殊な医療を提供する体制確保を図る区域で，原則として都道府県単位である。

医療計画は５年計画であったが，2018（平成 30）年からの第七次医療計画から，第七期介護保険事業計画に合わせて６年計画となった。さらに，医師の外来医療の偏在を解消する計画も取り組まれる。

なお，2022（令和 4）年の医療法改正において，コロナ禍の経験から，新興感染症等の感染拡大時の医療提供体制確保のための対策を医療計画に記載することとされ，これにより，従来の５事業から，2024 ～ 2029 年度の第８次医療計画から「新興感染症等の感染拡大時における医療」が追加され，5 疾病 6 事業となる（2024（令和 6）年 10 月施行）。

（２）地域医療構想

2014（平成 26）年の第六次医療法改正により，都道府県は，地域の医療機関が担っている医療機能の現状を把握・分析し，その分析結果から 2025（令和７）年時における二次医療圏ごとの各医療機能の需要と必要量をもとに 2025 年の高齢社会に対応できる質が高く効率的な医療提供体制を構築するため，医療計画の一部として，地域医療構想を策定することとなり，2015 年（平成 27）年３月に厚生労働省がまとめた「地域医療構想策定ガイドライン」に沿って，2016（平成 28）年度末までにすべての都道府県で策定された。

地域医療構想では，構想区域ごと，かつ，高度急性期・急性期・回復期・慢性期の４機能ごとに，将来（2025 年）の医療需要および病床の必要量を推計して定める。構想区域については，二次医療圏を原則としつつ，人口構造の変化，医療需要の動向，医療従事者および医療機関の配置状況の見通し等を考慮して定める。都道府県は，厚生労働省令等において定められた方法により，将来（2025年）の病床の機能ごとおよび病床の必要量，ならびに，在宅医療等の医療需要を構想区域ごとに推計する。また，将来のあるべき医療提供体制を実現するための具体的な施策についても定めることとなっている。

（3）公的医療機関関係（第31条）

公的医療機関とは，都道府県・市町村の地方公共団体と厚生労働大臣が定める者が開設する病院または診療所をいう。医療対策協議会を通じて都道府県が定めた施策の実施に協力しなければならないとし，厚生労働大臣または都道府県知事は，公的医療機関の開設者または管理者に対し，所在地の都道府県の医療計画に定められた救急医療等確保事業に係る医療の確保に関し必要な措置を講ずるよう命ずることができると定めている。公的医療機関には次のような特徴があるとされている。

①医療のみではなく，保健・予防・医療関係者の養成，へき地の医療などの一般の医療機関に常に期待できない業務を積極的に行い，これらを一体的に運営することが期待できること。
②適正な医療の実行が期待されることとともに医療費負担の軽減を期待することができること。
③その経営が，経済的変動によって直接的に左右されないような一定の財政的基礎をもつこと。
④医療保障制度と緊密に連携協力ができること。

10 医療法人の設立・管理

（1）医療法人

病院や診療所，介護老人保健施設，介護医療院を開設しようとする社団または財団は，法人とすることができ，医療法人と称する（図２－３）。医療法人の種類を表２－９に示す。

医療法人は病院等の経営上一定の条件のもとに，都道府県知事の認可を得て設立することができる（法第44条）。なお，２つ以上の都道府県において病院等を開設する医療法人については，**広域医療法人**（厚生労働大臣所管の医療法人）と呼ばれ，認可権限が厚生労働大臣となる。

①医療関係者の養成または再教育。
②医学または歯学に関する研究所の設置。
③医師，歯科医師が常時勤務しない診療所，いわゆる「サテライト診療所」の開設。
④疾病予防のための有酸素運動施設の設置。
⑤疾病予防のための温泉施設の設置。
⑥その他保健衛生に関する業務。
⑦社会福祉事業のうち，厚生労働大臣が定めるもの。
- 第一種社会福祉事業の老人福祉法に基づく軽費老人ホーム（ケアハウス）の設置。
- 第二種社会福祉事業の老人福祉法に基づく老人居宅介護等事業，老人デイサービス事業，老人短期入所事業，小規模多機能型居宅介護事業，認知症対応型老人共同生活援助事業等および有料老人ホームの設置。
- その他児童福祉法に基づく事業，母子及び父子並びに寡婦福祉法に基づく事業，身体障害者福祉法に基づく事業，障害者総合支援法に基づく事業等の設置。

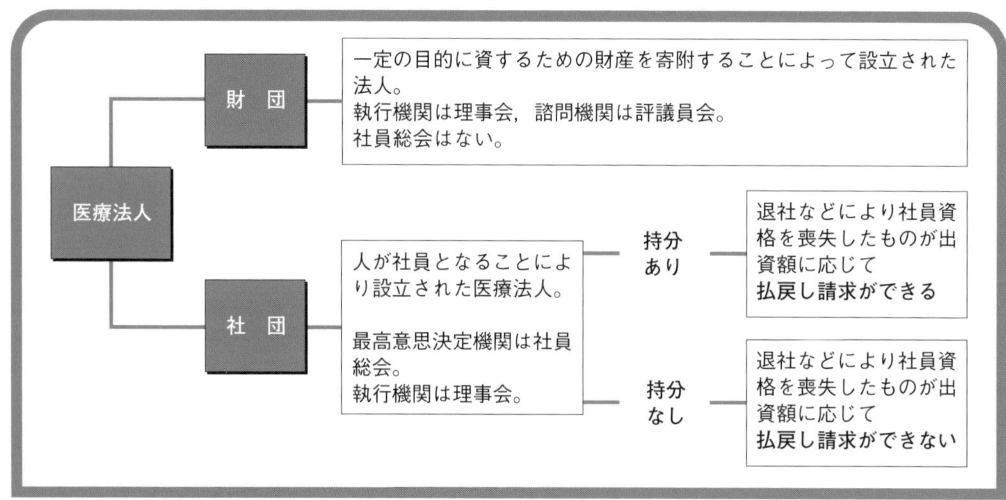

図２－３　医療法人の類型

（2）医療法人が行うことのできる業務

医療法人は病院，診療所および介護老人保健施設，介護医療院を開設する法人であり，その本来の業務に支障のないかぎり，次に掲げる**業務付帯業務**を行うことができる。

11 医療法人制度改革

第五次医療法改正による医療法人制度改革は，医療法第 42 条の 2 により，医療法人

表２－９　医療法人の種類

医療法人	持　分	概要・要件
社会医療法人	・持分なし社団 ・財 団	①公益性の高い医療を実施 ②一定の収益業務が可能 ③付帯業務拡大 ④公募債（社会医療法人債）発行が可能 ⑤医療収入額が直接経費の 1.5 倍の範囲 ⑥社会保険診療にかかわる収入金額が全収入の 80％超 ⑦役員・社員・評議員の同族割合が３分の１以下 ⑧法人税 22％の軽減税率適用　など
特定医療法人	・持分なし社団 ・財 団	①公益性の高い医療を実施 ②業務範囲は医療及び付帯業務，付随業務のみ（通常の医療法人と同一） ③医療収入額が直接経費の 1.5 倍の範囲 ④社会保険診療にかかわる収入金額が全収入の 80％超 ⑤役員・社員・評議員の同族割合が３分の１以下 ⑧法人税 22％の軽減税率適用　など
基金拠出型法人	・持分なし社団	法人の活動の原資となる資金の調達手段として，基金の制度を採用しているもの。 「基金」とは，医療法人の財産として拠出されるもの（金銭のほか土地や建物，診療設備等が該当）。 基金の返還時に利息を付すことや拠出額よりも多い額を返還することは不可。
出資額限度法人	・持分あり	社員の退社に伴う出資持分の払戻しや医療法人の解散に伴う残余財産分配の範囲につき，払込出資額を限度とする旨を定款で定めているもの。
社団医療法人	・持分あり	2007 年施行の第五次医療法改正により出資持分のある医療法人の新規設立は不可となった。既存の出資持分のある医療法人については当分の間存続する旨の経過措置がとられ，「経過措置型医療法人」とも呼ばれる。
財団医療法人		ある特定の個人や企業などの法人から拠出された財産（基本財産）で設立され，これによる運用益である金利などを主要な事業原資として運営する医療法人。

のうち別に定める要件に該当するものを**社会医療法人**といい，定款または寄附行為の定めるところにより，その収益を当該社会医療法人の開設する病院，診療所，介護老人保健施設または介護医療院の経営に充てることを目的として，厚生労働大臣が定める業務の収益業務を行うことができることになっている。

（１）社会医療法人の要件

医療法第 42 条の２により，次に掲げる要件に該当し，都道府県知事の認定を受けたものが社会医療法人である。

⑴役員等（役員，社団医療法人の社員および財団医療法人の評議員）のうちには，各役員等について，その役員等，その配偶者および三親等以内の親族その他各役員等と厚生労働省令で定める特殊の関係がある者が役員等の総数の３分の１を超えて含まれないこと。

⑵救急医療等確保事業（当該医療法人が開業する病院または診療所の所在地の都道府

県が作成する医療計画に記載されたものに限る）に係る業務を当該病院または診療所の都道府県において行い，かつ，その業務が，①当該業務を行う病院または診療所の構造設備，②当該業務を行うための体制，③当該業務の実績に関して厚生労働大臣が定める基準に適合していること。

⑶その他，公的な運営に関する厚生労働省令で定める要件に適合するものであること。

⑷定款または寄附行為において解散時の残余財産を国，地方公共団体または他の社会医療法人に帰属させる旨を定めている。

（2）社会医療法人の行うことができる業務

法第42条の2，第54条の2（社会医療法人債の発行）により，社会医療法人は，本来業務に支障のないかぎり，厚生労働大臣が定める**収益業務**を行うことができるとし，当該収益は，病院や診療所，介護老人保健施設または介護医療院の経営に充てることを目的とするとしている。なお，当該社会医療法人の社員総会または評議員会において「決議された額」を限度として，**社会医療法人債**を発行することができるとしている。

（3）地域医療連携推進法人

地域医療連携推進法人とは，地域において良質かつ適切な医療を効率的に提供するため，病院等に係る業務の連携を推進するための方針（**医療連携推進方針**）を定め，医療連携推進業務を行う一般社団法人を都道府県知事が認定（**医療連携推進認定**）する制度であり，医療法人や介護事業を手がける非営利法人などを同法人の傘下に置くことを認めるもので，二次医療圏を範囲とする地域医療構想区域での設立を基本として定めている（図２－４）。

地域医療連携推進法人の主要な業務は，「統一的な連携推進方針」の策定で，この方針に基づき，地域における傘下の医療機関の機能分化や連携などの事業が推進される（図２－５）。

また，病床再編の実効性を高めるため，同法人の傘下の法人が地域医療構想区域内で病床再編を行う場合，病床過剰地域でも病床の融通などが認められる。

地域医療連携推進法人の運営については，地域医療関係者の意見を反映させる必要があるため，地域医療連携推進評議会の設置が必須であり，①医療・介護を受ける立場にある者，②診療に関する関係団体，③学識経験者等で構成する必要がある。地域医療連携推進法人は，統一的な連携推進方針を決定し，参加法人を統括するため，社員総会を開催する。

地域医療連携推進法人の認定要件は，地域医療構想区域を考慮して連携を構築する区域を決めていることや，社員（**参加法人**）に原則各１個の議決権を持たせることなどである。また，非営利性を確保する観点から，営利法人の役職員を役員にすることおよび剰余金の配当は禁じている。

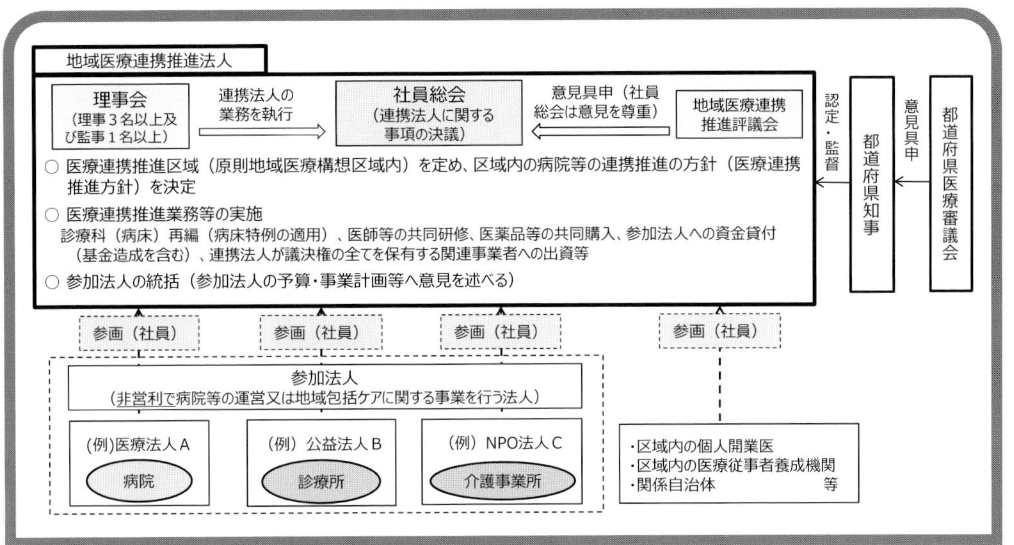

図２－４ 地域医療連携推進法人制度の概要

出典）厚生労働省 資料

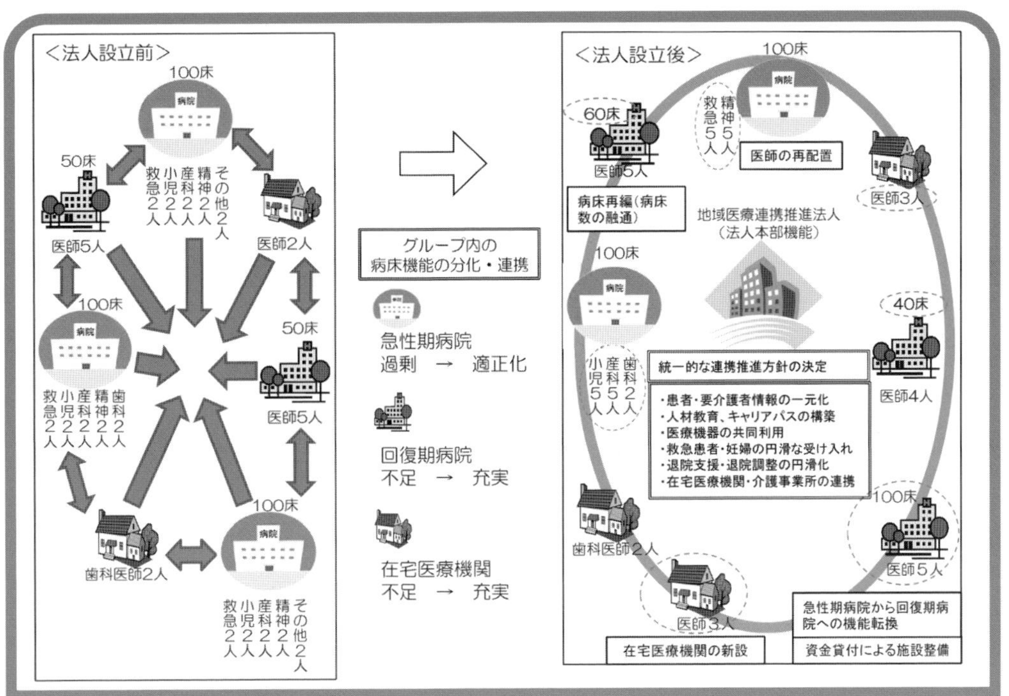

図２－５ 地域医療連携推進法人設立の効果

出典）厚生労働省 医療法人の事業展開等に関する検討会 資料

独立行政法人国立病院機構法 3

〔2002（平成 14）年 12 月 20 日法律第 191 号〕
〔2014（平成 26）年 6 月 13 日法律第 67 号直近改正〕

1999（平成 11）年 7 月 16 日，独立行政法人通則法が成立し，これに基づいて中央省庁の現業部門研究機関などを独立した法人格をもつ機関へと改めることが決定され，同年 12 月に独立行政法人個別法が成立した〔独立行政法人通則法（平成 11 年 7 月 16 日法律第 103 号）〕。

独立行政法人国立病院機構は，医療の提供，医療に関する調査と研究，医療に関する技術者の研修等の業務を行い，国民の健康に重大な影響のある疾病に関する医療や，その他，国の医療政策として機構が担うべき医療の向上を図り，公衆衛生の向上と増進に寄与することを目的として設立された。

独立行政法人

独立行政法人は，国民生活および社会経済の安定等の公共上の見地から確実に実施されることが必要な事務および事業であって，国が直接実施する必要のないもののうち，民間の主体に委ねた場合には必ずしも実施されないおそれがあるもの，または，ひとつの主体に独占して行わせることが必要であるものを効率的かつ効果的に行わせることを目的として，この法律および個別法に定めるところにより設立される法人であり，以下の特徴を要する。

①主務大臣の定める中期目標に応じて中期計画を作成して業務を遂行する。
②会計原則として複式簿記などの企業会計的手法を導入し，原則として企業監査人の監在を受ける。

また，独立行政法人は，役職員を国家公務員とする「公務員型（特定独立行政法人）」と，その他の「非公務員型（特定独立行政法人以外の独立行政法人）」に区分される。厚生労働省が所管の独立行政法人国立病院機構は「公務員型」であり，以下の特徴を要する。

①身分の保障は，国家公務員法上の身分保障が維持されている。
②労働の基本権は，団結権，団体交渉権，労働協約の締結権等はあるが，争議権なし。
③採用は，事務職員，技術職員等には原則試験採用とし，教員は選考採用。

なお，国立大学附属病院は，国立大学法人法（平成 15 年 7 月 16 日法律第 112 号）で規定される国立大学法人が運営し，独立行政法人通則法の多数の規定が準用される。

特定独立行政法人と特定独立行政法人以外の独立行政法人との間には国家公務員身分の有無に伴い，表 2 － 10 のような相違が存在する。

表２－10　特定独立行政法人と特定独立行政法人以外の独立行政法人

	特定独立行政法人	特定独立行政法人以外の独立行政法人
身分保障	国家公務員法上の身分保障が維持。	雇用契約にもとづく労働者。労働法制上，解雇権の濫用は不可。
労働基本権	団結権，団体交渉権，労働協約締結権はあり。争議権はなし。	団結権，団体交渉権，労働協約締結権，争議権あり。
採　用	教員は，選考採用。事務職員，技術職員等については，原則として試験採用。	すべての職員について法人の採用基準により採用。
給与・勤務時間	就業規則あるいは労働協約により決定（組合交渉の対象になる）。	公務員型と同じ。

医療介護総合確保推進法　4

〔2014（平成26）年６月25日法律第83号〕

医療介護総合確保推進法は，医療法，介護保険法など19法からなる一括法である。

本法は，正式な名称を「地域における医療及び介護の総合的な確保を推進するための関係法律の整備等に関する法律」といい，以下の２点を趣旨としている。

①持続可能な社会保障制度の確立を図るための改革の推進に関する法律に基づく措置として，効率的かつ質の高い医療提供体制を構築すること。

②「地域包括ケアシステム」を構築することを通じ，地域における医療・介護の総合的な確保を推進すること。

都道府県と各医療機関は，第一次ベビーブーム世代が後期高齢者となる2025（令和７）年を目途として，医療・介護・住まい・予防・生活支援サービスが身近な地域で包括的に確保される「地域包括ケアシステム」構築のための取組みを行うこととなる（図２－６）。

なお，2019（令和元）年には，「地域における医療及び介護の総合的な確保の促進に関する法律」が成立している。

本法の概要を以下に記す。

１）新たな基金の創設と医療・介護の連携強化

①消費税増税分を活用した新たな基金を都道府県に設置。

②医療と介護の連携を強化。

２）地域における効率的かつ効果的な医療提供体制の確保

①都道府県は，医療機関の病床の医療機能等をもとに地域医療構想（ビジョン）を策定。

②医師確保支援を行う地域医療支援センターの機能を法律に位置づけ。

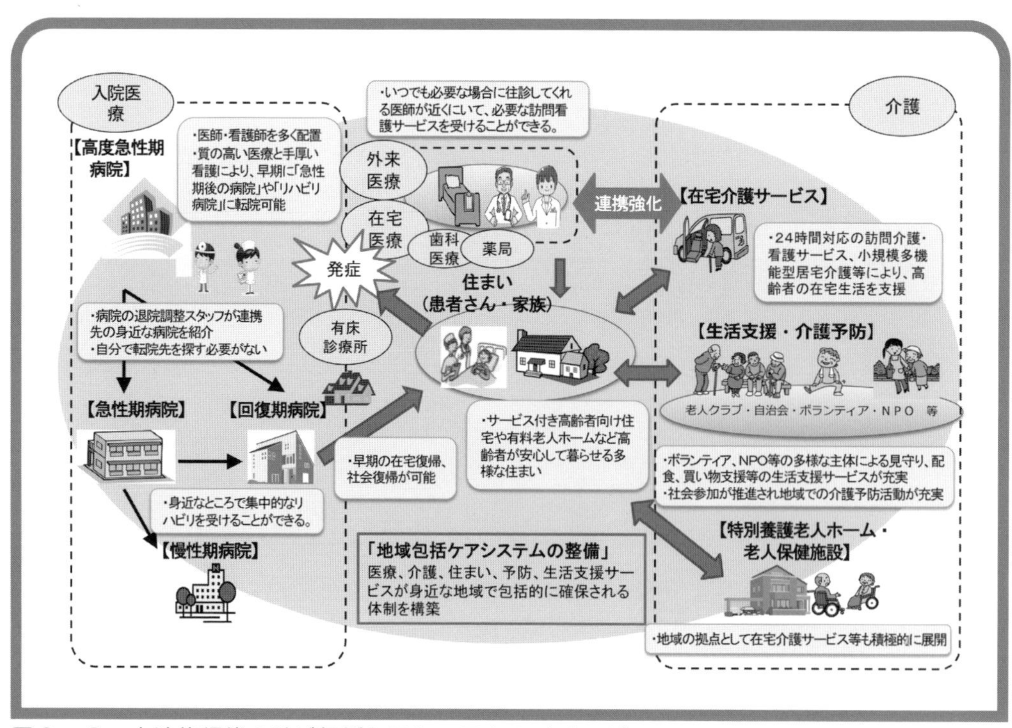

図２－６　本法施行後の地域包括ケアシステムのイメージ

出典）厚生労働省 HP 医療介護総合確保の推進について

３）地域包括ケアシステムの構築と費用負担の公平化

①在宅医療・介護連携の推進などの地域支援事業の充実とあわせ，予防給付を地域支援事業に移行し多様化。

②特別養護老人ホームについて，在宅での生活が困難な中重度（要介護３以上）の要介護者を支える機能に重点化。

③低所得者の保険料軽減を拡充。

④一定以上の所得のある利用者の自己負担を２割へ引上げ（介護保険）。

⑤低所得の施設利用者の食費･居住費を補填する「補足給付」の要件に資産などを追加。

４）その他

①診療の補助のうちの特定行為を明確化し，それを手順書により行う看護師の研修制度を新設。

②医療事故に係る調査の仕組みを位置づけ。

③医療法人社団と医療法人財団の合併，持分なし医療法人への移行促進策を措置。

④介護人材確保対策の検討（2016（平成 28）年度より介護福祉士の資格取得方法見直し）。

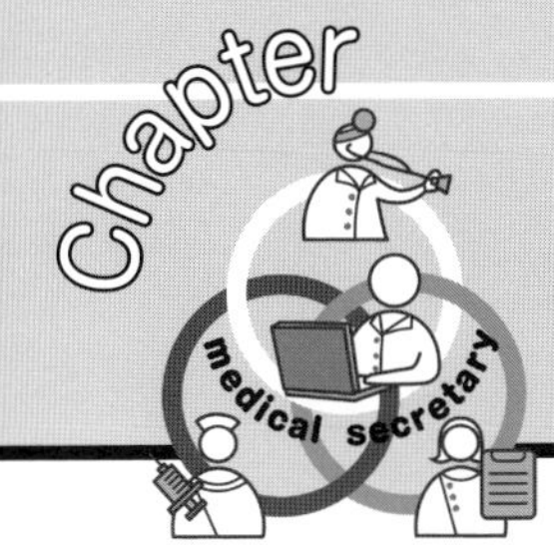

3 医療従事者関係各法

医療従事者関係法規概説 1

医療機関において医療に携わる多くの人びとは，その業務が，国民の健康や生命に直接影響を与える重要性を持つ。国は，それらの業務を行うことのできる者に対して法律で**免許制度**を定め，その資格と行うことのできる業務を厳格に定めている。それらの法規を総称して「医療従事者に関する法規」という。

ここでは，医師法をはじめとして，医療従事者が組織医療の一員として医療に携わる各職種の任務，資格，業務の範囲等についてとり上げる。

1 医師法

〔1948（昭和 23）年 7 月 30 日法律第 201 号〕
〔2022（令和 4）年 5 月 20 日法律第 44 号直近改正〕

同法は，医療を独占的に行うことができる者として，医師の資格とその権利義務等を定め，「総則」「免許」「試験」「業務」等に分けて規定している。

1）第 1 条（医師の任務）

> 第 1 条（医師の任務）　医師は，医療及び保健指導を掌ることによつて公衆衛生の向上及び増進に寄与し，もつて国民の健康な生活を確保するものとする。

第 1 条は，医師の任務について定め，国民の健康な生活の確保に努力すべきことが使命とされている。

2）第 2 条～第 8 条（免許～政令および厚生労働省令への委任）

> 第 3 条（免許の絶対的欠格事由）　未成年者には，免許を与えない。
> 第 4 条（免許の相対的欠格事由）　次の各号のいずれかに該当する者には，免許を与えないことがある。
> 一　心身の障害により医師の業務を適正に行うことができない者として厚生労働省令で定めるもの
> 二　麻薬，大麻又はあへんの中毒者
> 三　罰金以上の刑に処せられた者

四　前号に該当する者を除くほか，医事に関し犯罪又は不正の行為のあつた者

第2条は，医師の免許資格の要件が定められているが，医師免許は，医師国家試験に合格した者に厚生労働大臣から与えられるものである。ただし，第3条，第4条に欠格事由がある。

第4条は，医師法の一部改正〔2001（平成13）年6月29日法律第87号〕により，絶対的欠格事由から「目がみえない者，耳が聞こえない者又は口がきけない者」が削除され，心身障害者は相対的欠格事由に新たに規定された。

3）第16条の2第1項（臨床研修）

第16条の2第1項（臨床研修）　診療に従事しようとする医師は，2年以上，都道府県知事の指定する病院又は外国の病院で厚生労働大臣の指定するものにおいて，臨床研修を受けなければならない。

医師法の改正〔2000（平成12）年12月6日法律第141号〕により定められた。

2003（平成15）年6月12日付，厚生労働省医政局医事課から臨床研修制度について通知が出された。医師の臨床研修は2004（平成16）年4月1日施行である。

A　臨床研修の基本理念

医師としての人格を涵養（かんよう）し，医学および医療の果たす社会的役割を認識し，プライマリケア（初期医療）の基本的な診療能力を身につけることのできる者であること。

B　臨床研修病院の指定基準

臨床研修病院は，「基幹型臨床研修病院」または「協力型臨床研修病院」として指定される。臨床研修病院群は，「基幹型臨床研修病院」「協力型臨床研修病院」および「臨床研修協力施設」により構成される。

C　臨床研修病院の指定手続等

臨床研修病院の指定を受けようとする病院の開設者は，指定を受けようとする前年度の8月31日までに申請する。

また，臨床研修病院の開設者は，毎年4月30日までに，来年度募集予定定員と研修プログラム等を厚生労働大臣に報告する。

4）第17条（医師でない者の医業の禁止）

第17条（医師でない者の医業の禁止）　医師でなければ，医業をなしてはならない。

第17条は，医師でない者が医療を行うことを禁止し，医師の業務の独占を規定している。医業は人間の生命，身体にかかわる「業」で，高度な医学知識や医療技術を必要とする行為であることから，みだりに資格のない者が従事することを厳禁している。

A　「医行為」の範囲，態様の解釈

医業とは，「医行為」を反復継続する意志をもって行うことと解されているが，この

医行為の範囲，態様にかかわる判断について，「医行為」でないと考えられるものを明確化した通知〔2005（平成17）年7月26日医政発第0726005号〕が出され，本通知では原則として**医行為でないと考えられるもの**が列挙されている。

①体温測定，②血圧測定，③軽微な処置，④点眼，湿布貼付，坐薬挿入，⑤耳垢除去，⑥口腔内刷掃・清拭，など。

B　医師や看護師以外の者が血圧測定を行うことの解釈

医師自ら行わなければならない医行為を**絶対的な医療行為**といい，それに対して「診療の補助業務」として看護師や保健師等が行う範囲の医行為を**相対的な医療行為**という。「絶対的な医療行為」と考えれば，医師以外の者が行うことは許されず，「相対的な医療行為」と考えれば，看護師等は医師の指示によって行うことはできるが，それ以外の者が積極的に測定業務を行うことは，医業を行う者として望ましくない。

一方，最近では測定器の普及によって，家庭内でも簡単に血圧を測定できるようになり，そのため，医師や看護師等だけが行う医行為とは考えにくくなってきている。しかし，血圧を測り，それによって診断し，治療行為を決定しなければならない場合には「絶対的な医療行為」と考えられることから，医師以外の者が行うことは許されない。

5）第18条（名称の使用制限）

> 第18条（名称の使用制限）　医師でなければ，医師又はこれに紛らわしい名称を用いてはならない。

第18条は，医師の名称の独占を規定したものである。

6）第19条（応招義務等）

> 第19条（応招義務等）　診療に従事する医師は，診察治療の求があつた場合には，正当な事由がなければ，これを拒んではならない。
>
> 2　診察若しくは検案をし，又は出産に立ち会つた医師は，診断書若しくは検案書又は出生証明書若しくは死産証書の交付の求があつた場合には，正当な事由がなければ，これを拒んではならない。

第19条は，医師の応招義務および診断書等の交付の義務について規定したものである。診療に従事する医師は，患者から診察や治療の求めがあった場合，これに応ずる義務を負う反面，「正当な理由」があれば，患者の求めを拒否することができる。ここでいうところの「**正当な理由**」は，以下のとおりである。

①医師本人の不在・病気などによる診療の不能。手術中で手が離せないなど。

②当該医師の専門外であり，他の医師による診療が時間的，距離的に可能の場合など，社会通念上妥当と認められる場合に限られる。

ただし，②は「患者のたらい回し」のように社会的に批判を受けることもあり，解釈や運用は難しいところである。

7）第 20 条（無診察治療等の禁止）

第 20 条（無診察治療等の禁止）　医師は，自ら診察しないで治療をし，若しくは診断書若しくは処方せんを交付し，自ら出産に立ち会わないで出生証明書若しくは死産証書を交付し，又は自ら検案をしないで検案書を交付してはならない。但し，診療中の患者が受診後 24 時間以内に死亡した場合に交付する死亡診断書については，この限りでない。

第 20 条は，医師が診察をしないで治療や処方をしてはならないとし，また，診察しないで証明書類を交付することを禁じている。ここでいう「治療」とは，投薬，注射，処置，手術等の医療行為をいう。

「リハビリだけ」や「薬だけ」の処置は，医師が診察しないで医療行為をすることであるため，明らかに本条に違反するものである。

・診断に関する文書類

診断に関する文書類は，以下のとおりである。

①**診断書**は，医師が他人を診察してその医学的判断を証明するために作成する書類である。

②**死亡診断書**は，社会的関係における権利主体としての人間の終止を法律的に証明するものである。一方，この診断書によって死因統計が作成され，国民の健康・福祉に関する行政の重要な資料として役立ち，医学研究・公衆衛生等でも貴重な資料となっている。

③**死体検案書**は，医師が診療中でない人の死体または他の医師の診療していた患者の死体に対する医学的判断を証明するものである。なお，死体を検案して法医学的な異状があると認めたときは，24 時間以内に所轄の警察署に届け出ることになっている。

④**死胎検案書**は，診療中でない死産児に対する医学的判定を証明するために作成する書類である。

⑤**死産証書**は，胎児の死亡事実を医学的に証明するものであって，死亡診断書と同様に，公衆衛生，特に母子健康対策の資料として使用される。この趣旨に基づいて，妊娠満 12 週（妊娠第 4 月）以後の死児の出産は，死産証書または死胎検案書を添付して届け出なければならないことになっている。なお，死産証書は死産を介助した場合に，死胎検案書は死産の介助を行わず，死産後検案した場合に交付するものである。

8）第21条（異状死体等の届出義務）

> 第21条（異状死体等の届出義務） 医師は，死体又は妊娠4月以上の死産児を検案して異状があると認めたときは，24時間以内に所轄警察署に届け出なければならない。

第21条は，異状死体などの届出義務を定めたもので，犯罪やその証拠隠匿を防止するなどの司法警察の便宜のために設けられた義務でもある。

9）第22条（処方せんの交付義務）

第22条は，医師の「処方せん」交付の義務を定めているが，その除外例を第1号から第8号に示している。

処方せんの記載事項は，医師法施行規則第21条に，医師は，患者に交付する処方せんに，①患者の氏名，②年齢，③薬名，④分量，⑤用法，⑥用量，⑦発行年月日，⑧使用期間および病院もしくは診療所の名称および所在地または医師の住所を記載し，記名押印または署名しなければならないと規定されている。

10）第23条（保健指導を行う義務）

> 第23条（保健指導を行う義務） 医師は，診療をしたときは，本人又はその保護者に対し，療養の方法その他保健の向上に必要な事項の指導をしなければならない。

第23条は，医師は単に疾病に対する治療を行うだけでなく，日常の療養の方法についての指導を義務づけている。

11）第24条（診療録の記載及び保存）

> 第24条（診療録の記載及び保存） 医師は，診療をしたときは，遅滞なく診療に関する事項を診療録に記載しなければならない。
>
> 2 前項の診療録であつて，病院又は診療所に勤務する医師のした診療に関するものは，その病院又は診療所の管理者において，その他の診療に関するものは，その医師において，5年間これを保存しなければならない。

第24条は，診療録（カルテ）の記載義務と保存義務を規定している。診療録は医師が診療による所見，処置の内容，経過等を具体的に記録した文書であり，患者にとっても，医師にとっても臨床医学上の重要な資料となるもので，診療録の記載には，正確かつ詳細であることが望まれる。

A 診療録の記載事項

診療録の記載事項は，医師法施行規則第23条に定められている。

①診療を受けた者の住所，氏名，性別および年齢

②病名および主要症状

③治療方法（処方および処置）

④診療年月日

B　診療録の保存期間

診療録の保存期間は５年間であるが，その始期は，診療を開始した日ではなく，その患者に対する一連の診療の終了の翌日からとされている（表３－１）。

表３－１　診療関係帳票類の保存期間一覧（一般病院）

項　目	保存内容等	保存期間	根拠法令
診療録	診療完結の日から	５年間	医師法第 24 条 療養担当規則第９条等
診療に関する諸記録	病院日誌，看護記録，処方せん，手術記録，Ｘ線写真，各科診療日誌，検査所見記録，入院・外来患者の記録，入院診療計画書	２年間	医療法施行規則 第 20 条第 10 号
帳簿等の保存 （フィルム含む）	療養完結の日から	３年間	療養担当規則第９条
レントゲンフィルム		２年間 ３年間 ５年間 ７年間	医療法施行規則第 20 条第 10 号 療養担当規則第９条等 労働安全衛生規則第 51 条 じん肺法第 17 条

2 歯科医師法

〔1948（昭和 23）年７月 30 日法律第 202 号〕
〔2022（令和４）年５月 20 日法律第 44 号直近改正〕

歯科医師法は，歯科医師の資格とその権利義務に関して定めている。特に業務に関する権利義務の内容は「医師法」に定めているものと同様であるため省略する。表３－２に歯科医師法の構成と資格，義務について規定する条を示す。

第１条（歯科医師の任務）　歯科医師は，歯科医療及び保健指導を掌ることによつて，公衆衛生の向上及び増進に寄与し，もつて国民の健康な生活を確保するものとする。

第１条は，歯科医師の任務を定め，国民の健康な生活を確保することを任務とするとしている。

表３－２　歯科医師法の構成と歯科医師の資格・業務にかかわる条

歯科医師法の構成
第１章　総　則（第１条）
第２章　免　許（第２～８条）
第３章　試　験（第９～16条）
第３章の２　臨床研修（第16条の２～16条の６）
第４章　業　務（第17～23条の２）
第17条　業務独占
第18条　名称独占
第19条　応招義務等および診断書交付義務
第20条　無診察治療等の禁止
第21条　処方せん交付義務
第22条　療養方法等保健指導義務
第23条　診療録記載、保存義務
第23条の２　歯科医師等に対する厚生労働大臣の指示
第５章　歯科医師試験委員（第24～28条）
第５章の２　雑　則（第28条の２～28条の３）
第６章　罰　則（第29～31条の４）
附　則（第32～45条）

3 薬剤師法

〔1960（昭和35）年８月10日法律第146号〕
〔2022（令和４）年５月20日法律第44号直近改正〕

１）第１条（薬剤師の任務）

> 第１条（薬剤師の任務）　薬剤師は，調剤，医薬品の供給その他薬事衛生をつかさどることによつて，公衆衛生の向上及び増進に寄与し，もつて国民の健康な生活を確保するものとする。

第１条は，薬剤師の任務について規定している。

２）第８条（免許の取消し等）

第８条は，2008（平成20）年４月から，医療事故や刑事事件を起こした医療従事者の薬剤師，看護師等に対する行政処分を厳格化するため，再教育制度が創設され，従来からの「業務の停止」と「免許の取消し」の２種類の処分に「戒告」が加えられた。

３）第19条（調剤）

第19条は，薬剤師の業務を**調剤**とし，原則として調剤をするのは薬剤師に限られているが，医師，歯科医師，獣医師が自己の処方せんによって調剤することは差し支えないと定めている。

4）第 20 条（名称の使用制限）

> 第 20 条（名称の使用制限）　薬剤師でなければ，薬剤師又はこれにまぎらわしい名称を用いてはならない。

第 20 条は，名称の使用制限を定めている。

5）第 21 条（調剤の求めに応ずる義務）

> 第 21 条（調剤の求めに応ずる義務）　調剤に従事する薬剤師は，調剤の求めがあつた場合には，正当な理由がなければ，これを拒んではならない。

第 21 条は，患者から調剤の求めがあった場合，正当な理由なしに拒否してはならないとし，医師の「応招義務」と同様の内容を義務づけている。

6）第 22 条（調剤の場所）

第 22 条は，原則として薬局以外の場所で調剤してはならないとしている。ただし，例外として，患者の居宅（在宅医療の場合）と病院や診療所の調剤所がある。

7）第 23 条（処方せんによる調剤）～第 27 条（処方せんの保存）

第 23 条等は，薬剤師は医師，歯科医師等の処方せんによらなければ調剤してはならず，その処方せんに疑わしい点があるときは，医師，歯科医師等に照会した後でなければ調剤してはならないとする，いわゆる，薬剤師の**疑義照会**は，法律上の義務である。

薬剤師は，調剤した薬剤の容器，被包に処方せんに記載された患者氏名，用法，用量などを記載し，患者やその家族に対して薬剤の適正な使用のために必要な情報を提供しなければならないとも定めている。

また，薬剤師は，処方せんに必要事項（調剤済みの旨，調剤年月日，疑義照会内容など）を記入し，記名押印したうえで，処方せんを 3 年間保存しなければならない。

2004（平成 16）年 6 月 23 日法律第 134 号の薬剤師法の一部改正により，薬剤師国家試験の受験資格が 4 年制から 6 年制の薬学教育を修めた者に改められた。施行は，2006（平成 18）年 4 月 1 日である。

4 保健師助産師看護師法

〔1948(昭和23)年7月30日法律第203号〕
〔2001(平成13)年12月12日法律第153号題名改正〕
〔2022（令和 4）年 6 月 17 日法律第 68 号直近改正〕

保健師，助産師および看護師についてはそれぞれ，保健婦規則〔1941（昭和 16）年〕，産婆規則〔1899（明治 32）年〕および看護婦規則〔1915（大正 4）年〕によってその免許制度が設けられていたが，戦後の医療全般の改革に伴い，医療従事者についても資質の向上を図るため，国民医療法を廃止し医療法等を制定した際に，従来の各規則を統合して，「保健婦助産婦看護婦法」が制定された。また，当初，看護婦については甲種，乙種の別を設け乙種看護婦については業務を一部制限することとされていたが，1951（昭和 26）年の改正により「看護婦及び准看護婦」制度となり，業務の制限は撤廃された。

2001（平成 13）年に同法に定める資格の名称について，女子と男子とで異なっていることを改め，その専門資格を表すのに適当な名称とする観点から，「婦」や「士」を「師」とする改正を行い，「保健師助産師看護師法」に至っている。

同法の目的は，第 1 条（この法律の目的）「この法律は，保健師，助産師及び看護師の資質を向上し，もつて医療及び公衆衛生の普及向上を図ることを目的とする。」と規定し，保健指導，助産，療養上の世話および診療の補助を行う専門職種の資格を定め，その資質を向上することにより，医療の供給の適正を図ることを目的とするものである。

1）第 2 条（定義）

第 2 条に定める「保健師」は，厚生労働大臣の免許を受けて，保健指導に従事することを業とする者をいうとしている。

2）第 3 条（定義）

第 3 条に定める「助産師」は，厚生労働大臣の免許を受けて，助産または妊婦，じょく婦，新生児の保健指導を行うことを業とする女子をいうとしている。

3）第 5 条（定義）

第 5 条に定める「看護師」は，厚生労働大臣の免許を受けて，傷病者等に対する療養上の世話または診療の補助を行うことを業とする者としている。

4）第 6 条（定義）

第 6 条に定める「准看護師」は，都道府県知事の免許を受けて，医師，看護師等の指示下で，傷病者等に対する療養上の世話または診療の補助を行うことを業とする者としている。

5）第 7 条（保健師，助産師，看護師の免許）

2006（平成 18）年 6 月 21 日法律第 84 号により，第 7 条（保健師，助産師，看護師の免許）の項で，「保健師」または「助産師」になろうとする者は，それぞれ看護師の国家試験に合格しなければならないこととなった。

6）第 33 条（業務従事者の届出）

> 第 33 条（業務従事者の届出）　業務に従事する保健師，助産師，看護師又は准看護師は，厚生労働省令で定める 2 年ごとの年の 12 月 31 日現在における氏名，住所その他厚生労働省令で定める事項を，当該年の翌年 1 月 15 日までに，その就業地の都道府県知事に届け出なければならない。

第 33 条は，保健師，助産師，看護師，准看護師の届出の義務を定めている。

7）第 37 条の 2（特定行為研修）

第六次医療法改正（2014 年）の一環として，2025（令和 7）年に「団塊の世代」がすべて後期高齢者になることを視野に入れ，在宅医療等の推進を図っていくために，医師や歯科医師の判断を待たずに，**手順書（プロトコル）**に基づいて，一定の診療の補助（**特定行為**）を行う看護師を養成し確保するため改正された。よって，看護師が手順書により行う場合には，高度かつ専門的な知識および技能等が特に必要な行為として厚生労働省令で定めるものを，厚生労働大臣が指定する研修期間において，一定の基準に適合する研修を受けなければならない，と規定した。〔2014（平成 26）年 10 月 1 日施行〕

8）第 42 条の 3（名称の使用制限）

第 42 条の 3（名称の使用制限）により，「保健師でない者は，保健師又はこれらに紛らわしい名称を使用してはならない。」とし，同様に助産師，看護師，准看護師についても「名称の独占」を規定した。

2002（平成 14）年 9 月 30 日医政発第 0930002 号の通知により，従来，**静脈注射**は医師，歯科医師が自ら行う業務であって，看護師の業務範囲を超えるとされてきたが，医師，歯科医師の指示の下であれば，法第 5 条に規定する診療の補助行為の範疇（はんちゅう）として取り扱えることとなった。

また，2009（平成 21）年 7 月 15 日法律第 78 号により，

①保健師，助産師の教育年限を「6 カ月以上」から「1 年以上」に延長したこと

②看護師の国家試験受験資格の第一番目に「4 年制大学において看護師になるのに必要な学科を修めて卒業した者」と明記するとしたこと

③卒業の臨床研修などを看護師本人と事業主の努力義務としたこと

④新人研修の実施などを病院等の責務としたこと

等が 2010（平成 22）年 4 月 1 日から施行されている。

5 診療放射線技師法

〔1951（昭和 26）年 6 月 11 日法律第 226 号〕
〔2022（令和 4）年 6 月 17 日法律第 68 号直近改正〕

1）第 1 条（この法律の目的）

第 1 条（この法律の目的）　この法律は，診療放射線技師の資格を定めるとともに，その業務が適正に運用されるように規律し，もつて医療及び公衆衛生の普及及び向上に寄与することを目的とする。

第 1 条は目的を定めている。

2）第２条（定義）

第２条（定義）　この法律で「放射線」とは，次に掲げる電磁波又は粒子線をいう。
　一　アルファ線及びベータ線
　二　ガンマ線
　三　百万電子ボルト以上のエネルギーを有する電子線
　四　エックス線
　五　その他政令で定める電磁波又は粒子線
　２　この法律で「診療放射線技師」とは，厚生労働大臣の免許を受けて，医師又は歯科医師の指示の下に，放射線の人体に対する照射（撮影を含み，照射機器を人体内に挿入して行うものを除く。以下同じ。）をすることを業とする者をいう。

第２条で放射線と診療放射線技師の定義を定めている。

第24条（禁止行為）「医師，歯科医師又は診療放射線技師でなければ，第２条第２項に規定する業をしてはならない。」と禁じており，この規定に違反した者は，第31条に定める罰則が科せられる。

また，第24条の２（画像診断装置を用いた検査等の業務）では，第２条に定める業務のほか，診療の補助として，「磁気共鳴画像診断装置」「超音波診断装置」「眼底写真撮影装置」「核医学診断装置」を用いた検査を医師の指示の下に行うことを業とすることができる旨を定めている。

3）第28条（照射録）

第28条で，診療放射線技師が照射した場合，施行規則第16条で定められている**照射録**の作成を速やかになし，その照射を指示した医師または歯科医師の署名を受けることとする。施行規則で定められている記載内容は，以下のとおりである。

①照射を受けた者の氏名，性別および年齢
②照射年月日
③照射方法（具体的かつ精細に記載すること）
④指示を受けた医師または歯科医師の氏名およびその指示の内容

6 臨床検査技師等に関する法律

〔1958（昭和 33）年 4 月 23 日法律第 76 号〕
〔2005（平成 17）年 5 月 2 日法律第 39 号題名改正〕
〔2022（令和 4）年 6 月 17 日法律第 68 号直近改正〕

医療に関する検査については，すでに戦前から病院等においてこれに従事する者がおり，終戦とともにこれら従事者の身分の法制化の要望が強くなったが，検査の業務は，医療の重要な一部であると同時に公衆衛生等幅広い分野と関連をもち，また，薬剤師等すでに法制化された資格との業務範囲の重複等の問題があり，1958（昭和 33）年にようやく「衛生検査技師法」が制定された。衛生検査技師は検体検査を業務とする者であるが，その後患者の身体に直接に作用する生理学的検査の重要性が増加してきたため，1970（昭和 45）年「衛生検査技師法の一部改正」により新たに臨床検査技師の資格制度が設けられるとともに，検体検査を業として行う場所である衛生検査所について都道府県知事の任意登録制度が設けられた。さらに，1980（昭和 55）年の法改正により，衛生検査所の任意登録制度が「義務登録制度」に改められるとともに，衛生検査所に対する都道府県知事の指導監督の強化が図られることとなった。2005（平成 17）年には，医療および検査技術の高度化に伴う検査技師に求められる資質や検査技師を取り巻く環境の変化を踏まえ，業として検査を行う者の質を担保し，検査の正確性を確保するため，衛生検査技師の資格が廃止されることとなった。

1）第 1 条（目的）

第 1 条（この法律の目的）「この法律は，臨床検査技師の資格等を定め，もつて医療及び公衆衛生の向上に寄与することを目的とする。」

2）第 2 条（定義）

第 2 条（定義） この法律で「臨床検査技師」とは，厚生労働大臣の免許を受けて，臨床検査技師の名称を用いて，医師又は歯科医師の指示の下に，微生物学的検査，血清学的検査，血液学的検査，病理学的検査，寄生虫学的検査，生化学的検査及び厚生労働省令で定める生理学的検査を行うことを業とする者をいう。

第 2 条は，臨床検査技師の業務を定義づけ，**厚生労働省令で定める生理学的検査**とは，以下に掲げる内容の検査である。

①体表誘導によるものに限る心電図検査，②心音図検査
③頭皮誘導によるものに限る脳波検査
④針電極による場合の穿刺を除く筋電図検査，⑤基礎代謝検査

⑥マウスピースおよびノーズクリップ以外の装置器具によるものを除く呼吸機能検査
⑦脈波検査
⑧熱画像検査
⑨冷水もしくは温水，電気または圧迫による刺激を加えて行うものを除く眼振電図検査
⑩重心動揺計検査
⑪超音波検査
⑫磁気共鳴画像検査
⑬散瞳（さんどう）薬を投与して行うものを除く眼底写真検査
⑭毛細血管抵抗検査
⑮経皮的血液ガス分圧検査
⑯気導により行われる定性的な検査であって所定のものを除く聴力検査
⑰静脈に注射する行為を除く基準嗅覚検査および静脈性嗅覚検査
⑱電気味覚検査およびろ紙ディスク法による味覚定量検査

3）第 20 条（名称の使用禁止）

第 20 条は，臨床検査技師でない者が，その名称またはこれと紛らわしい名称を使用することを禁じている。

7 理学療法士及び作業療法士法

〔1965（昭和 40）年 6 月 29 日法律第 137 号〕
〔2022（令和 4）年 6 月 17 日法律第 68 号直近改正〕

身体や精神に障害のある者を速やかに社会生活に復帰させるための**リハビリテーション**の根幹となる理学療法，作業療法等の医学的リハビリテーションについては，先進国においては，早くからその専門技術者である理学療法士および作業療法士の制度が設けられていたが，日本には，これらの資格制度がなく，医学的リハビリテーションの本格的な普及発達を図るため，関係諸方面からその制度化が強く要請されていた。

1）第 1 条（この法律の目的），第 2 条（定義）

第1条（この法律の目的）　この法律は，理学療法士及び作業療法士の資格を定めるとともに，その業務が，適正に運用されるように規律し，もつて医療の普及及び向上に寄与することを目的とする。
第2条（定義）　この法律で「理学療法」とは，身体に障害のある者に対し，主としてその基本的動作能力の回復を図るため，治療体操その他の運動を行なわせ，及び電気刺激，マッサージ，温熱その他の物理的手段を加えることをいう。
　2　この法律で「作業療法」とは，身体又は精神に障害のある者に対し，主とし

てその応用的動作能力又は社会的適応能力の回復を図るため，手芸，工芸その他の作業を行なわせることをいう。

3　この法律で「理学療法士」とは，厚生労働大臣の免許を受けて，理学療法士の名称を用いて，医師の指示の下に，理学療法を行なうことを業とする者をいう。

4　この法律で「作業療法士」とは，厚生労働大臣の免許を受けて，作業療法士の名称を用いて，医師の指示の下に，作業療法を行なうことを業とする者をいう。

第1条で目的を，第2条で，理学療法（及び士），作業療法（及び士）の定義を定めている。

2）第17条（名称の使用制限）

第17条は，資格のない者は，それぞれの資格名称と紛らわしい名称の使用を禁止。

8 歯科衛生士法

〔1948（昭和23）年7月30日法律第204号〕
〔2022（令和4）年6月17日法律第68号直近改正〕

1）第1条（目的），第2条（定義）

第1条　この法律は，歯科衛生士の資格を定め，もつて歯科疾患の予防及び口くう衛生の向上を図ることを目的とする。

第2条　この法律において「歯科衛生士」とは，厚生労働大臣の免許を受けて，歯科医師（歯科医業をなすことのできる医師を含む。以下同じ。）の指導の下に，歯牙及び口腔の疾患の予防処置として次に掲げる行為を行うことを業とする者をいう。

一　歯牙露出面及び正常な歯茎の遊離縁下の付着物及び沈着物を機械的操作によつて除去すること。

二　歯牙及び口腔に対して薬物を塗布すること。

2　歯科衛生士は，保健師助産師看護師法（昭和23年法律第203号）第31条第1項及び第32条の規定にかかわらず，歯科診療の補助をなすことを業とすることができる。

3　歯科衛生士は，前2項に規定する業務のほか，歯科衛生士の名称を用いて，歯科保健指導をなすことを業とすることができる。

第1条で，この法律の目的を規定している。これは歯科疾患の予防および口腔衛生の向上は，従来歯科医師の業務のなかに含まれていたが，歯科医師数の絶対的不足により，治療中心に偏っていた状況を改善し，予防処置に関する専門技術者の制度を創設することにより予防面の充実を図ろうとした意図を示している。

しかし，当初保健所等の公衆衛生部門に従事することが予想されていた歯科衛生士も，歯科予防措置および歯科診療補助が業務に加えられた1955（昭和30）年の改正後には，歯科診療所等の治療部門に従事する者が増加している。

2）第13条（禁止行為），第13条の2

第13条で，歯科衛生士でなければ歯科衛生士としての業務をしてはならないという禁止行為と，第13条の2では，歯科衛生士が歯科診療の補助をするに当たって，主治医の指示を受けずに，診療機械の使用や医薬品の投与，医薬品の指示など，歯科医師が行うのでなければ衛生上危害が生ずるおそれのある行為の禁止をしている。

ただし，臨時応急の手当てをすることは差し支えないともしている。

3）第13条の3（歯科衛生士に対する主治医の指示）

第13条の3で，歯科保健指導をなすに当たっては，主治医の指示を受けなければならないとし，第13条の7（名称の使用制限）では名称の使用の制限を定めている。

9 歯科技工士法

〔1955（昭和30）年8月16日法律第168号〕
〔2022（令和4）年6月17日法律第68号直近改正〕

1）第1条（目的）

第1条（この法律の目的）　この法律は，歯科技工士の資格を定めるとともに，歯科技工の業務が適正に運用されるように規律し，もつて歯科医療の普及及び向上に寄与することを目的とする。

2）第2条（用語の定義）

第2条（用語の定義）　この法律において，「歯科技工」とは，特定人に対する歯科医療の用に供する補てつ物，充てん物又は矯正装置を作成し，修理し，又は加工することをいう。ただし，歯科医師（歯科医業を行うことができる医師を含む。以下同じ。）がその診療中の患者のために自ら行う行為を除く。

2　この法律において，「歯科技工士」とは，厚生労働大臣の免許を受けて，歯科技工を業とする者をいう。

3　この法律において，「歯科技工所」とは，歯科医師又は歯科技工士が業として歯科技工を行う場所をいう。ただし，病院又は診療所内の場所であつて，当該病院又は診療所において診療中の患者以外の者のための歯科技工が行われないものを除く。

3）第 17 条（禁止行為）

第 17 条で，歯科技工士の業務は，特定の人の歯科医療の用に供する「補てつ物」や「充てん物」または矯正装置を作成し，修理し，加工することであるが，歯科医師または歯科技工士でなければ，この業務を行ってはならないとしている。

4）第 18 条（歯科技工指示書）

第 18 条で，歯科技工士が，その業務を行うに当たっては，病院または診療所で治療を担当する歯科医師の直接の指示を受けて行う場合のほかは，歯科医師の指示書によらなければならないとし，指示書は当該患者の歯科技工が終了した日から起算して 2 年間保存しなければならない〔第 19 条（指示書の保存義務）〕。

10 あん摩マツサージ指圧師，はり師，きゆう師等に関する法律

〔1947（昭和 22）年 12 月 20 日法律第 217 号〕
〔2022（令和 4）年 6 月 17 日法律第 68 号直近改正〕

あん摩業，はり業等については，戦前はいわゆる，独立命令である内務省令によって規制がなされていたが，日本国憲法の施行に伴い，これらの省令が失効することとされたため，これに代わるものとして制定された。制度化に当たっては，他の医療関係者と同様，あん摩師等についても，資質向上の見地から，一定年限以上の修行および資格試験により免許を与えるという方法がとられた。また，あん摩，はり，きゅうおよび柔道整復以外の医業類似行為業の取り扱いについては，原則として禁止措置がとられたが，一定の要件に該当し所定の期間内に届け出た既存業者に対しては，期限つきで業務継続が認められた。その後，1955（昭和 30）年に至って，医業類似行為業のうち，「指圧」があん摩師の業務に含められ，1964（昭和 39）年には「あん摩マッサージ指圧師」と名称が改められた。

養成課程については，1953（昭和 28）年に，はり，きゅう，柔道整復については一律 4 年だった修業年限が，大学入学資格者（高卒程度の者）は 2 年で足りるとされた。

一方, 医業類似行為業の特例期限については, 1955 年, 1958（昭和 33）年および 1961（昭和 36）年の 3 回にわたり業務の継続が許される期限の延長が行われたが，1964 年には無期限の業務継続が認められることになった。

法律の名称は，当初「あん摩，はり，きゆう，柔道整復等営業法」であったが，1951（昭和 26）年は「あん摩師，はり師，きゆう師及び柔道整復師法」に，1964 年は「あん摩マツサージ指圧師，はり師，きゆう師，柔道整復師等に関する法律」と変わり，1970（昭和 45）年に柔道整復師に関する部分が分離し，独立した結果，現行の「あん摩マツサー

ジ指圧師，はり師，きゆう師等に関する法律」の名称となった。

1988（昭和 63）年には，受験資格の変更，免許権者を厚生大臣（現厚生労働大臣）とすること，試験の実施者を厚生大臣とすること，指定登録機関，指定試験機関制度の導入等を内容とする法改正が行われ，免許および試験にかかわる一部の規定以外は 1990（平成 2）年 4 月 1 日から施行された。改正法附則第 3 条および第 4 条の厚生大臣の告示する日が 1992（平成 4）年 9 月 30 日とされたことにより残りの規定が施行され，10 月 1 日から厚生大臣の試験，免許となったのである。

1）第 1 条（免許）

> 第 1 条（免許）　医師以外の者で，あん摩，マツサージ若しくは指圧，はり又はきゆうを業としようとする者は，それぞれ，あん摩マツサージ指圧師免許，はり師免許又はきゆう師免許（以下免許という。）を受けなければならない。

第 1 条の業務は，第 12 条（医業類似行為の制限）「何人も，第 1 条に掲げるものを除く外，医業類似行為を業としてはならない。ただし，柔道整復を業とする場合については，柔道整復師法（昭和 45 年法律第 19 号）の定めるところによる。」で規定している。

2）第 4 条（外科手術等の禁止），第 5 条（施術の制限）

> 第 4 条（外科手術等の禁止）　施術者は，外科手術を行い，又は薬品を投与し，若しくはその指示をする等の行為をしてはならない。
>
> 第 5 条（施術の制限）　あん摩マツサージ指圧師は，医師の同意を得た場合の外，脱臼又は骨折の患部に施術をしてはならない。

第 4 条，第 5 条において，業務の禁止制限を規定している。

3）第 7 条（広告の制限）

> 第 7 条（広告の制限）　あん摩業，マツサージ業，指圧業，はり業若しくはきゆう業又はこれらの施術所に関しては，何人も，いかなる方法によるを問わず，左に掲げる事項以外の事項について，広告をしてはならない。
>
> 一　施術者である旨並びに施術者の氏名及び住所
>
> 二　第 1 条に規定する業務の種類
>
> 三　施術所の名称，電話番号及び所在の場所を表示する事項
>
> 四　施術日又は施術時間
>
> 五　その他厚生労働大臣が指定する事項
>
> 2　前項第 1 号及至第 3 号に掲げる事項について広告をする場合にも，その内は，施術者の技能，施術方法又は経歴に関する事項にわたつてはならない。

第 7 条で，広告の制限を規定している。

11 柔道整復師法

〔1970（昭和 45）年 4 月 14 日法律第 19 号〕
〔2022（令和 4）年 6 月 17 日法律第 68 号直近改正〕

戦前においては「按摩術営業取締規則」（内務省令）の附則により，同規則の準用という形で取締りが行われ，1946（昭和 21）年末からは，「柔道整復術営業取締規則」（厚生省令）により規制され，日本国憲法施行に伴い，同省令の失効により，1947（昭和 22）年 12 月「あん摩，はり，きゆう，柔道整復等営業法」として法制化された。1953（昭和28）年にそれまで一律4年だった修業年限が，大学入学資格者については2年とされた。1970（昭和 45）年に「あん摩マツサージ指圧師，はり師，きゆう師，柔道整復師等に関する法律」から柔道整復業に関する部分を分離，単独法として本法が制定された。

1）第 15 条（業務の禁止），第 16 条（外科手術，薬品投与等の禁止），第 17 条（施術の制限）

第 15 条（業務の禁止） 医師である場合を除き，柔道整復師でなければ，業として柔道整復を行なつてはならない。

第 16 条（外科手術，薬品投与等の禁止） 柔道整復師は，外科手術を行ない，又は薬品を投与し，若しくはその指示をする等の行為をしてはならない。

第 17 条（施術の制限） 柔道整復師は，医師の同意を得た場合のほか，脱臼又は骨折の患部に施術をしてはならない。ただし，応急手当をする場合は，この限りでない。

第 15 条～第 17 条で，業務の禁止，制限を定めている。

2）第 24 条（広告の制限）

第 24 条で，「あん摩マツサージ指圧師，はり師，きゆう師等に関する法律」に定める（広告の制限）と同様の内容の制限を規定している。

柔道整復の施術と保険適用について

接骨院や整骨院での施術には，健康保険や自賠責保険，労災保険が適用され，その範囲は，柔道整復師の認可業務である外傷による打撲・捻挫・挫傷・骨折・脱臼である。ただし，骨折・脱臼の治療については，医師の同意が必要であるが，応急的処置はこの限りではない。また，①日常生活による疲れ･肩こり･腰痛，②スポーツによる筋肉疲労，③神経痛・リウマチ・五十肩・関節炎等の疾患からくる痛みやこり，④打撲・捻挫が治癒した後の漫然とした施術等は，保険が適用されない。

12 視能訓練士法

〔1971（昭和 46）年 5 月 20 日法律第 64 号〕
〔2022（令和 4）年 6 月 17 日法律第 68 号直近改正〕

かつては弱視等機能障害の治療法はないとされ，患者も眼科医も関心を示さなかったが，医学・医療技術の進歩により，弱視，斜視の問題が眼科領域で再認識され，その治療が次第に普及傾向にあった。その治療には長期間にわたる回復訓練が必要で，その矯正訓練は必ずしも医師が直接行う必要がないことから，もっぱら弱視，斜視等両眼視機能に障害のある者に対する矯正訓練に従事する専門技術者を養成すべきであるという要請に応えて制定された。また，1993（平成 5）年法改正により，視能訓練士の業務として，人体に及ぼす影響の程度が高くない「眼科検査」が追加された。

1）第 2 条（定義），第 17 条（業務）

第 2 条（定義）　この法律で「視能訓練士」とは，厚生労働大臣の免許を受けて，視能訓練士の名称を用いて，医師の指示の下に，両眼視機能に障害のある者に対するその両眼視機能の回復のための矯正訓練及びこれに必要な検査を行なうことを業とする者をいう。

第 17 条（業務）　視能訓練士は，第 2 条に規定する業務のほか，視能訓練士の名称を用いて，医師の指示の下に，眼科に係る検査（人体に影響を及ぼす程度が高い検査として厚生労働省令で定めるものを除く。次項において「眼科検査」という。）を行うことを業とすることができる。

2　視能訓練士は，保健師助産師看護師法（昭和 23 年法律第 203 号）第 31 条第 1 項及び第 32 条の規定にかかわらず，診療の補助として両眼視機能の回復のための矯正訓練及びこれに必要な検査並びに眼科検査を行うことを業とすることができる。

2）第 18 条の 2（他の医療関係者との連携）

第 18 条の 2 で，他の医療関係者との緊密な連携を図り，適正な医療の確保に努めることを規定している。

3）第 20 条（名称の使用制限）

第 20 条で，視能訓練士という名称またはこれに紛らわしい名称の使用を禁じている。

視能訓練士が医師の指示下でできる，第 18 条（特定行為の制限）でいう厚生労働省令で定める「矯正訓練」および「検査」は，施行規則第 15 条により以下のとおりである。

- 矯正訓練：抑制除去訓練法，異常対応矯正法，眩惑刺激法，残像法
- 検査：散瞳（さんどう）薬の使用，眼底写真撮影，網膜電図検査，眼球電図検査，眼振電図検査，視覚誘発脳波検査

13 栄養士法

〔1947（昭和 22）年 12 月 29 日法律第 245 号〕
〔2022（令和 4）年 6 月 17 日法律第 68 号直近改正〕

病院，診療所において患者に食事を提供する際，療養上必要な献立にし，治療効果も考慮した食事を提供しなければならない。

入院患者に対して食事療養を実施する場合には，実施上の細かい条件があるので，専門職である管理栄養士がその指導を行うことが望ましい。医療法では法定人員について，医療法施行規則第 19 条第 2 項の四で，栄養士は病床数 100 以上の病院にあっては 1（特定機能病院は管理栄養士 1 以上）を標準として規定している。

この法の第 1 条で，**栄養士**の定義，業務が示されている。

第 1 条（定義）　この法律で栄養士とは，都道府県知事の免許を受けて，栄養士の名称を用いて栄養の指導に従事することを業とする者をいう。

2　この法律で管理栄養士とは，厚生労働大臣の免許を受けて，管理栄養士の名称を用いて，傷病者に対する療養のため必要な栄養の指導，個人の身体の状況，栄養状態等に応じた高度の専門的知識及び技術を要する健康の保持増進のための栄養の指導並びに特定多数人に対して継続的に食事を提供する施設における利用者の身体の状況，栄養状態，利用の状況等に応じた特別の配慮を必要とする給食管理及びこれらの施設に対する栄養改善上必要な指導等を行うことを業とする者をいう。

病院においては患者給食を担当する部門を栄養給食部門または栄養科などと呼称し，その業務を担当している。ここに所属する管理栄養士が，患者の食事に対する栄養指導，調理指導を行っている（条文に規定のとおり，傷病者に栄養指導ができるのは管理栄養士に限られる）。

2000（平成 12）年 4 月の改正により，**管理栄養士**の定義がより明確に規定され，免許についても，国家試験に合格した者に対して厚生労働大臣が与えることとした（法第 2 条第 3 項）。

なお，管理栄養士は，傷病者に対する療養のため必要な栄養の指導に当たっては，主治医の指導を受けなければならないことが追加された（法第 5 条の 5）。

保険診療と栄養士は，患者に対する食事療養に関して，また医学管理等における栄養食事指導料の算定など関連が大きい。

さらに，2012（平成 24）年 4 月診療報酬改定において，管理栄養士の配置が入院基本料および特定入院料の算定条件となった（栄養管理体制の基準）。

14 社会福祉士及び介護福祉士法

〔1987（昭和 62）年 5 月 26 日法律第 30 号〕
〔2022（令和 4）年 5 月 17 日法律第 68 号直近改正〕

1）第 1 条（目的），第 2 条（定義）

第 1 条（目的）　この法律は，社会福祉士及び介護福祉士の資格を定めて，その業務の適正を図り，もつて社会福祉の増進に寄与することを目的とする。

第 2 条（定義）　この法律において「社会福祉士」とは，第 28 条の登録を受け，社会福祉士の名称を用いて，専門的知識及び技術をもつて，身体上若しくは精神上の障害があること又は環境上の理由により日常生活を営むのに支障がある者の福祉に関する相談に応じ，助言，指導，福祉サービスを提供する者又は医師その他の保健医療サービスを提供する者その他の関係者（第 47 条において「福祉サービス関係者等」という。）との連絡及び調整その他の援助を行うこと（第 7 条及び第 47 条の 2 において「相談援助」という。）を業とする者をいう。

2　この法律において「介護福祉士」とは，第 42 条第 1 項の登録を受け，介護福祉士の名称を用いて，専門的知識及び技術をもつて，身体上又は精神上の障害があることにより日常生活を営むのに支障がある者につき心身の状況に応じた介護（喀痰吸引その他のその者が日常生活を営むのに必要な行為であつて，医師の指示の下に行われるもの（厚生労働省令で定めるものに限る。以下「喀痰吸引等」という。）を含む。）を行い，並びにその者及びその介護者に対して介護に関する指導を行うこと（以下「介護等」という。）を業とする者をいう。

第 1 条，第 2 条で定めるこの法律の資格の特徴は，ともに専門的知識および技術をもって，身体上または精神上の障害など日常生活に支障のある人たちに対し，**社会福祉士**は相談援助業務を，**介護福祉士**は入浴，排泄，食事などの介護とその指導を業務とするとされている。

いずれも資格試験合格者は国家登録される。また，制度の特色として，資格を取らなければこの名称を名乗ることはできないが，「類似の業務」をすることはできることになっており，「業務独占」には当たらない。

2）第 45 条～第 48 条

第 45 条（信用失墜行為の禁止）で，「社会福祉士又は介護福祉士は，社会福祉士又は介護福祉士の信用を傷つけるような行為をしてはならない。」としている。

また，第 47 条（連携）で，「社会福祉士は，その業務を行うに当たつては，その担当する者に，福祉サービス及びこれに関連する保健医療サービスその他のサービス（次項において「福祉サービス等」という。）が総合的かつ適切に提供されるよう，地域に即した創意と工夫を行いつつ，福祉サービス関係者等との連携を保たなければならない。」としている。第 48 条（名称の使用制限）では名称独占を定めている。

15 精神保健福祉士法

〔1997（平成 9）年 12 月 19 日法律第 131 号〕
〔2022（令和 4）年 6 月 17 日法律第 68 号直近改正〕

精神保健福祉士法に基づき，精神障害者の保健や福祉に関する専門的知識と技術を持ち，社会復帰への相談援助を行う者として位置づけられた国家資格者を精神保健福祉士という。日本では，精神疾患で通院・入院する患者は年間 200 万人以上といわれており，相談援助を行うこの国家資格は，今まで以上に必要性が増すと思われる。

1）第 1 条（目的），第 2 条（定義）

第 1 条（目的）　この法律は，精神保健福祉士の資格を定めて，その業務の適正を図り，もって精神保健の向上及び精神障害者の福祉の増進に寄与することを目的とする。

第 2 条（定義）　この法律において「精神保健福祉士」とは，第 28 条の登録を受け，精神保健福祉士の名称を用いて，精神障害者の保健及び福祉に関する専門的知識及び技術をもって，精神科病院その他の医療施設において精神障害の医療を受け，又は精神障害者の社会復帰の促進を図ることを目的とする施設を利用している者の地域相談支援（障害者総合支援法（平成 17 年法律第 123 号）第 5 条第 18 項に規定する地域相談支援をいう。第 41 条第 1 項において同じ。）の利用に関する相談その他の社会復帰に関する相談に応じ，助言，指導，日常生活への適応のために必要な訓練その他の援助を行うこと（以下「相談援助」という。）を業とする者をいう。

第 1 条，第 2 条で，精神障害者の社会復帰の相談，助言，指導その他の援助を行う目的とその業を定めている。

2）第 4 条（資格）

第 4 条で，精神保健福祉士の資格を得るには，厚生労働大臣が行う精神保健福祉士試験に，合格しなければならないとしている。

3）第 28 条（登録）

第 28 条で，精神保健福祉士となる資格を有する者が精神保健福祉士となるには，厚生労働省令で定める事項の「登録番号・登録年月日・本籍地都道府県名（日本国籍を有しない者については，その国籍）・精神保健福祉士試験に合格した年月」を登録しなければならないとしている。

4）第 32 条（登録の取消し等）

第 32 条で，登録を受けた後に規定に違反した場合，この登録の取り消し，精神保健福祉士の名称の使用が停止される場合があるとしている。

5）第 39 条（信用失墜行為の禁止）

第 39 条で，信用を傷つけるような行為の禁止を定めている。

16 言語聴覚士法

〔1997（平成 9）年 12 月 19 日法律第 132 号〕
〔2022（令和 4）年 6 月 17 日法律第 68 号直近改正〕

1）第 1 条（目的），第 2 条（定義）

第 1 条（目的）　この法律は，言語聴覚士の資格を定めるとともに，その業務が適正に運用されるように規律し，もって医療の普及及び向上に寄与することを目的とする。

第 2 条（定義）　この法律で「言語聴覚士」とは，厚生労働大臣の免許を受けて，言語聴覚士の名称を用いて，音声機能，言語機能又は聴覚に障害のある者についてその機能の維持向上を図るため，言語訓練その他の訓練，これに必要な検査及び助言，指導その他の援助を行うことを業とする者をいう。

第 1 条，第 2 条で資格を定め，その業務が適正に運用されるように規律し，もって医療の普及および向上に寄与すると定め，言語聴覚士の名称を用いて業とする者の定義をしている。

2）第 3 条（免許），第 6 条（登録及び免許証の交付）

第 3 条，第 6 条等で言語聴覚士の資格を得るには，言語聴覚士国家試験に合格し，厚生労働大臣の免許を受けなければならないとしている。なお，免許は言語聴覚士名簿に登録することによって行われると定めている。

3）第 42 条（業務）

第 42 条で，言語聴覚士は，医師または歯科医師の指示の下に，「嚥下訓練」「人工内耳の調整」「その他厚生労働省令で定める行為」を診療の補助として行うことができるとしている。

その他厚生労働省令で定める行為は，

①機器を用いる聴力検査	②聴性脳幹反応検査（ABR）*
③眼振電図検査	④重心動揺計検査
⑤音声機能に係る検査及び訓練	⑥言語機能に係る検査及び訓練

⑦耳型の採型　　　　　　　　　　⑧補聴器装用訓練

の検査等で，主治医の指導を受けなければならない。

＊**聴性脳幹反応検査（Auditory Brain-stem Response）**：耳から一定の音を聴かせ，脳幹の聴覚伝導路から出る脳波をコンピュータ解析して聴力を調べる検査のことで，診断的価値がきわめて高く，難聴や脳幹障害の診断に幅広い臨床応用が期待できるとされ，新生児・乳幼児難聴の早期診断のために実施されることが多い。

17 臨床工学技士法

〔1987（昭和62）年6月2日法律第60号〕
〔2022（令和4）年6月17日法律第68号直近改正〕

1）第1条（目的），第2条（定義）

第1条（目的）　この法律は，臨床工学技士の資格を定めるとともに，その業務が適正に運用されるように規律し，もつて医療の普及及び向上に寄与することを目的とする。

第2条（定義）　この法律で「生命維持管理装置」とは，人の呼吸，循環又は代謝の機能の一部を代替し，又は補助することが目的とされている装置をいう。

2　この法律で「臨床工学技士」とは，厚生労働大臣の免許を受けて，臨床工学技士の名称を用いて，医師の指示の下に，生命維持管理装置の操作（生命維持管理装置のを先端部の身体への接続又は身体からの除去であつて政令で定めるものを含む。以下同じ。）及び保守点検を行うことを業とする者をいう。

第1条，第2条で，臨床工学技士は，生命維持管理装置の操作，保守点検を担当する専門技術者とし，資格が法制化されたものである。単に医学的知識ばかりでなく，「工学的知識」も必要としている。第2条における**生命維持管理装置**とは，具体的には，人工呼吸器，人工心肺装置，血液浄化装置，体外式ペースメーカー，補助循環装置および人工腎臓などを指す。

なお，1988（昭和63）年2月23日政令第21号「臨床工学技士法施行令」で，同法第2条の「生命維持管理装置の身体への接続等」について以下のように定めている。

臨床工学技士法施行令〔2011（平成23）年8月3日政令第248号直近改正〕

第1条（生命維持管理装置の身体への接続等）　臨床工学技士法（以下「法」という。）第2条第2項の政令で定める生命維持管理装置の先端部の身体への接続又は身体からの除去は，次のとおりとする。

一　人工呼吸装置のマウスピース，鼻カニューレその他の先端部の身体への接続又は身体からの除去（気管への接続又は気管からの除去にあつては，あらかじめ接続用に形成された気管の部分への接続又は当該部分からの除去に限る。）

二　血液浄化装置の穿刺針その他の先端部のシャントへの接続又はシャントからの除去

三　生命維持管理装置の導出電極の皮膚への接続又は皮膚からの除去

2）第 38 条（特定行為の制限）

第 38 条で，「臨床工学技士は，医師の具体的な指示を受けなければ，厚生労働省令で定める生命維持管理装置の操作を行つてはならない。」とされている。なお，**特定行為**とは，①身体への血液，気体または薬剤の注入，②身体からの血液または気体の抜き取り（採血を含む），③身体への電気的刺激の負荷をいう。

18 義肢装具士法

〔1987（昭和 62）年 6 月 2 日法律第 61 号〕

〔2022（令和 4）年 6 月 17 日法律第 68 号直近改正〕

近年のリハビリテーションの医療分野においては，義手，義足などの義肢装具（図 3－1）を装着しての社会復帰の促進が重要な役割を担うようになってきた。このような現状のなかで，義肢装具の製作適合業務が適正に運用されるように資格を定め，業務の適正化を規定したのが義肢装具士法である。

1）第 1 条（目的），第 2 条（定義）

第 1 条（目的）　この法律は，義肢装具士の資格を定めるとともに，その業務が適正に運用されるように規律し，もつて医療の普及及び向上に寄与することを目的とする。

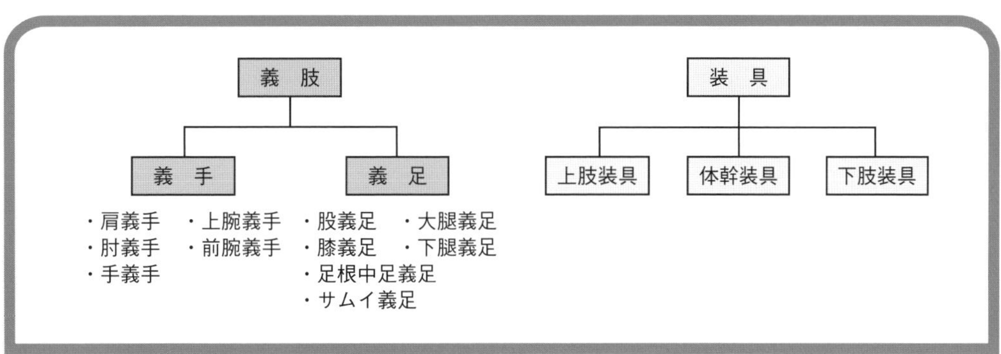

図 3－1　義肢・装具の分類と種類

第2条（定義） この法律で「義肢」とは，上肢又は下肢の全部又は一部に欠損のある者に装着して，その欠損を補てんし，又はその欠損により失われた機能を代替するための器具器械をいう。

2 この法律で「装具」とは，上肢若しくは下肢の全部若しくは一部又は体幹の機能に障害のある者に装着して，当該機能を回復させ，若しくはその低下を抑制し，又は当該機能を補完するための器具器械をいう。

3 この法律で「義肢装具士」とは，厚生労働大臣の免許を受けて，義肢装具士の名称を用いて，医師の指示の下に，義肢及び装具の装着部位の採型並びに義肢及び装具の製作及び身体への適合（以下「義肢装具の製作適合等」という。）を行うことを業とする者をいう。

第1条で目的を，第2条で「義肢」，「装具」の定義を定めている。

2）第41条（名称の使用制限）

第41条で，「名称独占」を定めている。

19 救急救命士法

〔1991（平成 3）年4月23日法律第36号〕
〔2022（令和4）年6月17日法律第68号直近改正〕

1）第1条（目的），第2条（定義）

第1条（目的） この法律は，救急救命士の資格を定めるとともに，その業務が適正に運用されるように規律し，もって医療の普及及び向上に寄与することを目的とする。

第2条（定義） この法律で「救急救命処置」とは，その症状が著しく悪化するおそれがあり，又はその生命が危険な状態にある傷病者（以下この項及び第44条第2項において「重度傷病者」という。）が病院又は診療所に搬送されるまでの間に，当該重度傷病者に対して行われる気道の確保，心拍の回復その他の処置であって，当該重度傷病者の症状の著しい悪化を防止し，又はその生命の危険を回避するために緊急に必要なものをいう。

2 この法律で「救急救命士」とは，厚生労働大臣の免許を受けて，救急救命士の名称を用いて，医師の指示の下に，救急救命処置を行うことを業とする者をいう。

2）第43条〜第46条

「救急救命士の業務」「特定行為等の制限」「他の医療関係者との連携」などについては，以下のように定められている。

①「業とすること」ができる内容は，診療の補助とし救急救命処置を行うことである〔第43条（業務)〕。

②医師の具体的な指示を受けなければ，厚生労働省令で定める救急救命処置を行うことはできない〔第44条1項（特定行為等の制限)〕。

③「救急用自動車等」以外の場所においてその業務を行ってはならない。ただし，重度傷病者を救急用自動車等に乗せるまでの間において救急救命処置を行うことが必要と認められる場合はこの限りではない〔第44条2項（特定行為等の制限)〕。

④その業務を行うに当たり，医師その他の医療関係者との緊密な連携を図り，適正な医療の確保に努めるよう定められている〔第45条（他の医療関係者との連携)〕。

⑤救急救命処置を行ったときは遅滞なく厚生労働省令で定める事項を「救急救命処置録」に記載しなければならない。また，この処置録は記載の日から5年間保存することとなっている〔第46条（救急救命処置録)〕。

3）救急救命士の業務の拡大

搬送途上の心肺停止状態の患者の救命率の向上と救急医療の充実のため，救急救命士の業務が拡大している。救急救命士ができるようになった業務を以下に示す。

・除細動行為

2003（平成15）年4月から，心肺停止患者の救命率の向上を図るために，搬送時の処置として医師の指示なし「除細動行為」が諸条件を満たしたうえではあるが，実施できることとなった。

・気管内チューブによる気道確保

2004（平成16）年7月から，救急救命士法施行規則の改正により，医師の具体的な指示に基づいて，「気管内チューブによる気道確保」が認められた。

この気道確保の実施については，具体的な詳細要件が，2004年3月23日医政発第0323001号において通知されている。以下に示すもの等の諸要件を必要とする。

・常時医師の具体的指示が受けられる体制の整備

・メディカルコントロール体制の整備　　・諸条件を満たした救急救命士に限る

・薬剤の投与

2006（平成18）年4月から，救急救命士法施行規則の改正により，厚生労働大臣の指定する「薬剤の投与」ができることとなった。

厚生労働大臣の指定する薬剤は心肺停止患者を蘇生させるために用いる**エピネフリン**（**アドレナリン**）をさす。

上記のほか，心肺機能停止状態でない患者に対して投与する薬剤として，**ブドウ糖溶液**が指定された〔平成26年1月31日厚生労働省告示第16号〕

20 公認心理師法

〔2015（平成27）年9月16日法律第68号〕
〔2022（令和4）年6月17日法律第68号直近改正〕

1）第1条（目的），第2条（定義）

第1条（目的）この法律は，公認心理師の資格を定めて，その業務の適正を図り，もって国民の心の健康の保持増進に寄与することを目的とする。

第2条（定義）この法律において「公認心理師」とは，第28条の登録を受け，公認心理師の名称を用いて，保健医療，福祉，教育その他の分野において，心理学に関する専門的知識及び技術をもって，次に掲げる行為を行うことを業とする者をいう。

1　心理に関する支援を要する者の心理状態を観察し，その結果を分析すること。
2　心理に関する支援を要する者に対し，その心理に関する相談に応じ，助言，指導その他の援助を行うこと。
3　心理に関する支援を要する者の関係者に対し，その相談に応じ，助言，指導その他の援助を行うこと。
4　心の健康に関する知識の普及を図るための教育及び情報の提供を行うこと。

2）第4条～第27条（試験）

公認心理師として必要な知識および技能について，主務大臣（文部科学大臣および厚生労働大臣）が公認心理師試験を実施する。受験資格は以下の者に付与する。

1　大学において主務大臣指定の心理学等に関する科目を修め，かつ，大学院において主務大臣指定の心理学等の科目を修めその課程を修了した者等
2　大学で主務大臣指定の心理学等に関する科目を修め，卒業後一定期間の実務経験を積んだ者等
3　主務大臣が1および2に掲げる者と同等以上の知識および技能を有すると認めた者

3）第40条～45条（義務等）

1　信用失墜行為の禁止
2　秘密保持義務（違反者に罰則）
3　公認心理師は，業務を行うに当たって，医師，教員その他の関係者との連携を保たなければならず，心理に関する支援を要する者に該当支援に係る主治医があるときは，その指示を受けなければならない。
4　資質向上の責務
5　名称使用制限（違反者に罰則）

免許とその欠格 2

医療スタッフの資格を得ようと思う者は，厚生労働大臣または都道府県知事（以下，免許付与者）の免許を受ける必要がある。**免許**とは，法令によって一般的に禁止されている行為を一定の要件を満たしている者に対し解除して，適法に一定の行為ができるようにする行為であり，その要件には積極的要件（それを満たすことが必要なもの）と，消極的要件（それに該当していると免許を受けることができないもの）とがある。

（1）積極的要件

免許取得のための積極的要件は，所定の学業を修了し，免許付与者の実施する試験に合格することである。試験に合格することにより医療スタッフとしての能力が一定量として担保されていることになる。

（2）消極的要件

免許取得のための消極的要件は，欠格事由に該当しないことである。欠格事由には，絶対的欠格事由と相対的欠格事由がある。

1）絶対的欠格事由

従来，医師，歯科医師，薬剤師については，①未成年者，②成年被後見人，③被保佐人，が絶対的欠格事由とされていたが，令和元年６月に「成年被後見人等の権利の制限に係る措置の適正化等を図るための関係法律の整備に関する法律」が公布されたのに伴い，②および③は欠格事由ではなくなった。現在は，①未成年者のみが絶対的欠格事由である。

2）相対的欠格事由

免許付与者の判断によって，事情によっては免許が与えられないことがある。

① 心身障害により業務を適切に行うことができない者として厚生労働省令で定める者に該当する者（視覚，聴覚，音声機能もしくは言語機能または精神の機能の障害により当該業務を適正に行うに当たって必要な認知，判断および意思疎通を適切に行うことができない者）。

② 麻薬，大麻またはアヘンの中毒者。

③ 罰金以上の刑に処せられた者。

④ その医療スタッフの業務に関し犯罪または不正の行為があった者。

なお，免許取得後に「絶対的欠格事由」に該当するようになったときは，免許を取り消し，「相対的欠格事由」に該当するような場合は，免許取り消しまたは一定期間の業務停止となることがある。

また，医療従事者にはその業務の性格上，個人の人権にかかわる秘密に触れる機会が多いことから，業務に従事している間はもちろん，業務を離れた後でも，知りえた秘密を漏らしてはならないとする**守秘義務**が課せられている。違反した者は刑法第134条による懲役・罰金が科される場合もある。

4 健康保険法

〔1922（大正 11）年 4 月 22 日法律第 70 号〕
〔2021（令和 3）年 6 月 11 日法律第 66 号直近改正〕

日本の医療保険制度における健康保険法の位置づけ 1

健康保険法は医療保険各法の中枢ともいうべき重要な法律であり，現行の医療保険各法のなかでは最も古い歴史をもっている。健康保険法の位置づけについて把握できるよう，日本の医療保険制度の概要を図４－１，２に示す。

＊本章の記述中，「法」は健康保険法（以下，健保法。また「健康保険」は，以下，健保），「令」は同法施行令，「則」は同法施行規則をさす。

総則と保険者および被保険者 2

1 健康保険法の総則

（1）給付対象の保険事故（法第１条）

給付対象の保険事故は以下の両者を満たす場合に適用される。

①業務外の事由による事故。

②法による保険事故（被保険者とその被扶養者の「疾病，負傷，死亡または出産」）。

（2）被扶養者の扱いとなる範囲（法第３条７項）

生計費を「主に被保険者に依存する者」で，次に当てはまる者である。ただし，後期高齢者医療の被保険者である者は，この限りでない。

①被保険者と別世帯に生活していても，被扶養者の扱いとなる者。

- 被保険者の直系尊属，配偶者（内縁関係の者を含む），子，孫，兄弟姉妹。

②被保険者と同一世帯に属する場合のみ，被扶養者の扱いとなる者。

ア．被保険者の３親等内の親族で，①以外の者。

イ．配偶者と同様の状態の内縁関係の父母，内縁関係の連れ子。

ウ．内縁の相手が死亡後も，イに該当した者が引き続き被保険者と同一世帯に属しているとき。

※原則として，国内に居住していること等が条件として追加された（例外あり）<2020（令和 2）年４月１日施行>。

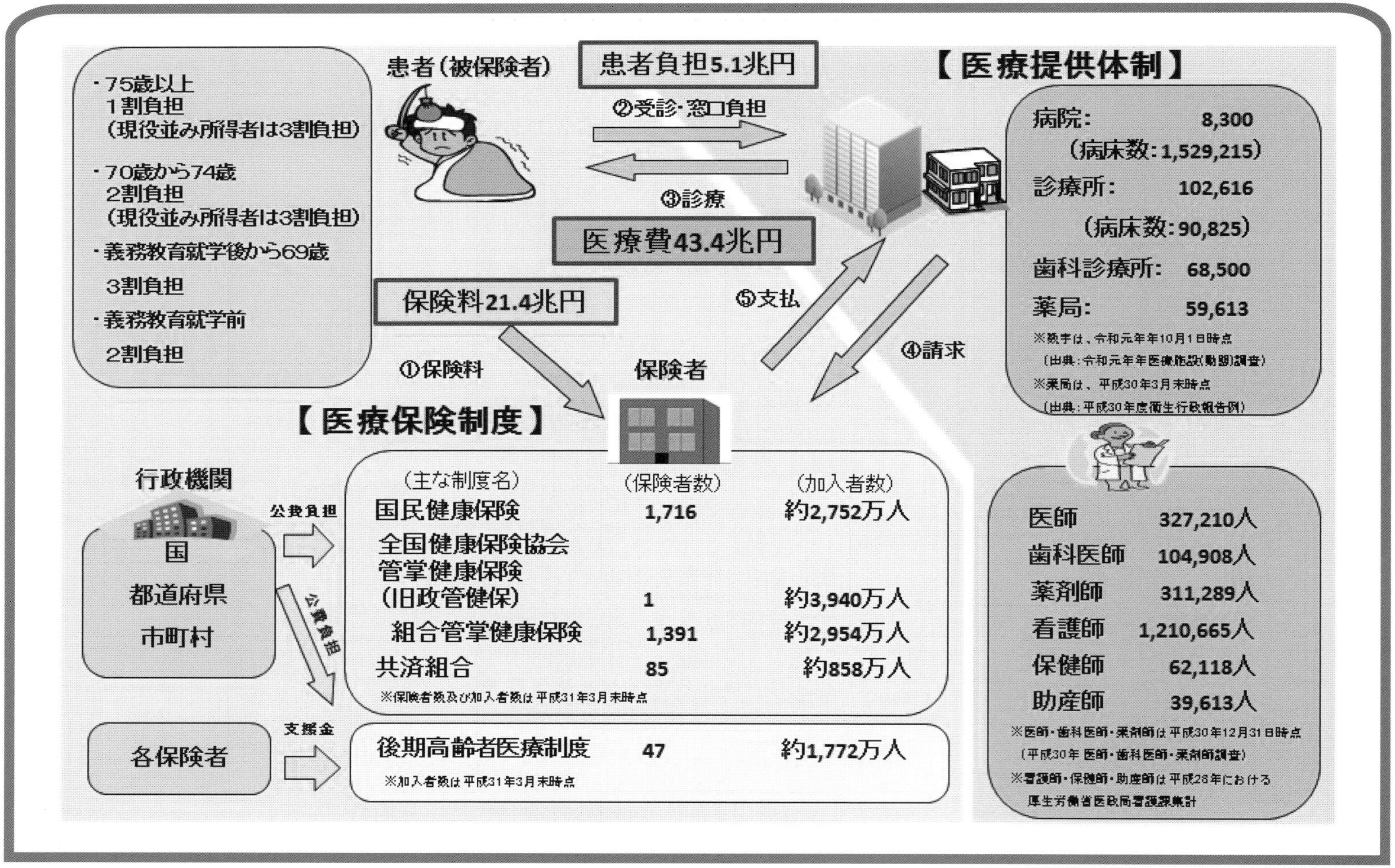

・75歳以上
1割負担
(現役並み所得者は3割負担)
・70歳から74歳
2割負担
(現役並み所得者は3割負担)
・義務教育就学後から69歳
3割負担
・義務教育就学前
2割負担

患者(被保険者)

患者負担5.1兆円

②受診・窓口負担

③診療

医療費43.4兆円

保険料21.4兆円

①保険料

⑤支払

④請求

保険者

【医療提供体制】

病院: 8,300
(病床数:1,529,215)
診療所: 102,616
(病床数:90,825)
歯科診療所: 68,500
薬局: 59,613
※数字は、令和元年年10月1日時点
(出典:令和元年年医療施設(動態)調査)
※薬局は、平成30年3月末時点
(出典:平成30年度衛生行政報告例)

医師	327,210人
歯科医師	104,908人
薬剤師	311,289人
看護師	1,210,665人
保健師	62,118人
助産師	39,613人

※医師・歯科医師・薬剤師は平成30年12月31日時点
(平成30年 医師・歯科医師・薬剤師調査)
※看護師・保健師・助産師は平成28年における
厚生労働省医政局看護課集計

【医療保険制度】

行政機関
国
都道府県
市町村

公費負担

公費負担

各保険者

支援金

(主な制度名)	(保険者数)	(加入者数)
国民健康保険	1,716	約2,752万人
全国健康保険協会管掌健康保険(旧政管健保)	1	約3,940万人
組合管掌健康保険	1,391	約2,954万人
共済組合	85	約858万人

※保険者数及び加入者数は平成31年3月末時点

後期高齢者医療制度	47	約1,772万人

※加入者数は平成31年3月末時点

図4－1　日本の医療保険制度の概要（令和元年10月1日時点）

出典）厚生労働省ホームページ

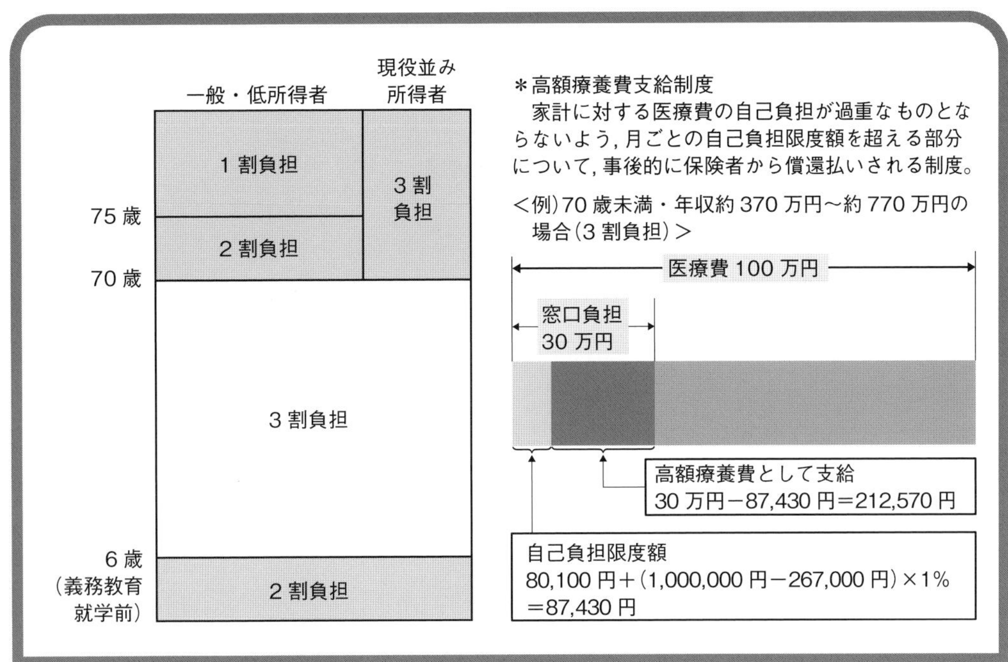

図4－2　医療費の患者負担について（令和3年度現在）　　出典）厚生労働省ホームページ

（3）消滅時効（民法第166条）

すべて5年経過で請求権を失う。医療機関に関連する主な権利で消滅時効となるものを下記に記す。

①保険給付（現金の支給）を受ける権利。
②納め過ぎた保険料の還付を受ける権利。
③保険者が保険料を徴収する権利。
④医療費の請求権（レセプトは，その診療月の翌月1日から起算して5年を経過すると，その請求権を失う）。

（4）印紙税の非課税（印紙税法第5条において規定）

著しく高額な領収証であっても，医療費の窓口徴収額の場合は，**印紙税**が非課税となる（印紙を貼付する必要はない）。

自費で支払いを受けた場合でも，医療費の領収証はすべて印紙税が非課税となる。

（5）標準報酬（法第３条５項・６項，法第 40 条）

健保法で，**報酬**とは，賃金，給料，俸給，手当，賞与その他いかなる名称であるかを問わず，労働者が労働の対象として受けるすべてのものをいう。ただし，臨時に受けるものおよび3か月を超える期間ごとに受けるものは含まれない。

また，**賞与**とは，賃金，給料，俸給，手当，賞与その他いかなる名称であるかを問わず，労働者が労働の対象として受けるすべてのもののうち，3か月を超える期間ごとに受けるものをいう。

１か月間に支給を受ける報酬が，「何円以上で何円未満の場合は第何等級」であるとして等級を定め，等級ごとに「標準報酬」を決定する。これを**標準報酬月額**という（表４－１）。

（6）標準報酬の定時決定と随時改定

標準報酬月額の決め方には，次の４通りの場合がある。

１）資格取得時の決定（新規に被保険者の資格を取得した人の標準報酬月額は，次の方法によって決める）（法第 42 条）

①月給・週給など一定の期間によって定められている報酬については，その報酬の額を月額に換算した額。

②日給・時間給・出来高給・請負給などの報酬については，その事業所で前月に同じような業務に従事し，同じような報酬を受けた人の報酬の平均額。

③①または②の方法で計算することのできないときは，資格取得の月前１カ月間に同じ地方で同じような業務に従事し，同じような報酬を受けた人の報酬の額。

④①から③までの２つ以上に該当する報酬を受けている場合には，それぞれの方法により算定した額の合計額。

２）定時決定（法第 41 条）

被保険者が事業所から受ける報酬は，昇給などで変動する。そこで，変動後の報酬に対応した標準報酬月額とするため，毎年１回，決まった時期に標準報酬月額の見直しをすることとしており，これを**定時決定**という。

①対象となるのは，７月１日現在の被保険者について，４月・５月・６月に受けた報酬の平均額を標準報酬月額等級区分に当てはめて，その年の９月から翌年の８月までの標準報酬月額を決定する。なお，支払基礎日数が，17 日未満の月については，標準報酬月額の計算から除くことになっている。

②ただし，次のいずれかに該当する人は，定時決定は行われない。

- ６月１日から７月１日までの間に被保険者となった人。
- ７月から９月までのいずれかの月に随時改定または，育児休業等を終了した際の改定が行われる人。

表４－１　標準報酬月額等級表（東京都）〔2020（令和２）年９月～〕

・健康保険料率：令和２年３月分～　適用　　・厚生年金保険料率：令和２年９月分～　適用
・介護保険料率：令和２年３月分～　適用　　・子ども・子育て拠出金率：令和２年度４月分～　適用

（単位：円）

標準報酬		報酬月額		全国健康保険協会管掌健康保険料			
				介護保険第２号被保険者に該当しない場合		介護保険第２号被保険者に該当する場合	
				9.87%		11.66%	
等　級	月　額			全　額	折半額	全　額	折半額
		円以上	未　満				
1	58,000	～	63,000	5,724.6	2,862.3	6,762.8	3,381.4
2	68,000	63,000 ～	73,000	6,711.6	3,355.8	7,928.8	3,964.4
3	78,000	73,000 ～	83,000	7,698.6	3,849.3	9,094.8	4,547.4
4	88,000	83,000 ～	93,000	8,685.6	4,342.8	10,260.8	5,130.4
5	98,000	93,000 ～	101,000	9,672.6	4,836.3	11,426.8	5,713.4
6	104,000	101,000 ～	107,000	10,264.8	5,132.4	12,126.4	6,063.2
7	110,000	107,000 ～	114,000	10,857.0	5,428.5	12,826.0	6,413.0
8	118,000	114,000 ～	122,000	11,646.6	5,823.3	13,758.8	6,879.4
9	126,000	122,000 ～	130,000	12,436.2	6,218.1	14,691.6	7,345.8
10	134,000	130,000 ～	138,000	13,225.8	6,612.9	15,624.4	7,812.2
11	142,000	138,000 ～	146,000	14,015.4	7,007.7	16,557.2	8,278.6
12	150,000	146,000 ～	155,000	14,805.0	7,402.5	17,490.0	8,745.0
13	160,000	155,000 ～	165,000	15,792.0	7,896.0	18,656.0	9,328.0
14	170,000	165,000 ～	175,000	16,779.0	8,389.5	19,822.0	9,911.0
15	180,000	175,000 ～	185,000	17,766.0	8,883.0	20,988.0	10,494.0
16	190,000	185,000 ～	195,000	18,753.0	9,376.5	22,154.0	11,077.0
17	200,000	195,000 ～	210,000	19,740.0	9,870.0	23,320.0	11,660.0
18	220,000	210,000 ～	230,000	21,714.0	10,857.0	25,652.0	12,826.0
19	240,000	230,000 ～	250,000	23,688.0	11,844.0	27,984.0	13,992.0
20	260,000	250,000 ～	270,000	25,662.0	12,831.0	30,316.0	15,158.0
21	280,000	270,000 ～	290,000	27,626.0	13,818.0	32,648.0	16,324.0
22	300,000	290,000 ～	310,000	29,610.0	14,805.0	34,980.0	17,490.0
23	320,000	310,000 ～	330,000	31,584.0	15,792.0	37,312.0	18,656.0
24	340,000	330,000 ～	350,000	33,558.0	16,779.0	39,644.0	19,822.0
25	360,000	350,000 ～	370,000	35,532.0	17,766.0	41,976.0	20,988.0
26	380,000	370,000 ～	395,000	37,506.0	18,753.0	44,308.0	22,154.0
27	410,000	395,000 ～	425,000	40,467.0	20,233.5	47,806.0	23,903.0
28	440,000	425,000 ～	455,000	43,428.0	21,714.0	51,304.0	25,652.0
29	470,000	455,000 ～	485,000	46,389.0	23,194.5	54,802.0	27,401.0
30	500,000	485,000 ～	515,000	49,350.0	24,675.0	58,300.0	29,150.0
31	530,000	515,000 ～	545,000	52,311.0	26,155.5	61,798.0	30,899.0
32	560,000	545,000 ～	575,000	55,272.0	27,636.0	65,296.0	32,648.0
33	590,000	575,000 ～	605,000	58,233.0	29,116.5	68,794.0	34,397.0
34	620,000	605,000 ～	635,000	61,194.0	30,597.0	72,292.0	36,146.0
35	650,000	635,000 ～	665,000	64,155.0	32,077.5	75,790.0	37,895.0
36	680,000	665,000 ～	695,000	67,116.0	33,558.0	79,288.0	39,644.0
37	710,000	695,000 ～	730,000	70,077.0	35,038.5	82,786.0	41,393.0
38	750,000	730,000 ～	770,000	74,025.0	37,012.5	87,450.0	43,725.0
39	790,000	770,000 ～	810,000	77,973.0	38,986.5	92,114.0	46,057.0
40	830,000	810,000 ～	855,000	81,921.0	40,960.5	96,778.0	48,389.0
41	880,000	855,000 ～	905,000	86,856.0	43,428.0	102,608.0	51,304.0
42	930,000	905,000 ～	955,000	91,791.0	45,895.5	108,438.0	54,219.0
43	980,000	955,000 ～	1,005,000	96,726.0	48,363.0	114,268.0	57,134.0
44	1,030,000	1,005,000 ～	1,055,000	101,661.0	50,830.5	120,098.0	60,049.0
45	1,090,000	1,055,000 ～	1,115,000	107,583.0	53,791.5	127,094.0	63,547.0
46	1,150,000	1,115,000 ～	1,175,000	113,505.0	56,752.5	134,090.0	67,045.0
47	1,210,000	1,175,000 ～	1,235,000	119,427.0	59,713.5	141,086.0	70,543.0
48	1,270,000	1,235,000 ～	1,295,000	125,349.0	62,674.5	148,082.0	74,041.0
49	1,330,000	1,295,000 ～	1,355,000	131,271.0	65,635.5	155,078.0	77,539.0
50	1,390,000	1,355,000 ～		137,193.0	68,596.5	162,074.0	87,037.0

A　短時間就労者に係る 2006（平成 18）年度以降の定時決定の算定方法ついて

短時間就労者とは，いわゆるパートタイマーをいう。

短時間就労者に係る定時決定時の標準報酬月額の算定については，次のいずれかにより行われる（表４－２）。

①4，5，6 月の 3 か月のうち支払基礎日数が 17 日以上の月がある場合は，17 日以上ある月の報酬月額の平均により算定された額により，標準報酬月額を決定する。

②4，5，6 月の 3 か月のうち支払基礎日数がいずれも 17 日未満の場合は，その 3 月のうち支払基礎日数が 15 日以上 17 日未満の月の報酬月額の平均により算定された額により，標準報酬月額を決定する。

③4，5，6 月の 3 か月のうち支払基礎日数がいずれの月についても 15 日未満の場合は，従前の標準報酬月額をもって当該年度の標準報酬月額とする。

なお，短時間就労者に係る随時改定時における標準報酬月額の算定については，①から③のいずれかによらず，継続した 3 か月間のいずれの月においても報酬の支払基礎日数が 17 日以上必要となるので注意が必要である（法第 41 条，厚生年金保険法第 21 条）。

3）随時改定（法第 43 条，厚生年金保険法第 23 条）

被保険者の標準報酬月額は，原則として次の定時決定が行われるまでは変更はないが，報酬の額が著しく変動すると，被保険者が実際に受け取る報酬の額と標準報酬月額がかけ離れた額になることがある。このため，被保険者が実際に受けている報酬の額に著しい変動が生じ保険者が必要と認めた場合には，標準報酬月額の改定を行うことができるようになっている。これを**随時改定**という。なお，改定された標準報酬月額は，次の定時決定までの標準報酬月額となる。

随時改定は，次の 3 つのすべてに当てはまる場合に，固定的賃金の変動があった月から 4 か月目に改定が行われる。

- 昇（降）給などで，固定的賃金に変動があったとき。
- 固定的賃金の変動月以後継続した 3 か月の間に支払われた報酬の平均月額を標準報酬月額等級区分に当てはめ，現在の標準報酬月額との間に 2 等級以上の差が生じた

表４－２　短時間就労者に係る定時決定時の標準報酬月額の算定

支払基礎日数	標準報酬月額の決定方法
3 カ月とも 17 日以上ある場合	3 カ月の報酬月額の平均額をもとに決定。
1 カ月でも 17 日以上ある場合	17 日以上の月の報酬月額の平均額をもとに決定。
3 カ月とも 15 日以上 17 日未満の場合	3 カ月の報酬月額の平均額をもとに決定。
1 カ月または 2 カ月は 15 日以上 17 日未満の場合(ただし,1 カ月でも 17 日以上ある場合は除く)	15 日以上 17 日未満の月の報酬月額の平均額をもとに決定。
3 カ月とも 15 日未満の場合	従前の標準報酬月額で決定。

（全国健康保険協会）

とき。

• 3か月とも報酬の支払基礎日数が17日以上あるとき。

固定的賃金とは，基本給・家族手当・役職手当・通勤手当・住宅手当など稼働や能率の実績に関係なく，月単位などで一定額が継続して支給される報酬をいう。

（7）保険料

保険者が保険運営に要する費用として徴収するものである。被保険者およびその事業主（負担割合はそれぞれ2分の1）から徴収する。

健康保険は，厚生年金保険料と同様，事業主と被保険者で保険料を負担（折半負担）する。組合健保は，全国健康保険協会管掌健康保険に比べ保険料率が低い組合が多いが，中には全国健康保険協会管掌健康保険の保険料率（発足時8.2%）を超える財政基盤の脆弱な組合が存在する。保険料は被保険者の標準報酬月額および標準賞与額（ともに上限額2016年4月から改定）に保険料率を乗ずることにより計算される。

1）標準報酬月額（法第40条）

被保険者の報酬月額に基づき，標準報酬月額等級表の等級区分によって定められる〔2020（令和2）年9月現在，58,000～1,390,000円の50等級〕（表4－1）。なお，健康保険の保険料率は都道府県により異なる。

2）標準賞与額（法第45条）

被保険者の賞与（ボーナス等で3か月を超える期間ごとに支給されるもの）に基づき，千円未満端数を切り捨てて決定する（上限額あり）。

すべてを報酬と扱う反面，上限を設定し，賞与額が年度累計額573万円を超えた場合は，超過分については保険料賦課の対象にならない。全給与が賞与として支払われる場合は，年度累計額が573万円を超過した部分については保険料賦課の対象とならない。

2 保険者

（1）全国健康保険協会管掌健康保険（法第5条）

2008（平成20）年10月から，中小企業に雇用される者や家族が加入する健康保険の運営主体が変更となった。その年の9月までは社会保険庁が運営していたが，公法人「全国健康保険協会」に移管され，保険の名称も，「政府管掌健康保険」から「**全国健康保険協会管掌健康保険**（通称，**協会けんぽ**）」に変更となった。

民間のノウハウを生かし，運営の効率化やサービスの向上を図ることがねらいである。移管に伴い，職員の身分も，公務員から民間職員に変更された。

約3,500万人の加入者にとっては，医療費の自己負担割合や傷病手当金の給付額など，保険給付の内容は変わらない。大きく変わるのは，保険料率である。協会けんぽ発足時8.2%（労使折半）の保険料率は，2009（平成21）年9月までに各都道府県支部ごとの医療費に応じて，3～10％の幅で異なる保険料率が設定され変更された。

人口当たりの病床数が多い県では，入院期間が長期化して医療費がかさむ傾向があるため，保険料率が高くなるであろうし，逆に，在宅医療や健診事業への取り組みが進んだ県では医療費が抑えられ，低くなるであろう。しかし，加入者の年齢構成や所得水準で保険料率設定に影響が出ないよう，都道府県間で調整される。

厚生労働省が2003（平成15）年度の医療費をもとに試算したところ，保険料率が最高だった北海道（8.7％）と長野県（7.6％）の間では，1.1％の差が生じた。同じ年収400万円のサラリーマンの場合，自己負担分の保険料に年間約2万2,000円の差が出る計算である。協会の各都道府県支部は，医療費の無駄遣いのチェックの強化や自治体と連携した保健事業の促進などが求められる。

地域ごとの保険料率設定とは別に，加入者の高齢化や高齢者医療制度の拠出金の増加などで協会けんぽ全体の財政が悪化し，2009年度は全国平均で0.1～0.3％の保険料率アップが必要とされた。

協会けんぽ設立の背景には，不祥事が相次いだ社会保険庁の解体というねらいもあった。2010（平成22）年1月には同庁が運営する年金部門も「日本年金機構」に移管された。一連の改革で職員の意識改革がどこまで進むのか，今後も注視していく必要がある。

（2）組合管掌健康保険（法第8条）

主に大企業などに雇用される者が加入するもので，各企業単独，あるいはいくつかの企業でグループをつくって**健康保険組合**を設立し，運営するものである。

全国規模となる協会けんぽと比べて，一定規模の会社法人など小集団であるため，効率的できめこまかいサービスができることなどが特徴としてある。たとえば，医療費を負担する保険給付事業のほかにも，被保険者とその被扶養者の健康の保持・増進を図る事業として，健康診断をはじめ，独自のレクリエーションや広報活動・保養所等の施設運営などを行っている。

健康保険組合は，一企業で職員が700人以上いると単独で設立できる。複数企業の場合は3,000人以上いると共同で設立することができる。

3 被保険者

（1）被保険者の種類（法第3条）

適用事業所に使用される者をいう。健康保険では，事業所を単位に適用される。

健康保険の適用を受ける事業所を適用事業所といい，法律によって加入が義務づけられている強制適用事業所と，任意で加入する任意適用事業所の2種類がある。

1）強制適用事業所（法第3条3項）

強制適用事業所は，次の1か2に該当する事業所（事務所を含む，以下同じ）で，法律により，事業主や従業員の意思に関係なく，健康保険・厚生年金保険への加入が定められている。

1. 次の事業を営み，常時5人以上の従業員を使用する事業所
(イ) 製造業，(ロ) 土木建築業，(ハ) 鉱業，(ニ) 電気ガス事業，(ホ) 運送業，(ヘ) 貨物積卸業，(ト) 清掃業，(チ) 物品販売業，(リ) 金融保険業，(ヌ) 保管賃貸業，(ル) 媒介周旋業，(ヲ) 集金案内広告業，(ワ) 教育研究調査業，(カ) 医療保健業，(ヨ) 通信報道業，(タ) 社会福祉事業および更生保護事業など。
2. 国，地方公共団体または法人の事業所
常時，従業員を使用する国，地方公共団体または法人の事業所。

2) 任意適用事業所（法第31条～34条）

任意適用事業所とは，強制適用事業所とならない事業所で，地方厚生局長などの認可を受け健康保険・厚生年金保険の適用となった事業所のことである。事業所で働く半数以上の人が任意適用事業所となることに同意し，事業主が申請して地方厚生局長などの認可を受けると任意適用事業所になることができ，働いている人は全員（被保険者から除外される人を除く）が加入することになる。

任意適用事業所になると，保険給付や保険料などは，強制適用事業所と同じ扱いになる。また，被保険者の4分の3以上の人が任意適用事業所の脱退に同意した場合には，事業主が申請して地方厚生局長などの認可を受け，任意適用事業所を脱退することができる。

(2) 被保険者

健康保険に加入し，疾病や負傷などをしたときに必要な給付を受けることができる者のことを被保険者という。ここでは，法第3条第2項の規定による被保険者以外の被保険者について説明する。

1) 被保険者になれる者

適用事業所に使用されている者は，国籍・性別・年齢・賃金の額などに関係なく，次の「適用除外」に該当する場合を除いて，すべて被保険者となる。短時間就労者（パートタイマー）も被保険者となれるが，週所定労働時間20時間以上，月額賃金8.8万円以上（年収106万円相当），勤務時間1年以上見込みで，職員501名以上の事業所に使用される短時間就労者も被保険者となる（学生を除く）。

2) 被保険者から除外される者

適用事業所に使用されても被保険者になれない者のことを適用除外といい，以下に該当する場合は，船員保険・国民健康保険など他の医療保険に加入することになる。

ア. 船員保険の被保険者。
イ. 国民健康保険組合の事業所に使用される者。
ウ. 健康保険の保険者，共済組合の承認を受けて国民健康保険へ加入した者。

エ．後期高齢者医療制度の被保険者。

また被保険者のうち，次の者は，法第３条第８項の規定による被保険者となる。

ア．臨時に２か月以内の期間を定めて使用され，その期間を超えない者。

イ．臨時に日々雇用される者で１か月を超えない者。

ウ．季節的業務に４か月を超えない期間使用される予定の者。

エ．臨時的事業の事業所に６か月を超えない期間使用される予定の者。

（3）任意継続被保険者（法第３条４項）

任意継続被保険者とは，退職しても元の勤務先の健康保険に，最長で２年間そのまま加入できる制度である。退職して，転職先を探しているのになかなか再就職できないときや，家族の加入している健康保険の被扶養者になれなかったときに利用できる。

もちろんこの制度を利用しないで，国民健康保険に加入することもできるが，一般的に任意継続被保険者になるほうが，国民健康保険に加入するより，保険料が安くなる場合が多い。もし退職前に手続きをする場合は，勤務先で手続きを行ってくれるケースもあるので，確かめるとよい。

１）任意継続被保険者の内容

A　加入条件

退職前まで，２か月以上継続して勤務先の健康保険に加入していることが必要である。

B　手続きの期限

退職の翌日から20日以内である。これを過ぎると，正当な理由がないかぎり申請を受け付けてくれないので，十分注意しなければならない。

C　保 険 料

本人が退職時に支払っていた保険料と，被保険者全員の平均の保険料を比べて，どちらか安いほうの保険料を支払うこととなる。

ただし保険料は，在職中は事業主と本人がそれぞれ，50％ずつの負担だが，任意継続被保険者になると本人が全額負担となる。しかし，それでも国民健康保険に加入するより，保険料が安くなる場合が多い。

また，雑所得や不動産所得など別の所得があったときも，保険料が高くなることはないが，一度決まった保険料は，任意継続被保険者に加入している期間は変らない。

D　注意事項

任意継続被保険者に加入できるのは最長２年間で，その後は他の医療保険制度に加入することになる。また，いったん加入すると，再就職や死亡以外の理由で，途中でやめることはできないのが普通である。また，在職中の健康保険とほぼ同等の保障があるが，保険料の支払いが遅れると，すぐに資格喪失になる場合があるので，注意を要する。

（4） 被保険者資格の取得と喪失

1）資格取得（法第 35 条）

適用事業所に使用されるようになった日に資格取得となる（初めて出勤した日が資格取得日となる。試用期間，研修期間でも報酬が支払われていれば資格取得となる）。

2）資格喪失（法第 36 条）

以下の場合に資格喪失となる。

ア．死亡した日の翌日。

イ．その事業所の業務に使用されなくなった日の翌日（p.100「（3）任意継続被保険者」で説明したケースを除く）。

4 保険医療機関

（1） 保険医療機関の指定申請，指定期限，指定の更新

病院または診療所が保険診療を行うには，その開設者が地方厚生局長に「保険医療機関指定申請」を行い，「保険医療機関」として厚生労働大臣の指定を受けなければならない。ただし，臨床研修等修了医師または臨床研修等修了歯科医師が個人で診療所を開設し，本人だけで診療に従事する場合（以下，開業医）は，この申請は不要である。ただし，勤務医も開業医も，健保等の患者を診療するためには**保険医**という資格が必要となるので，開業医も「保険医」の登録を地方厚生局に申請する必要がある（法第 64 条，第 65 条）。

保険医療機関の指定は，その指定の日から起算して 6 年（暦年）を経過したときに，その効力を失う（法第 68 条 1 項）。

引き続き保険医療機関の資格を維持するためには，期限日前に再度「保険医療機関指定申請」を行って指定を受ける必要がある。つまり 6 年ごとに指定更新をしなければならない。すなわち 6 年ごとに再指定の手続きをすることになるが，以下の①②の保険医療機関は，指定の効力を失う日前 6 か月～ 3 か月の間に指定更新の意思のない旨の申出をしない限り自動的に更新される（法第 68 条 2 項）。

①指定を受けた日から指定効力期限までの間，概ね引き続きその保険医療機関の開設者である保険医のみが診療に従事しているもの。

②その保険医療機関に複数の保険医がいるとしても，それらが開設者と同一世帯に属する配偶者，直系血族もしくは兄弟姉妹である場合。

（2） 保険医療機関の指定後の辞退，厚生労働大臣の行う取消し

1. 保険医療機関は，その指定を辞退することができるが，その場合は 1 か月以上前にその旨を届けなければならない（法第 79 条）。
2. 厚生労働大臣による指定の取消し。

保険医療機関に次のいずれかの行為があったときは，厚生労働大臣はその指定を取り消すことができる（法第80条）。

ア．勤務する保険医に「保険医療機関及び保険医療養担当規則」（以下，療養担当規則）に違反する医療を行わせたり，違反する医療が行われないようにするための相当の注意・監督が尽くされなかったりしたとき，または監督官公庁の吏員の調査に応じなかったり応じない従業員を放任したりしたとき。

イ．健保の診療報酬の請求に関して不正行為があったとき。

ウ．療養の給付に関する費用の請求等に不正行為があったとき。

エ．診療録等の提出を命じられても従わないときや虚偽の報告をしたとき。

オ．出頭の求めに応じないときや診療録，設備等物件の検査を拒み，妨げたとき。

カ．健保法以外の医療保険各法においてア～オのいずれかに相当する事由があるとき。

キ．開設者または管理者が健保法その他国民の保健医療に関する法律の規定により罰金刑に処せられたとき。

ク．開設者または管理者が禁錮以上の刑に処せられたとき。

ケ．健保法その他国民の保健医療に関する法律の規定またはこれらの法律に基づく命令や処分に違反したとき。

この取消し後5年間は，再度の指定申請または承認申請が行われた場合に，厚生労働大臣は，その指定または承認を拒むことができる（法第65条3項）。

（3）保険医の登録（法第71条）

保険医療機関で健保等の患者の医療に従事する医師，歯科医師は厚生労働大臣の登録を受けた者でなければならず，登録を受けた医師と歯科医師を**保険医**という（法第64条）。登録は本人が地方厚生局長宛に**保険医登録申請書**を提出することで行われる（地方厚生局都道府県事務所経由で提出）。登録されると**保険医登録票**が交付される。

（4）保険医の登録抹消の請求，厚生労働大臣の行う登録の取消し

1）登録抹消の請求（法第79条2項）

医師や歯科医師は，必ず保険医の登録をしなければならないわけではない。しかし，その登録を受けると「療養担当規則」を守り，診療その他に従事しなければならない義務が発生する。

したがって自費診療のみで医療を提供したいと思う医師や歯科医師は保険医の登録をする必要はないし，厚生労働大臣にその登録の抹消を求めることができる。その場合は，1か月以上前にその旨を厚生労働大臣に申し出なければならない。

2）厚生労働大臣による登録の取消し（法第81条）

保険医に次のいずれかの行為があったときは，厚生労働大臣はその登録を取り消すことができる。

ア．療養担当規則に違反する行為をしたとき。

イ．監督官公庁の吏員の調査に応じなかったとき。

ウ．健保法以外の医療保険各法においてアまたはイのいずれかに相当する事由があるとき。

エ．健保法その他国民の保健医療に関する法律の規定により罰金刑に処せられたとき。

オ．禁錮以上の刑に処せられたとき。

カ．健保法その他国民の保健医療に関する法律の規定またはこれらの法律に基づく命令や処分に違反したとき。

この取消し後5年間は，厚生労働大臣は，その者の登録申請を拒むことができる（法第71条2項）。

＊保険薬局および保険薬剤師についても健保法では同様の規定がある。

（5）保険医療機関における窓口徴収の取り扱い

1）定率法による「一部負担金」

一部負担金を「診療報酬の何割に相当する金額とする」という取り扱いを**定率法**といい，健保法では現在はこの方法を踏襲している。

2）窓口での「一部負担金」の支払い

保険診療に関して患者が負担する金額を**一部負担金**といい，負担率は次のように定められている。

①70歳に達する日の属する月以前である場合：3割

②70歳に達する日の属する月の翌月以後である場合（③の場合を除く）：2割

③70歳に達する日の属する月の翌月以後である場合であって，療養の給付を受ける月の標準報酬月額が28万円以上であるとき（現役並み所得者）：3割

＊70歳以上とは，70歳到達日の属する月の翌月からをいう。到達日が月の初日の場合は誕生月から，その他の場合は翌月から該当する。

④6歳に達する日以後の最初の3月31日まで（義務教育就学前）：2割

3）滞納一部負担金の保険者徴収制度

保険医療機関は，被保険者が一部負担金の一部または全部を支払わない場合は，これを保険者に対し請求することができる。

これは被保険者についてのみ適用され，被扶養者については保険者徴収の規定はない。

4）窓口徴収額の端数処理

保険診療における窓口徴収額に10円未満の端数が生じたときは，その端数を四捨五入して徴収する。

5）窓口徴収額の過収処理

診療報酬明細書が審査支払機関や保険者の審査により減点された場合に，1万円以上も一部負担金が払い過ぎになったという場合は，その一部負担金は，厚生労働省の通知により，基本的に返金するように努めなければならない。

保険給付　3

1　保険給付の種類

保険給付の種類は，大きく分けると２種類になる。一つは，患者が医療機関や薬局で医療の提供を受けた場合に行われる保険給付であり，もう一つは，傷病・死亡・分娩に伴って必要となる診療費以外の費用を現金で支給するという保険給付である。前者の分類は，外見上は同じ方法の保険給付のようであっても，法律上は異なる方法の保険給付となるものがあり，そのため，医療機関が窓口で徴収する負担金の名称やその取り扱いも異なることになるものがある。そして，患者の負担金が過重とならないような制度として，高額療養費支給制度がある。

以上の保険給付のほかに，訪問看護ステーション（指定訪問看護事業者が開設する事業所）の派遣する看護師等の看護を在宅療養の者が受けた場合の訪問看護療養費に関する保険給付もある。

2　療養の給付および入院時食事療養費など

（1）療養の給付

「療養の給付」とは，「患者が医療費を支払うことなしに医療が受けられるようにする助け方」をいう。健保の被保険者が被保険者証を保険医療機関に提出して医療を受ける場合の保険給付は，診療報酬の７割相当額が「療養の給付」となるため，被保険者は７割相当額の医療費は支払う必要がなく，診療報酬の３割相当額だけを「一部負担金」として保険医療機関に支払えば済む（一部負担金の10円未満は四捨五入）。医薬分業の場合に，被保険者が保険医から交付を受けた院外処方せんを保険薬局に提出して保険薬局で投薬を受けた場合は，調剤報酬の７割相当額が「療養の給付」となり，３割相当額だけを「一部負担金」として保険薬局に支払うことになる。

「療養の給付」となった診療報酬や調剤報酬の７割相当額は，保険者である全国健康保険協会や健保組合が後日に社会保険診療報酬支払基金（以下，支払基金）を通じて保険医療機関や保険薬局に支払ってくれることになる。ただし，健保の被保険者であっても，保険医療機関で受けた医療が選定療養，評価療養または患者申出療養の場合は，「療養の給付」ではない。これについては，p.107「（1）保険外併用療養費」で述べる。

（2）入院時食事療養費および入院時生活療養費（法第 85 条，第 85 条の 2，第 110 条 2 項）

1994（平成 6）年 10 月 1 日以降，入院患者に対する食事の提供を「療養の給付」として行わない制度になり，診療報酬点数表から給食料という項目が除外された。従前の給食料の保険給付においては，被保険者は給食料の 1 割相当額を負担し，被扶養者は 2 割相当額を負担することになっていたため（当時の負担率），著しく低い金額で入院時の食事が可能になり，それに比べて在宅療養の場合は，食事に多くの費用を要するという不合理があった。給食料の保険給付の廃止と入院時食事療養費の新設は，この不合理を埋めるためのものであったわけである。従来の給食という用語も廃止されて「**入院時食事療養**」と称することになり，その費用を「**入院時食事療養費**」と称し，金額で表示することになった。その費用は患者が医療機関に支払わなければならなくなるので，その費用のなかの一定の金額を保険給付として被保険者に支給し，被保険者を助ける制度になった。しかし，実際には被保険者に支給しないで，保険者が医療機関に支払い，これをもって「被保険者に入院時食事療養費を支給したものとみなす」扱いが行われる（法第 85 条 5 項・6 項）。この保険給付の行われない部分が実際に患者が支払う費用となり，これを**標準負担額**という。標準負担額は，平均的な家計の食費の状況や所得の状況等を考慮して厚生労働大臣が定める（法第 85 条 2 項）。

なお，2006（平成 18）年 10 月以降，療養病床に入院している 70 歳以上の者は，入院時食事療養費ではなく，**入院時生活療養費**の該当となった。また，2008（平成 20）年 4 月からは 65 歳以上の者に年齢が引き下げられた。

1）入院時食事療養費の金額

A　入院時食事療養（Ⅰ）〔1 食につき（1 日 3 食を限度）〕

a）b）以外の食事療養を行う場合　640 円

b）流動食のみを提供する場合　575 円

従前の基準給食に相当する食事の提供の場合がこれに該当し，厚生労働大臣の定めた基準の患者食を管理栄養士または栄養士が献立をして提供する場合で，地方厚生局長（以下，局長）に対し，開設者がこれに関する所定の届出を行った保険医療機関が算定する。病院における食事の提供は，全国的にこれに該当しているのが現実である。

「入院時食事療養（Ⅰ）」の費用を算定する医療機関は，次の加算を算定することができる。

①**特別食加算**：1 食につき（1 日 3 食を限度）76 円。

②**食堂加算**：1 日につき 50 円。

診療報酬明細書（以下，レセプト）に記入する場合は，97 食事欄を使用する。入院時食事療養（Ⅰ）の略号「Ⅰ」を用い，食事療法に係る 1 食当たりの所定金額および回数を記載する。また，特別食加算を算定した場合には「特別」の項の右の項に 1 食当たりの所定金額および回数を記載し，食堂加算した場合には「食堂」の項の右の項に 1 日当たりの所定金額および日数を記載する。なお，食堂加算の届出を行っている医療機関については，入院患者に食事を提供した場合は，食堂を使用しなくても加算できる（病棟単位で加算）。これは食堂設備費に対しての金額だからである。

B　入院時食事療養（Ⅱ）〔1食につき（1日3食を限度)〕

a）b）以外の食事療養を行う場合　506円

b）流動食のみを提供する場合　460円

これに該当する医療機関の場合は，局長への届出は不要である。該当するのは栄養士のいない医療機関および栄養士がいても「入院時食事療養（Ⅰ)」の基準を満たさない医療機関である。「入院時食事療養（Ⅱ)」の費用を算定する医療機関は，レセプトの「基準」の欄にⅡと記入する。加算できる費用はなく，食堂で食事を提供していても食堂加算を算定することはできない。

2）標準負担額

入院中の食事にかかる費用のうち，表4－3の食事代（これを**標準負担額**という）を患者が負担し，残りは「入院時食事療養費」として保険者が負担する制度である。なお，標準負担額は高額療養費の対象にはならない。

A　標準負担額の減額認定証

住民税非課税世帯の者は，保険者の窓口で申請すると，「標準負担額減額認定証」(70～74歳の者は「限度額適用・標準負担額減額認定証」）が交付される。

申請には，被保険者証，印鑑が必要であり，申請すると申請日の月の初日から有効の「減額認定証」が発行される。

B　標準負担額差額支給

やむを得ない事情により減額認定証の提示ができず，通常（一般の1食460円）の食事代を支払ったときは，申請により差額を支給できる場合がある。被保険者証，印鑑，病院の領収証，預金通帳を持参し，保険者で申請する。

表4－3　入院時食事療養費の標準負担額（1食につき）　(2021年度現在)

一般（70歳未満）	70歳以上の高齢者	標準負担額（1食当たり）	
●一般（下記以外）	●一般（下記以外）	460円	
		●（例外1）指定難病患者・小児慢性特定疾病児童等 ●（例外2）精神病床入院患者（＊1）	260円
●低所得者（住民税非課税）	●低所得者Ⅱ（＊2）	●過去1年間の入院期間が90日以内	210円
		●過去1年間の入院期間が90日超	160円
該当なし	●低所得者Ⅰ（＊3）	100円	

＊1　2015（平成27）年4月1日以前から2016（平成28）年4月1日まで継続して精神病床に入院している患者（経過措置として，当面の間)。

＊2　低所得者Ⅱ：①世帯全員が住民税非課税であって，「低所得者Ⅰ」以外の者。

＊3　低所得者Ⅰ：①世帯全員が住民税非課税で，世帯の各所得が必要経費・控除を差し引いたときに0円となる者，あるいは②老齢福祉年金受権者。

3）入院時生活療養費の金額

療養病床（長期にわたり療養を必要とする者が入院する病床）に入院する患者も，従来はほかの病床と同じく食材料費（入院時食事療養費）だけを負担していたが，2006（平成18）年10月からは介護型療養病床と同様に医療型の療養病床に入院する65歳以上の者〔年齢は2008（平成20）年4月より70歳から引き下げ〕にも食費の負担額が変更になるとともに，新たに光熱水費の負担が追加されることとなった（表4－4）。ただし，重篤な病状または集中的治療を要する者（入院医療の必要性が高い者）は光熱水費の徴収は免除される。

表4－4　入院時生活療養費・生活療養標準負担額　（2021年度現在）

<table>
<tr><th colspan="3" rowspan="2">療養病床に入院する65歳以上の患者</th><th colspan="2">標準負担額</th></tr>
<tr><th>食　事（1食）</th><th>居住費（1日）</th></tr>
<tr><td colspan="2" rowspan="2">一般の患者
（下記のいずれにも該当しない者）</td><td>入院時生活療養（Ⅰ）
を算定する医療機関に入院</td><td>460円</td><td rowspan="2">370円</td></tr>
<tr><td>入院時生活療養（Ⅱ）
を算定する医療機関に入院</td><td>420円</td></tr>
<tr><td colspan="3">厚生労働大臣が定める者
〔重篤な病状または集中的治療を要する者等〕*1
（低所得者Ⅰ・Ⅱを除く）</td><td>生活療養（Ⅰ）460円
生活療養（Ⅱ）420円</td><td>370円</td></tr>
<tr><td colspan="3">指定難病患者（低所得者Ⅰ・Ⅱを除く）</td><td>260円</td><td>0円</td></tr>
<tr><td colspan="3">低所得者Ⅱ*2（以下に該当しない者）</td><td>210円</td><td>370円</td></tr>
<tr><td rowspan="4">低所得者Ⅱ</td><td rowspan="2">重篤な病状または集中的治療を要する者等*1</td><td>申請月以前の12か月以内の入院日数が90日以下</td><td>210円</td><td rowspan="2">370円</td></tr>
<tr><td>申請月以前の12か月以内の入院日数が90日超</td><td>160円</td></tr>
<tr><td rowspan="2">指定難病患者</td><td>申請月以前の12か月以内の入院日数が90日以下</td><td>210円</td><td rowspan="2">0円</td></tr>
<tr><td>申請月以前の12か月以内の入院日数が90日超</td><td>160円</td></tr>
<tr><td colspan="3">低所得者Ⅰ（以下に該当しない者）</td><td>130円</td><td>370円</td></tr>
<tr><td rowspan="4">低所得者Ⅰ</td><td colspan="2">重篤な症状または集中的治療を要する者等*1</td><td>100円</td><td>370円</td></tr>
<tr><td colspan="2">指定難病患者</td><td rowspan="3">100円</td><td rowspan="3">0円</td></tr>
<tr><td colspan="2">老年福祉年金受給者</td></tr>
<tr><td colspan="2">境界層該当者*3</td></tr>
</table>

*1：「重篤な病状または集中的治療を要する者（厚生労働大臣が定める者（平18.9.8告示488)」とは，
①A101療養病棟入院基本料の入院料A～Fを算定する患者，②A109有床診療所療養病床入院基本料の入院料A・B・Cを算定する患者，
③A308回復期リハビリテーション病棟入院料を算定する患者，④A400の2短期滞在手術等基本料2を算定する患者。
*2：70歳未満の低所得者（住民税非課税／限度額適用区分「オ」は，70歳以上の低所得者Ⅱに相当。低所得者Ⅰは70歳以上にのみ適用される。
*3：負担の低い基準を適用すれば，生活保護を必要としない状態になる者。

3 保険外併用療養費および療養費の支給

（1）保険外併用療養費

1）保険外併用療養費の仕組み

2006（平成18）年10月施行の「健康保険法等の一部改正」により，従来の「特定療養費」が廃止され，新たに「**保険外併用療養費**」が設けられた。保険外併用療養費の仕組みは基本的には従来の特定療養費と同様であるが，保険給付の対象とすべきか否かについて評価を行うことが必要なものとする「評価療養」と，被保険者の選定に係るものとする「選定療養」に再編され，さらに2016（平成28）年より保険収載を前提に，一定の安全性・有効性等が確認されたものについて，「患者申出療養」が追加された。

評価療養とは厚生労働大臣が定める高度の医療技術を用いた療養やその他の療養であって，将来的に保険給付の対象として認めるかどうかについて適正な医療の効率化を図る観点から評価を行うことが必要な療養として厚生労働大臣が定めるものをいう。**患者申出療養**とは，未承認薬等を迅速に使用したいという患者の思いに応えるため，患者からの申出を起点とする新たな仕組みとして創設され，いずれも将来的に保険適用につなげるためのデータ，科学的根拠を集積することを目的とする。**選定療養**とは被保険者の選定による特別の病室（差額ベッド）の提供やその他厚生労働大臣が定める療養をいう。

保険外併用療養費を受けた場合には，療養全体のうちの「基礎的医療に係る部分」は保険給付の対象となるが，評価療養や選定療養に係る特別なサービス部分については保険給付外となり，患者（被保険者）の自己負担となる。

基礎的医療に係る部分（保険給付分）を**保険外併用療養費**といい，自己負担分を**保険外併用療養費の特別の料金**という。特別な料金については，金額の設定や患者負担金の徴収の有無は医療機関の任意とされている。

老人医療の特定療養費についても，2006年10月より保険外併用療養費に再編された。

例：総医療費が100万円，うち先進医療に係る費用が80万円だった場合

①先進医療に係る費用80万円は，全額を患者が負担する。

②通常の治療と共通する部分（診察，検査，投薬，入院料など）は，保険として給付される部分になる。

つまり保険給付分＝20万円（10割）のうち7割に当たる14万円が各健康保険制度から給付され，3割に当たる6万円が患者の一部負担金となる。

2）保険外併用療養費が行われた場合の保険扱いについて

「療養担当規則」の規定は，保険医療機関および保険医は，保険扱いの医療と保険のきかない自費扱いの医療を同一患者に併せて提供することを禁止している。このため，患者の希望で自費となる医療を提供するときは，点数表に掲げられた医療も自費の扱いにしなければならない。ただし，同規則では，保険による診療報酬を算定できない場合も，厚生労働大臣の認める場合にかぎり，診療報酬算定不可の部分だけを自費の扱いとし，これと保険扱いの医療とを併せて提供することができる旨をも定めている（療養担当規則５条の２，５条の４，18 条）。この場合は，事前に患者の同意を得ることが必要であり，この扱いの医療を**保険外併用療養費**という。

保険外併用療養が行われた場合の保険扱いとなる医療は，患者が被保険者であっても，保険給付が療養の給付とならず，法律上は，診療報酬に相当する金額の全額を被保険者が自己負担することになり，その７割相当額を保険者が被保険者に代って医療機関に支払い，これをもって「被保険者に保険外併用療養費という療養費を支給したものとみなす」扱いとなる。被保険者が実際に負担する自己負担金は，診療報酬の３割相当額だけで済むことになる。患者が被扶養者で入院の場合は，診療報酬の７割に相当する額が「保険外併用療養費としての家族療養費を被保険者に支給したものとみなす」扱いとなり，被扶養者が実際に支払う自己負担金は，診療報酬の３割に相当する金額となる。医療機関が保険外併用療養費を提供した場合は，保険扱いの医療について患者から以上の自己負担金の支払いを受けるとともに，自費扱いの医療費の支払いも併せて受けることになる。

保険外併用療養費のことを簡潔に説明すれば，「保険外併用療養費とは，自費扱いの医療と保険扱いの医療を一緒に行うことが許されている特別な医療の提供である。この場合の保険扱いの医療費は，その何割かを健保組合等の保険者が病院等に支払ってくれるが，その支払ってくれる医療費のことを保険外併用療養費という」となる。

A　掲示と事前の説明，患者の同意

療養担当規則で保険医療機関に対し，次のことを義務づけている。

①院内の見やすい場所に保険外併用療養費の内容と費用を掲示すること。

②患者が保険外併用療養費を希望した場合，その内容と費用を説明し，患者の同意を得ること。これを怠った場合は自費扱いに関する民法上の契約が結ばれなかったことになるためその費用を請求することができなくなる。

B　保険外併用療養費に関する領収証（法第 86 条４項）

保険医療機関等は，保険外併用療養費に対して患者から支払いを受けた際，保険扱いの費用と自費扱いの費用を区分して記載した領収証を患者に交付しなければならない。

（2）評価療養と選定療養の解説

表4－5のように分類されるが，N～Pについては本書では解説を割愛する。

1）評価療養

A　先進医療（高度医療を含む）

必ずしも高度な医療である必要はないが，既存の技術と異なった新しいものであり，既存の技術よりも優れた効果をもつ**先進技術**として承認されたものにつき，自費徴収と保険給付の併用が求められる。具体的には，有効性および安全性を確保する観点から医療技術ごとに医療機関に求められる一定水準の要件を設定し，要件を満たす医療機関が届け出ることで実施可能となる。先進医療は保険導入の前段階として保険診療との併用を認めたものであり，実施保険医療機関から定期的に報告を求めることとした。

B　医薬品の治験に係る診療

医薬品医療機器等法第2条17項に規定する**治験**（人体に直接使用される医薬品に係るものに限る）に係る診療を行った場合に診療の費用を治験依頼者から徴収できる。支給対象となる診療については，治験に係る診療のうち検査および画像診断に係る費用については保険外併用療養費の支給対象とはせず，投薬および注射に係る費用については，当該治験の対象とされる薬物の予定される効能または効果と同様の効能または効果を有する医薬品に係る診療については保険外併用療養費の支給対象とはしない。

C　医療機器，再生医療等製品の治験に係る診療

保険外併用療養費の支給対象となる治験は，医薬品医療機器等法第2条16項の規定による機械器具等に係るものに限る。支給対象となる診療については，治験に係る診療のうちの手術もしくは処置または歯冠修復および欠損補綴の前後1週間に行われた検査および画像診断，診療報酬上評価されていない手術および処置並びに歯冠修復および欠損補綴並びに当該治験に係る医療材料に係る費用については支給対象とはしない。

表4－5　評価療養と選定療養の分類

評価療養	選定療養
A　先進医療（高度医療を含む） B　医薬品の治験に係る診療 C　医療機器，再生医療等製品の治験に係る診療 D　医薬品医療機器等法（旧薬事法）承認後で保険収載前の医薬品の使用 E　医薬品医療機器等法（旧薬事法）承認後で保険収載前の医療機器，再生医療等製品の使用 F　医薬品の適応外使用 G　医療機器，再生医療等製品の適応外使用	H　特別の療養環境（差額ベッド） I　予約診療 J　時間外診療 K　大病院の受診 L　制限回数を超える医療行為 M　180日以上の入院 N　歯科の金合金等 O　金属床総義歯 P　小児う蝕の指導管理

D　医薬品医療機器等法承認後で保険収載前の医薬品の使用

医薬品医療機器等法上承認を受けた者が製造し，または輸入した当該承認に係る医薬品のうち，薬価基準に収載されていないものに対する患者ニーズに対応する観点から，当該投与に係る薬剤料に相当する療養部分について患者から徴収することができるものとし，保険外併用療養費の支給額には，薬剤料そのものの費用は含まない。

病院または診療所にあっては，薬剤師数が医療法に定める員数以上であること，そして2名以上の常勤薬剤師が配置され，医薬品情報管理室を有し，そこに1名以上の常勤薬剤師が配置されていること，薬学的情報の管理および医師等に対し情報提供を行っていることなどの要件を満たす必要がある。なお，医薬品医療機器等法上の承認を受けた日から換算して90日以内に行われた投薬について特別の料金を徴収することができる。

E　医薬品医療機器等法承認後で保険収載前の医療機器，再生医療等製品の使用

医薬品医療機器等法上の承認を受けた者が製造し，または輸入した当該承認に係る医療機器等のうち，保険適用されていない機器の使用を適切に行うことのできる体制が整っている場合には，当該医療機器等の使用に係る費用について患者から徴収することができるものとした。なお，保険適用希望書を提出してから，保険適用となるまでの240日以内に行われたものにかぎって特別の料金を徴収することができる。

F　医薬品の適応外使用

薬価基準に収載されている医薬品の医薬品医療機器等法に基づく承認に係る用法，用量，効能または効果と異なる用法，用量，効能または効果に係る投与に対する患者のニーズに対応する観点から，当該投与に係る薬剤料に相当する療養部分についてその費用を患者から徴収することができることとしたものである。具体的には厚生労働省設置法に規定する薬事・食品衛生審議会が事前の評価を開始した医薬品の投与にあっては，当該評価が開始された日から6月，一部変更承認の申請が受理された医薬品の投与にあっては，当該申請が受理された日から2年の範囲内で行われたものについて特別の料金を徴収することができるものとすること，投薬時点が上記期間内であれば，服用時点が上記期間を超える場合であっても特別の料金を徴収することができるものであること。

なお，保険外併用療養費の支給額には，薬剤料そのものの費用は含まれない。

G　医療機器，再生医療等製品の適応外使用

保険適用されている医療機器等の医薬品医療機器等法の承認または使用目的等と異なる使用に対して，患者のニーズに対応する観点から当該医療機器等に係る費用等に相当する療養部分についてその費用を患者から徴収することができることとしたものである。

ただし，病院または診療所にあっては，医療機器管理室を有し，臨床工学技士等が配置されていること，臨床工学技士等が医療機器等の保守管理等を一括して実施し，医師に対して医療機器等の操作方法，安全性情報等の情報提供を行っていることの要件を満たすことが求められている。その他の要件（事前の説明・患者の同意，妥当適切な料金等）は他の保険外併用療養費と同様である。

2）選定療養

H　特別の療養環境（差額ベッド）

医療法施行規則によれば，病院および診療所の療養病床の病室の床面積は，内法による測定で患者1人につき6.4m^2以上，それ以外の病室は，内法で測定して個室は6.3m^2以上，2床以上の病室は患者1人当たり4.3m^2以上となっている。そして，少なくとも床頭台と個人用の照明，小机および椅子（いす）の設備を有していなければならない（清潔な寝具の備え付けと寝具の洗濯は，健保の診療報酬制度によるもの）。医療機関が，これより優れた環境の病室（1病室当たり4床以下でなければならない）を設けた場合は，その病室の入院料を点数表の入院料より高額にすることができる。そして，患者が希望してその特別の環境の病室に入院したときは，医療機関が任意に定めた高額な入院料と点数表の入院料との差額を患者の自費により支払いを受けることができる。この扱いも選定療養であり，保険扱いの費用のうち，保険者から医療機関に支払われることになる保険給付は，保険外併用療養費ということになる。

特別の療養環境に係る料金が算定できない場合

ア．患者から同意書による同意の確認を行っていない場合。

イ．患者本人の「治療上の必要」により入室させた場合（術後患者で常時監視を必要とする場合等）。

ウ．病棟管理の必要性等から入室させた場合（MRSA等の感染患者であって，院内感染防止のため入室させた場合等）。

差額徴収の行える病床数の制限

全病床数に対するこの病床数の割合は，次の範囲内でなければならない。

ア．独立行政法人の国立病院→5割以下。

イ．地方公共団体が開設する医療機関→3割以下。

ウ．私的医療機関→5割以下。

エ．ただし，以上のほか，差額徴収の行われる病床数の特例が別途規定されている。

I　予約診療

外来診療について予約をした患者と予約をしない患者の診療時間を別個に設けるなど国の指示した条件に該当する医療機関にかぎり，予約をした患者から保険による窓口徴収のほかに予約料を徴収することができる。予約時間から一定時間（30分程度）以上患者を待たせないこと，診察時間も10分程度以上の診療時間を確保すること，医師1人につき1日約40人程度とすること，予約診療の時間は延べ外来診療時間の8割程度までとすること，予約をしていない患者についてもおおむね2時間以上待たせることのないように適宜診察を行うことなどの算定要件がある。

要件

ア．予約料の額は，社会的にみて妥当適切なものであること。

イ．予約診療をする日時をあらかじめ定めておくこと。

ウ．予約料を徴収するのにふさわしい形態で診療が行われること（待ち時間が少なくなるための時刻を予約による診療時刻とし，万一 30 分も待たせたような場合は予約料を徴収しないようにするなど）。

エ．予約をしない患者も診療が受けられるようにする態勢が十分に整っていること（予約患者と予約をしない患者の診療時間帯を別にするなどが，その例である）。

オ．ほかの医療機関の紹介状を持参した患者から予約料を徴収しないこと。

J　時間外診療

当該診療は，国民の生活時間帯の多様化や時間外診察に係るニーズの動向を踏まえて創設されたものであり，緊急の受診の必要性はないが患者の自己都合により時間外診察を希望した場合にかぎられる（緊急の場合はこれには該当せず，点数表上の時間外加算等を算定することとなる）。

要件

ア．自費とする料金は，点数表の時間外加算の点数に相当する金額を標準とする。

K　紹介状なしの大病院の受診

病院と診療所の機能分担の推進を図る観点から，ほかの保険医療機関等からの紹介なしに 200 床以上の病院を受診した患者については，自己の選択に係るものとして初診料を算定する初診に相当する療養部分についてその費用を患者から徴収することができるとした。医学的に初診といわれる診療行為が行われた場合であること，同時に 2 以上の傷病について初診を行った場合でも 1 回しか徴収できないことなどの算定要件がある。

また，200 床未満の病院または診療所に対し文書による紹介を伴う旨の申出を行ったにもかかわらず，当該病院を受診した患者については，自己の選択に係るものとして，外来診療料または再診料もしくはかかりつけ歯科医再診料に相当する療養部分についての費用を患者から徴収することができることとした。

2016（平成 28）年度より，特定機能病院および一般病床を 500 床以上有する地域医療支援病院に紹介状なしで受診する初診患者または他院紹介を申し出たにもかかわらず当院を受診した再診患者に対し，初診または再診時には高額な定額負担（初診時 5,000 円以上，再診時 2,500 円以上）が求められる（2018 年 10 月より，地域医療支援病院の対象が 400 床以上と変更され，さらに 2020 年 4 月から 200 床以上が対象となった）。

要件

ア．救急搬送等の患者の初診の場合は，この料金の徴収はできない。

L　制限回数を超える医療行為

従来，保険適用回数が制限されている医療行為については，患者の要望があるからといって制限回数以上に実施しても，その部分に対しては保険診療との併用が認められなかった。しかし，患者の要望に従い，患者の自由な選択の下に制限回数を超える医療行為が行われた場合については，制限回数を超える医療行為については保険診療との併用が認められることとなった。ただし，制限回数以上の検査を行うことのみの理由で，保険適用回数部分について保険給付を行うことは認められていない。

対象項目としては，①検査〔腫瘍マーカーのうち，癌胎児性抗原（CEA），α-フェトプロテイン（AFP），前立腺特異抗原（PSA）およびCA19－9〕，②リハビリテーション（心大血管疾患リハビリテーション，脳血管疾患等リハビリテーション，廃用症候群リハビリテーション，運動器リハビリテーションおよび呼吸器リハビリテーション），③精神科専門療法（精神科ショート・ケア，精神科デイ・ケア，精神科ナイト・ケアおよび精神科デイ・ナイト・ケア）であり，これらの項目については，その費用を患者から徴収することができることとした。

M　180日以上の入院

入院医療の必要性は低いが患者側の事情で長期間入院している者への対応を図る観点から，通算対象入院料を算定する保険医療機関への180日を超える入院については，患者の自己の選択に係るものとして，その費用を患者から徴収することができるとした。

入院期間は，保険医療機関を退院した後，同一の疾病または負傷により，当該保険医療機関またはほかの保険医療機関に入院した場合には，これらの保険医療機関で入院を算定していた期間を通算するか，現に入院している保険医療機関において通算対象入院料を算定していた期間を通算する。ただし，次の点に留意すること。

①3か月以上（特定疾患，悪性腫瘍は1か月以上）経過後の入院や新たな疾患・急性増悪による入院の場合は新たな入院日からカウントし，前回入院期間は通算しない。

②急性増悪のため，通算対象入院料を算定する病棟または介護療養病棟等から一般病棟に転棟させた場合，転棟日後30日間は特別の料金を徴収できない。

③退院後，同一傷病により当該医療機関またはほかの保険医療機関に入院した場合（治癒または治癒に近い状態になった後の入院を除く）は，入院期間を通算する。

なお，180日超であっても，入院医療の必要性が高い患者については，選定療養の対象から除外される。

要件

ア．患者への十分な情報提供を前提とし，特別の料金の額等に関する情報を文書により提供すること。

イ．徴収の対象となる療養に要するものとして社会的にみて妥当適切な範囲の額とし，入院料の基本点数の15％に相当する点数を基に計算される額を標準とすること。

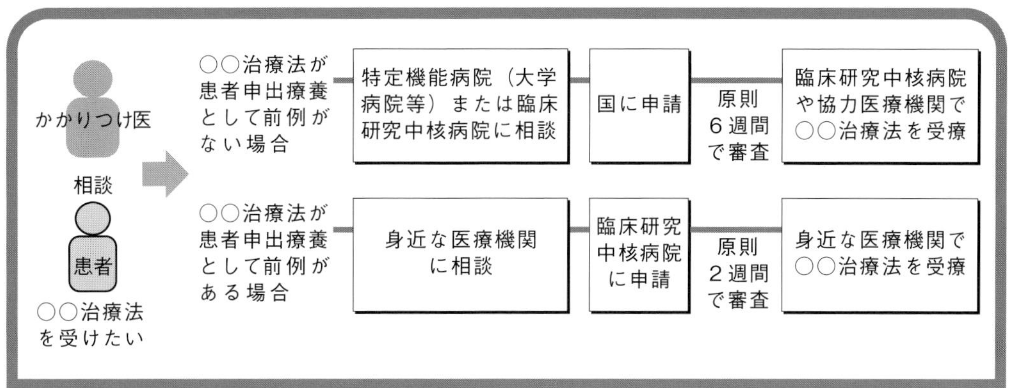

図4－3　患者申出療養の申し込みの流れ

（3）患者申出療養

患者申出療養は，国内未承認医薬品などを迅速に使用したいという困難な病気と闘う患者の思いに応えるため，患者からの申出を起点とする新たな保険外併用療養の仕組みとして創設された。将来の保険適用につなげるためのデータ，科学的根拠を集積することを目的としている。

対象は，①すでに実施されている先進医療を身近な医療機関で実施することを希望する患者に対する療養，②先進医療の実施計画（適格基準）対象外の患者に対する療養（対象年齢外患者，病期の進んだ患者，合併症を有する患者等），③先進医療として実施されていない療養（一部の国内未承認・海外承認医薬品等の使用や，実施計画作成が進まなかった技術等），である。申し込みの流れは図4－3を参照のこと。

（4）償還払いによる療養費の支給（療養費払い）

償還とは，「金銭を返済すること」をいう。健保の被保険者が，やむを得ない事情で医療費を自費で支払うことがある。この場合，保険者としては，「保険者が保険医療機関等に支払うべき診療報酬」を被保険者が立て替えて支払ってくれたことになる。このため，保険者は，やむを得なかった事情を認めたときは，診療報酬の7割相当額を被保険者に償還する。このような保険給付のことを**償還払い**または**療養費払い**という。以下が，「やむを得なかったと認められる事情」である。

1）被保険者証を所持しなかったため，自費で支払った場合

被保険者資格を取得したとしても，被保険者証の交付前に負傷したり病気になったりして保険医療機関に受診した場合は，医療費を自費で支払わなければならなくなる。被保険者証を持たずに旅行をし，旅先で保険医療機関に受診した場合も，医療費を自費で支払うことになる。このようなやむを得ない事情で保険医療機関に自費で医療費を支払った場合は，後日に被保険者が保険者に請求すれば，償還払いとして所定の療養費の支給を受けることができる。この請求に用いる法令様式を「療養費支給申請書」という。

2）地域に保険医療機関がなかった場合

保険医療機関のない僻地（へきち）で傷病になり，保険医療機関の資格のない医療機関で受診したり，緊急のため一般薬を購入したりした場合も，自費で支払った医療費について償還払いが行われるため，先に記した「療養費支給申請書」により，被保険者が保険者に請求する。外国に滞在中に病気になったり負傷したりして外国の医療機関で自費で医療を受けた場合も，これに該当する。

3）特別な傷病のために施術所で医療を受けた場合

あん摩マッサージ指圧師，はり師，きゅう師または柔道整復師の行う医療を**施術**といい，これらの者が開業して施術を行う所を**施術所**という。施術所は保険医療機関ではないから，被保険者またはその被扶養者（以下，患者）が施術所で医療を受けた場合の医療は，保険給付の対象とならず，患者は施術の費用を自費で支払うことになる。しかし，それがやむを得ない理由があった場合または特別な場合には保険給付の対象となり，そのときは患者が自費で支払った施術費のうち，公定料金の所定の割合の費用が償還払いの対象となる。以下のア～ウの場合がこれに該当する。

ア．医療機関のない僻地等で病気になったり負傷したりして，苦痛が著しく，緊急に医療が必要になったためにはり師の施術（苦痛の除去），または骨折等のために柔道整復師の施術を受けたとき。

イ．保険医療機関で医療を受けた患者であるが，保険医療機関で通常行う医療では効果が得られず，マッサージ，はりまたはきゅうによれば相当な効果が期待できるため，その施術に医師が同意したとき。相当な効果が期待できるものとして保険者が認めるのは，運動神経の麻痺に対するマッサージ，医師による適当な治療手段のない神経痛やリウマチ等に対するはりまたはきゅうである。これ以外の施術は医師が同意したとしても保険給付の対象とならず，保険者が認めない。

ウ．柔道整復師が打撲または捻挫の治療をする場合は，医師の同意を要しないが，骨折または脱臼の治療をするためには医師の同意を得ることを必要とし，緊急その他やむを得ない事由のある場合にかぎり医師の同意を得ないで骨折や脱臼の治療も行うことができる（柔道整復師法第 17 条）。医師の同意は，患者が得てもよく，柔道整復師が直接医師から得てもよいが，いずれの場合も，その同意は医師が患者を診察したうえで書面または口頭により与えられることを要する〔1949（昭和 24）年 6 月医収 662 号〕。

患者が柔道整復師の治療を受け，以上の条件に反することがなかった場合は，患者は「療養費支給申請書」により，その施術費の支給を申請することができる。しかし，全国健康保険協会の場合は，柔道整復師に被保険者証を提示し，患者が作成した委任状を提出して（申請と給付金受領の行為の委任），所定の施術費の 3 割に相当する自己負担金だけを支払って治療を受けることができる。この方法は，各都道府県知事と各都道府県内の柔道整復師の団体との間に締結された協定によることであるが，健保組合の健保であっても，柔道整復師と患者の合意のうえでこの方法が行われることもある。

4）供血者，治療用装具製作者に費用を支払った場合

自家採血輸血に際して供血者に支払う謝礼と交通費等は全額が患者の負担となり，特定保険医療材料としての点数を算定できないような治療用装具の製作費も全額を患者が製作業者に支払うことになる。この場合は，患者が供血者または製作業者に費用を支払った後に「療養費支給申請書」により費用の支給を申請する。

治療用装具製作費の償還払いが行われるのは，治療のために装具を必要とした場合である。たとえば，脊柱の負傷の患者にコルセットの装着が必要になることがある。このコルセットは患者の体形に合うものが必要なため，あらかじめ医療機関に用意しておくことができず，コルセットの支給を療養の給付とすることは困難である。このような場合は，保険医がギプスで採型（型どり）をし，そのギプスに合わせて業者がコルセットを製作する。そして，患者はコルセット製作業者に費用を支払い，その支払った費用を患者が保険者に請求し，償還払いが行われることになる（保険医の行った「採型ギプス」の技術料については，療養の給付や家族療養費としての保険給付が行われる）。

4 訪問看護療養費の支給

（1）指定訪問看護事業者

1994（平成6）年9月までは，訪問看護が医療機関によってのみ行われ，療養の給付の対象となっていたが（点数表により「C005の在宅患者訪問看護・指導料」を算定），その制度は存続したまま，別に特別な法人が都道府県知事（法改正により現在は厚生労働大臣）から「指定訪問看護事業者」という指定を受けて，訪問看護を事業とする制度が健保法に設けられ，1994年10月に施行された。

1992（平成4）年，老人保健法で施行された老人のみを対象とする「指定老人訪問看護事業者」（介護保険制度施行後は介護保険法による「指定居宅サービス事業者」として規定）の制度だが，健保法にはそのような制度は規定されなかった。ところが，1994年の健保法改正により，患者が付添看護師や付添者を雇った場合の付添看護に対する保険給付が廃止され，在宅療養の患者のために，それに代わるものとして新たに**指定訪問看護事業者**の制度を設ける必要が生じたのである。医療機関による訪問看護は，行うべき義務があるものではないため，訪問看護を専業とする「指定訪問看護事業者」による訪問看護の普及が必要になっている。

1）介護保険法による指定は健保法による指定もあったとみなす扱い

介護保険法による**指定居宅サービス事業者**（訪問看護事業を行う者に限る）の指定があったときは，健保法による「指定訪問看護事業者」の指定もあったものとみなす扱いのため（法第89条2項），同じ法人が両法律による事業を営むことになる。

2）指定を受けることのできる法人

以下の法人は指定を受けることができる（介護保険法の場合は法人であればよい）。

地方公共団体（都道府県，市町村），医療法人，社会福祉法人，その他の厚生労働大臣が定めた法人〔日本赤十字社（日赤），済生会，厚生農業協同組合連合会（厚生連），北海道社会事業協会などの公的医療機関の開設者，地域の医師会，看護協会等〕。

3）訪問看護ステーション，事業者

「指定居宅サービス事業者（訪問看護事業）」と健保法による「指定訪問看護事業者」の指定を受ける法人の多くが，医療機関という施設を設置し，その施設を診療のための事業所としているが，「指定訪問看護事業者」の指定を受けるためには，訪問看護を提供するための事業所も設置しなければならない。その事業所のことを**訪問看護ステーション**という（則 69 条）。介護保険法による「指定居宅サービス事業者」が設置する事業所は**老人訪問看護ステーション**というが，ひとつの事業所が両法律による事業所としての役割を担うことになる。

訪問看護ステーションに所属して訪問看護に従事するのは，次の職種の者である（法第 88 条 1 項，則 68 条）。

看護師，保健師，助産師，准看護師，理学療法士，作業療法士，言語聴覚士。

訪問看護ステーションには，省令の定める従業者を必置（法第 92 条 1 項）。

4）訪問看護ステーション単位の指定（法第 89 条）

指定訪問看護事業者の指定は，設置しようとする訪問看護ステーションごとに受けなければならない。同じ法人であっても訪問看護ステーションを 2 カ所以上設置しようとする場合は，1 カ所ごとに申請をして指定を受けることになる。

5）訪問看護指示書，受給手続，訪問看護の内容等（法第 88 条）

医療保険を利用して在宅で医療を受ける患者が訪問看護ステーションによる訪問看護を希望し，主治医がこれを必要と認めた場合は，患者の希望する訪問看護ステーションに対して**訪問看護指示書**を交付する。患者側は訪問看護提供者に被保険者証を提出する。

A　訪問看護対象者（法第 88 条，則 67 条）

訪問看護指示書の交付ができるのは，次のすべてが当てはまる病状の場合である。

①病状が安定し，またはこれに準ずる状態であること。

②居宅において看護師等の療養上の世話および必要な診療の補助を必要とする状態であること。

B　訪問看護の業務

訪問看護は，指示書に基づいて患者の心身の状況に応じた適切な看護を提供する。訪問看護を行う者は，あらかじめ主治医に訪問看護計画書を提出する。そして，看護と診療補助の業務の実施の都度，これを患者別に記録しておいて，その記録をまとめた訪問看護報告書を主治医に提出し，主治医は，それを診療上の参考にする。訪問看護を行う者は，病状や指示された診療補助業務等について疑問があれば主治医に問い合せ，主治

医はこれに適切な回答と指導をしなければならない。

C　訪問看護の回数

訪問看護の回数は，週に3回が限度である。ただし，末期の悪性腫瘍など厚生労働大臣が定める疾病の場合は週に3回を超えて訪問看護をすることができる。

D　医療機関の行う事務

訪問看護指示書を交付した保険医の所属する保険医療機関等は，診療報酬点数表による「C007 訪問看護指示料 300点」を算定し，患者の当月分のレセプトに記入する。

(2) 訪問看護療養費

訪問看護療養費とは，保険医療機関が算定する診療報酬に相当するものであるが，金額の表示となり，指定訪問看護事業者が所定の明細書に記載して支払基金または国民健康保険団体連合会（国保連合会）に提出し，健保・国保等の保険者に請求する。

(3) 指定訪問看護の療養費に対する保険給付

訪問看護療養費のうち，7割相当額が健保等の被用者保険の保険者から指定訪問看護事業者に支払われ，これをもって「被保険者に対し訪問看護療養費の支給があったものとみなす」扱いとなる（法第88条7項）。患者が被扶養者の場合は「被保険者に家族訪問看護療養費を支給したものとみなす」扱いとなる（法第111条3項）。

(4) 利用料

訪問看護ステーションの訪問看護を利用した者は，訪問看護療養費または家族訪問看護療養費のうち，保険給付の行われない金額については，これを指定訪問看護事業者に支払わなければならない。支払う料金を「利用料」と称し，「基本利用料」と「その他の利用料」に分けられ，次の金額となる。

1）基本利用料（法第88条8項）

被保険者・扶養養者ともに訪問看護療養費の3割相当額（利用料の10円未満の端数は四捨五入する）。

2）その他の利用料

「その他の利用料」については保険給付が行われない。次の利用料の全額が利用者の負担となる（平成12年厚生省令第80号）。

A　営業時間外の訪問看護の高額な費用と所定の費用との差額

訪問看護ステーションの営業時間以外の時間に（利用者の求めにより）訪問看護が行われた場合の訪問看護療養費は，所定の費用より高額な費用となる。その高額な費用と所定の費用との差額は，全額が利用者の負担となる。

B　指定訪問看護の提供のための実費

指定訪問看護の提供のために看護師等が必要とした交通費，おむつ代等は，その実費に相当する金額の範囲内で指定訪問看護事業者が算定した金額が利用者の負担となる。

3）利用料等の説明義務，領収証に関する義務（法第 88 条 9 項，則 72 条）

訪問看護ステーションは訪問看護の提供に際して，あらかじめ，「基本利用料」と「その他の利用料」の内容およびその金額を利用する患者またはその家族等に説明しなければならない。利用料の支払いを受けた際に交付する領収証には，「基本利用料」と「その他の利用料」をその費用ごとに区分して記載しなければならない。

5 診療費以外の保険給付

（1）傷病手当金（法第 99 条）

傷病手当金とは，業務外の疾病や負傷により休業中に被保険者とその家族の生活を保障するために設けられた制度であり，そのために業務を休み，事業主から十分な報酬が受けられない場合に支給される。なお，任意継続被保険者は，傷病手当金は支給されない（法第 104 条による継続給付の要件を満たしている者は除く）。

傷病手当金は，被保険者が疾病や負傷のために働くことができず，業務を休んだ日が連続して 4 日間以上あり 4 日目以降，休んだ日に対して支給される（3 日目までは待期といい支給されない）。ただし，休んだ期間について事業主から傷病手当金の額より多い報酬額の支給を受けた場合には，傷病手当金は支給されない。

1 日当たりの支給額は，以下の計算による。

$$\left[\begin{array}{c}\text{支給開始日}^{*}\text{以前の継続した 12 か月間の}\\\text{各月の標準報酬月額を平均した額}\end{array}\right] \div 30\text{ 日} \times \frac{2}{3}$$

＊支給開始日：一番最初に給付が支給された日のこと。

支給期間は，支給開始日から通算して 1 年 6 か月間であり，途中で勤務可能になれば，支給が打ち切られる。なお，働くことができない期間について，ア～ウに該当する場合は，傷病手当金の支給額が調整されることとなる。

ア．事業主から報酬の支給を受けた場合。

イ．同一の傷病により障害厚生年金を受けている場合（同一の傷病による国民年金の障害基礎年金を受けるときは，その合算額）。

ウ．退職後，老齢厚生年金や老齢基礎年金または退職共済年金などを受けている場合（複数の老齢給付を受けるときは，その合算額）。

- ア～ウの支給日額が，傷病手当金の支給額より多いときは，傷病手当金は支給されない。支給額より少ないときは，その差額を支給することとなる。

（2）出産育児一時金，家族出産育児一時金（法第 101 条，114 条）

被保険者や被扶養者が出産をしたとき，1 児ごとに一定額が一時金として支給される。これを出産育児一時金（被保険者の出産）または家族出産育児一時金（被扶養者の出産）という。給付される金額は，産科医療補償制度に加入している医療機関での出産は一律

42 万円，在胎週数が 22 週未満の出産や未加入医療機関での出産は 40 万 8,000 円となる。組合や地域などによって，金額がさらにプラスとなるところもある。なお，2023（令和5）年度から 47 万円への増額を政府が検討している（2022 年 11 月現在）。

多生児を出産したときは胎児数分だけ支給されるので，双子の場合は 2 倍，三つ子の場合は 3 倍になる。また，死産や切迫流産の場合でも，妊娠月数 3 か月を超えている（85 日目以降）場合は出産育児一時金（家族出産育児一時金も同様，以下同じ）が支給される。

出産育児一時金の請求は保険者の各窓口で，申請書類をもらい，書類内の証明欄に病院または市区町村から証明を得たうえで，各所属の窓口へ提出する。被保険者は産前休業に入る前に申請書を受け取っておくようにすることが肝要である。

以前は出産育児一時金の請求は出産後となり，退院時の支払いには間に合わないため，出産用の資金として先に使いたい場合は，出産費貸付制度を利用する方法もあった。しかし，2009（平成 21）年 10 月からは，出産にかかる費用に出産育児一時金を充てることができるよう，保険者から出産育児一時金を医療機関等に直接支払う仕組み（直接支払制度）に変わり，まとまった出産にかかる費用を事前に用意する必要がなくなった。さらに 2011（平成 23）年 4 月以降は直接支払制度が改善され，小規模施設等では「受取代理制度」が行われている。**受取代理制度**とは，出産育児一時金の請求を妊婦が行う際に，分娩予定の医療機関にその受取りを委任することにより，医療機関へ直接，出産育児一時金を支給する制度である。

（3）出産手当金（法第 102 条）

出産手当金とは，被保険者が出産のために指定された条件の期間に仕事を休む場合に支払われる。つまり，出産のために仕事に就けず給料が得られないことへの，所得保障の意味合いがあるといえる。健康保険の被保険者であり，出産した人に支給される。ただし，傷病手当金と期間が重複している場合は，重複期間の傷病手当金は支給停止となる（法第 103 条）。1 日当たりの給付金額の計算方法は，前頁に示した傷病手当金と同じである。受け取れる日数は次のとおりである。

出産手当金日数＝（産前 42 日±予定日とのずれ）＋産後 56 日

上記のとおり，出産予定日の前の 42 日間（多胎妊娠の場合 98 日）と，産後 56 日間である。予定日よりも出産が遅れた場合は，その分プラスされる。ただし予定日よりも早く出産となるとマイナスされる。

請求は，出産後 56 日以降に，「出産手当金請求書」に勤務先および病院に証明をしてもらい，各保険者の窓口で行う。

（4）埋葬料，家族埋葬料，埋葬費（法第 100 条，113 条）

被保険者が死亡したときは，被保険者に扶養されていた遺族に「埋葬料」が支給される。また，遺族がいない場合には，実際に埋葬を行った人に，埋葬料の範囲内で実費が「埋

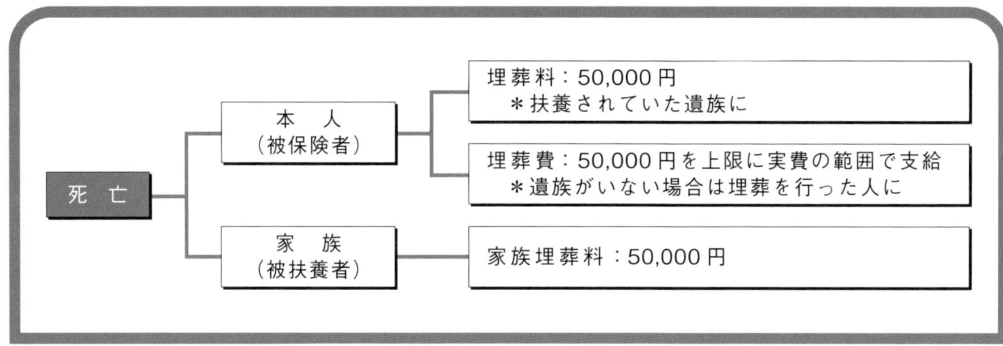

図4－4　埋葬料，家族埋葬料，埋葬費

葬費」として支給される。また，被扶養者が死亡したときは「家族埋葬料」が支給される（図4－4）。

（5）移送費，家族移送費（法第97条，112条）

入院や転院に際して交通機関を利用することを「移送」といい，その運賃を「移送費」という。健保法では，命令の定める条件に該当する移送の場合にかぎり，患者が被保険者の場合は「移送費」を，患者が被扶養者の場合は「家族移送費」を被保険者に支給する旨を規定している。

疾病や負傷で移動が困難な者が，医師の指示で一時的・緊急的必要があり，移送された場合は，移送費または家族移送費が現金給付される。

1）支給要件

移送費の支給は，次のいずれにも該当すると保険者が認めた場合に行われる。

- 移送の目的である療養が，保険診療として適切であること。
- 患者が，療養の原因である疾病や負傷により移動が困難であること。
- 緊急，その他やむを得ない事情があること。

2）支 給 額

移送費の支給額は，最も経済的な通常の経路および方法により移送された場合の旅費に基づいて算定した額の範囲での実費となる。なお，必要があって医師等の付添人が同乗した場合のその人の経費は，「療養費」として支給される。

6 高額療養費支給制度

（1）制度の概要

高額療養費とは，病院などの窓口で支払う患者負担金を一定額以下にとどめる目的で自己負担限度額を超えた金額が支給される制度である。1か月間（同暦月内）に同一の保険医療機関でかかった費用を世帯単位で合算し，自己負担限度額を超えた分について支給される。

対象は療養の給付，家族療養費および訪問看護療養費に限られ，入院時食事療養，入院時生活療養にかかる標準負担額については計算対象とならない。また，入院時の特別料金（部屋代の差額），歯科材料における特別料金，先進医療の先進技術部分，自費診療を受けて償還払いを受けた場合における算定費用額を超える部分など，保険外の負担についても対象外である。

従来，自己負担限度額を超えた分について後に支給されていたが，事前に手続きをすれば自己負担限度額を超えている分について医療機関に支払う必要がなくなった。注意するべき点としては，同月内同一保険医療機関が原則のため，月をまたがった場合（月末から月初に入院した場合など）や，保険医療機関をまたがった場合は，高額な療養費を負担していても合算されないため自己負担限度額を超えずに支給を受けられない場合がある。また，70 歳未満と 70 歳以上では計算方法が異なる。

高額療養費支給にかかわる留意点

①同月の定義：暦月（月の初めから終わりまで）で計算する。

②多数回該当:直近の12か月間にすでに3回以上高額療養費が支給されている場合，その月の上限額に適用する。

③同一保険医療機関の定義：

- 保険医療機関ごとに区別する。
- 歯科とその他の診療科は区別する。
- 入院と外来は区別する。
- 保険薬局の場合は，それと対応する病院または診療所における療養に要した費用と合算する。

（2）自己負担額の上限

被保険者または被扶養者が同月内に同一医療機関に支払った自己負担額が表４－６，７に示す自己負担限度額を超えた場合に超えた分が払い戻される。

（3）世帯合算

１人１回分の窓口負担では高額療養費の支給対象とならない場合でも，複数の受診や同一世帯のほかの者（同じ医療保険に加入している場合に限る）の受診について，窓口でそれぞれ支払った自己負担額を１か月（暦月）単位で合算することができ，その合計額が一定額を超えたときに，超えた分が高額療養費として支給される（図４－５）。ただし，70 歳未満の者の受診については 21,000 円以上の自己負担のみ合算される。

表4－6　70 歳未満の自己負担限度額

対象者	自己負担限度額（月額）	多数該当
ア　標準報酬月額 83 万円以上	252,600円＋(医療費－842,000円)×1％	140,100 円
イ　標準報酬月額 53 万～ 79 万円	167,400円＋(医療費－558,000円)×1％	93,000 円
ウ　標準報酬月額 28 万～ 50 万円	80,100 円＋(医療費－ 267,000 円)× 1％	44,400 円
エ　標準報酬月額 26 万円以下	57,600 円	
オ　低所得者：住民税非課税	35,400 円	24,600 円

表4－7　70 歳以上の者の負担上限額

適用区分		ひと月の上限額 外来（個人ごと）	ひと月の上限額 （世帯ごと）	多数該当
現役並み	年収約 1,160 万円～ 標報 83 万円以上／課税所得 690 万円以上	252,600 円 ＋(医療費－ 842,000)× 1 ％		140,100 円
	年収約 770 万円～約 1,160 万円 標報 53 万円以上／課税所得 380 万円以上	167,400 円 ＋(医療費－ 558,000)× 1 ％		93,000 円
	年収約 370 万円～約 770 万円 標報 28 万円以上／課税所得 145 万円以上	80,100 円 ＋(医療費－ 267,000)× 1 ％		44,400 円
一般	年収 156 万円～約 370 万円 標報 26 万円以下 課税所得 145 万円未満等	18,000 円 〔年 14 万 4,000 円〕	57,600 円	44,400 円
住民税非課税等	Ⅱ　住民税非課税世帯	8,000 円	24,600 円	
	Ⅰ　住民税非課税世帯 （年金収入 80 万円以下など）		15,000 円	

注）1つの医療機関等での自己負担（院外処方代を含む）では上限額を超えないときでも，同じ月の別の医療機関等での自己負担を合算することができる。この合算額が上限額を超えれば，高額療養費の支給対象となる。

（4）入院時の窓口負担

加入している医療保険から事前に「所得区分」の認定証*を発行してもらうことにより，医療機関窓口での支払いを負担上限額までにとどめることができる。

＊ 70 歳以上の者については所得区分の認定証がなくてもよいが，低所得者区分の適用を受けるためには認定証が必要。

（5）長期高額療養費の支給制度

慢性腎不全（人工腎臓を実施している者），血友病患者（血漿分画製剤を投与している先天性血液凝固第Ⅷ因子障害または先天性血液凝固第Ⅸ因子障害者）および後天性免

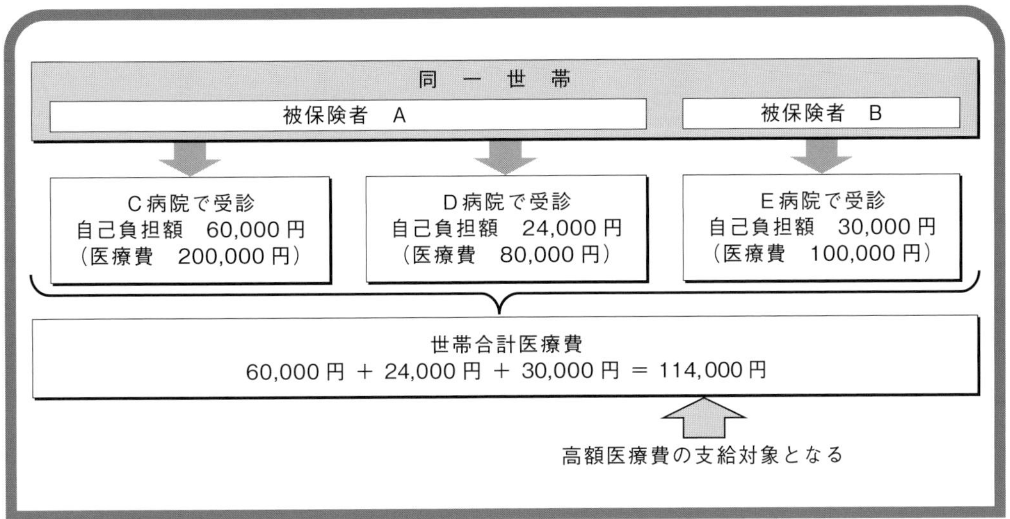

図４－５　高額療養費支給─世帯合算の例

疫不全症候群（血液製剤に起因する者）の場合は，著しく長期にわたり継続する医療を必要とするため，自己負担限度額１万円までと規定されている。

保険医療機関は，これらの疾病の患者が健保で医療を受けた場合には，徴収する負担金は１か月に１万円を限度とし，１万円に達したら当月の窓口徴収は行わない。１万円を超える負担金は，保険者が被保険者または被扶養者に代わり保険医療機関に支払う。

ただし，人工腎臓を実施している者で70歳未満の上位所得者およびその被扶養者は，自己負担限度額が２万円までとなる（特定疾病療養受療証の申請・交付・提出が必要）。

7 保険給付の制限

保険給付の全部または一部を行わない扱いを「保険給付の制限」という。

被保険者またはその被扶養者のいずれか一方の傷病等に関して保険給付が制限される場合に，それを理由として他方の傷病等に関する給付までも制限するというものではない。他方の傷病等については保険給付が行われるのである。

また，給付制限事由に該当した場合であっても，埋葬料または埋葬費の保険給付だけは，制限されることがなく，その支給が行われる。

（1）最も厳しい給付の制限

1）健康保険の扱いを不可とする傷病の原因

こうすればこのような結果になる，ということを認識しながらあえて行うことを「故意」というが，次のＡまたはＢに掲げる故意の行為が原因で傷病を得た場合は，医療はもちろん，埋葬関係以外のすべての保険給付が行われない。保険医療機関等としては，これに該当する患者の医療は自費（全額実費）の扱いで行うことになる。したがって，患者に対し自費であることを事前に患者側に説明して納得させておくことが必要である。

故意の行為が原因で本人が死亡した場合の埋葬料または埋葬費の保険給付だけは制限されないが，これは埋葬を行う者には責任がないからである。しかし，埋葬を行う者が本人を教唆（きょうさ）（そそのかすこと）し，または幇助（ほうじょ）（犯罪等を助けること）した者であるときは，埋葬料等の支給も行われない。

A　故意に事故（傷病）を起こしたとき（法第 116 条）

自殺未遂で医療が必要になった場合，これに該当する。

B　故意の犯罪行為が原因の事故（傷病）のとき（法第 116 条）

犯罪行為だと知りつつ犯す犯罪行為が「故意の犯罪行為」であるが，故意の犯罪行為が原因といえるか否かの解釈は，「相当因果関係説」という考えかたで判断し，「条件説」という考えかたで判断してはならないことになっている。

2）条件説は不可，相当因果関係説によること

権利と義務に関係することを**民事**といい，保険給付のことは民事である。民事の場合の因果関係（原因と結果の関係）は，法学，判例とも必ず**相当因果関係説**で論ずることになっていて，刑事事件とする場合も，原則としては相当因果関係説が採用され，特別な場合にのみ最後条件説または最有力条件説という**条件説**が採用されるのである。

A　条 件 説

「直接的な原因は犯罪行為でないとしても，それを理由として責任なしということにはできない。なぜなら，その前の犯罪行為がなかったなら負傷するような事故にはならなかったからだ。だから，この負傷は，故意の犯罪行為が原因である」というように間接的なことを原因とする考えかたを条件説という。

B　相当因果関係説

直接的なことのみを原因とする考えかたを相当因果関係説という。この考えかたが通説になって支持されるのは，条件説によったのでは，次のCに例示するような不合理があったり，車にはねられて入院した者が入院先の病院の火事で焼死した場合に，焼死の原因を車ではねたことだとしたり，さらに拡大して，車を運転したのは交通機関のストライキによって電車で通勤できなかったためだから労働組合が焼死の原因を招いたなど際限なく原因が生まれるからである。車を運転した者の責任は車ではねたことであって，焼死の原因は病院の防火管理が不十分だったとすべきである。労働組合には何の責任もないことだ。

C　無免許運転の者のハンドル操作の失敗による負傷

無免許でバイクを運転した者がハンドル操作に失敗して転倒し，負傷した場合は，無免許運転という故意の犯罪行為を原因とする負傷ということにはならない。無免許でも事故を起こさない者もおり，免許があっても事故を起こす者が多数いるため，免許の有無は負傷の直接的原因には無関係なことである。負傷の直接の原因は，運転技術の未熟または未熟な者が払うべき注意を怠ったという過失だということになる。技術の未熟も過失も故意の犯罪行為ではないため，このような負傷者が病院等に被保険者証を提出したときは，保険の扱いで医療を提供しなければならない。

D　赤信号無視で車を暴走させたのが原因の負傷

赤信号を無視して車を暴走させた者が，左から来た車に激突されて負傷した場合は，信号無視という故意の犯罪行為が直接の原因となった負傷であるから，この負傷者の医療については健保の扱いにすることができない。

（2）病院等には給付制限の決定権がない事項

1）闘争，泥酔または著しい不行跡が原因の傷病（法第 117 条）

A　医療機関では健康保険の扱いとする

闘争（暴力による争い），泥酔（酔いつぶれて正体を失うこと）または著しい不行跡（不品行）が直接の原因になって負傷したり発病したりしたのは給付制限の対象であるが，その患者が被保険者証を提出した場合は，保険医療機関としては次の扱いをしなければならない。

①健保の扱いで医療を提供する。自費の扱いにしてはならない。

②遅滞なく全国健康保険協会または健保組合に対し，「療養担当規則」の第 10 条に規定する通知を行う。

B　給付制限事項，健康保険の扱いにする理由

この患者に関する保険給付のことは，全国健康保険協会または健保組合が判断して，次のいずれかの決定をする。

①すべての保険給付を行い，給付制限はまったく行わない。

②医療については保険給付をするが，被保険者が傷病手当金の請求をしたときは，その全部または一部を支給しない。

③医療と傷病手当金のいずれの保険給付も行わない。

保険医療機関には，これを決定する権限がない。

C　医療に関する給付は行わないと決定したとき

保険医療機関等には保険による所定の診療報酬が（支払基金の審査を経て）支払われる。全国健康保険協会または健保組合は，保険医療機関等に支払った診療報酬と同額の費用を被保険者に請求して返還させる。

2）患者が不当に療養上の指示に従わないとき（法第 119 条）

この場合も，保険医療機関等は，「療養担当規則」の第 10 条による保険者への通知義務を負う。健保法の規定を意訳すれば，この場合は絶対に保険給付を行わないということではなく，「保険給付の一部を行わないこともできるし，行ってもよい」ということである。保険医療機関等から通知を受けた保険者では，次のいずれかの扱いをする。

①患者に注意をして保険医の指示に従う旨を約束させ，保険給付を行う。

②患者が不真面目で手の施しようがない場合にかぎり，1か月間のうち，おおむね10日間を標準として給付を制限することとし，被保険者証の提出を命じ，その療養給付記録欄に，指示に従う必要のある傷病名と保険給付の停止期間を記載する〔以上は1951（昭和26）年5月保険発37号に基づく〕。

3）傷病手当金および出産手当金の支給，不支給の制限について（法第120条）

A　健康保険法の規定

健保法では，保険者は偽りその他不正の行為により保険給付を受け，または受けようとした者に対して，6か月以内の期間を定め，その者に支給すべき傷病手当金または出産手当金の全部または一部を支給しない旨の決定をすることができると規定している。そして，「この不正行為のあった日の翌日から起算して1年を過ぎたら，支給することを妨げない」とする旨を定めている（これは時効ということではない。時効は，元々それを行う権利がなかったとされてしまうことである。この規定は，「その権利のあったことは認めるが，1年経過後は，支給することを妨げない」ということである）。

B　通達による取り扱い

この給付制限は，「不正行為をした日の1日に対し，10日を標準」として行う。そして，「不正行為のあった日から向う1か月間は支給を制限する」と決定したり，「不正行為のあった日から向う3か月間は支給を制限する」と決定したりするのだが，「向う6か月以内は」とするのを限度とし，向う7か月以内はとする決定は行わない。また不正行為が軽微なもので，初めてのときは，この給付制限は行わない扱いとする〔1928（昭和3）年10月保発665号〕。

4）保険給付に関係する質問等に応じなかったとき

A　保険者の調査権，患者側の不当な拒否

全国健康保険協会や健保組合は，保険給付を行ううえで正確なことを確かめる必要があると判断した場合は，保険給付を受ける者（当該保険給付が被扶養に係るものである場合には，当該被扶養者を含む）に対し，文書その他の物件（X線写真，心電図等）の提出もしくは提示を命じ，または当該（その）職員に質問もしくは診断をさせることができる（法第59条）。正当な理由がないのにこの命令に従わず，または答弁もしくは自身の受診や被扶養者の受診を拒否したときは，保険給付の全部または一部を行わないことができる（法第121条）。

B　給付を制限する範囲

たとえば，胃潰瘍で長期間入院中の患者に皮膚病もあるという場合に，胃のX線写真を提出させ，健保組合の医師が写真を診断したとする。その結果胃潰瘍が現在も入院を必要とすると診断できたなら，その医療とそのための入院に対して保険給付を行おうとしたのに，被保険者が「病気を疑われたのは心外だ。写真の提出は断る」などと言って写真を提出しなかったときは，胃潰瘍の治療とそのための入院については保険給付を

行わないが（自費となる），皮膚病の治療は，これと無関係なので保険給付をする扱いとする。「保険給付の一部を行わない」とするのは，このことをいう。もし胃潰瘍のみが疾患だという場合なら，「保険給付の全部を行わない」ことになるのである。

C　調査拒否の罰則とは無関係

厚生労働省の職員が，A と同様の調査を被保険者等に行うことがあり（法第 198 条），被保険者等が，不当に応じなかったときは，健保法の罰則のなかで犯罪として 30 万円以下の罰金刑を定めている（法第 209 条）。給付制限に関する調査は，厚生労働省の職員が行うことではなく，調査のことを定めた条項が別であるから，給付制限関係の調査拒否については罰則が適用されない。

5）少年院，刑務所等に収容されているとき

患者が次のいずれかに収容または拘禁されている期間は，傷病または分娩に関係する保険給付が停止される（法第 118 条 1 項）。停止されるのは，埋葬料（費）以外のすべての保険給付で，傷病手当金等の支給も停止されることになる。

①少年院その他これに準ずべき施設に収容されているとき

②刑事施設（刑務所），労役場その他これらに準ずる施設に拘禁されているとき

この期間の傷病または分娩に対しては，他の法令による保障が行われる。被保険者が刑務所等に入れられている期間でも，その被扶養者に関する保険給付（家族療養費等）は行われるので，被扶養者が健保で医療を受けられなくなるようなことはない（法第 118 条 2 項）。

日雇特例被保険者の制度　4

1　日雇特例被保険者制度とは

日雇もしくは短期間の契約で使用される労働者（事務等に従事する者も含む）の就労状況は流動的かつ不安定である。また低賃金でもあることから，いったん健康を損なうとただちに生活基盤が崩れ，生活困窮に陥ることになる。そのため，医療機関受診者に占める割合は少数であるが，健保法のなかに特殊な保険制度が設けられている。この制度による被保険者を**日雇特例被保険者**という。

1984（昭和 59）年 10 月 1 日に施行された健保法等の一部改正により従来の日雇健保法が廃止され，健保法等の体系に組み込まれて，現在の日雇特例被保険者となった。

2 保険者と被保険者

(1) 保 険 者

管掌する保険者は全国健康保険協会である。この制度による事業主と被保険者の行う申請・届出等は，都道府県の年金事務所が政府に代って受け持っている。ただし，厚生労働大臣が指定する地域（小さな市と町村）に居住する日雇特例被保険者に直接関係する事務とその事業主の行う報告の受理に関する事務は，市役所または町村役場が受け持っている（法第123条，令61条）。

(2) 被保険者

2002（平成14）年10月1日に施行された健康保険法等の一部改正により条文の組み替えが行われたが，日雇特例被保険者とその被扶養者の範囲，適用除外，手続き等は従来と変更はない。保険給付については，健保の被保険者に準ずることになっている。

1）日雇特例被保険者となる者

適用事業所に使用される次の①～④に掲げる者は，日雇特例被保険者となる（法第3条1項）。

また，日雇特例被保険者になったときは，その日から起算して5日以内に住所地の年金事務所（指定地域に居住の場合の指定市町村を含む。以下この章において同じ）に，**日雇特例被保険者手帳**（以下，被保険者手帳）の交付を自ら申請しなければならない（法第126条）。

①日々雇い入れられる者（ただし，同一の事業所に1か月を過ぎてからも引き続き使用されるに至ったときは，1か月を過ぎた日に通常の健保の被保険者に変わる）。

②2か月以内の契約で使用される者（ただし，同一の事業所に，2か月を過ぎてからも引き続き使用されるに至ったときは，2か月を過ぎた日に通常の健保の被保険者に変わる）。

③季節的業務に使用される者（ただし，継続して4か月より長く使用される契約の者は，当初から健保の被保険者である）。

④建築工事や道路工事などの臨時の事業の事業所に使用される者（ただし，継続して6か月より長く使用される契約の者は，当初から通常の健保の被保険者である）。

2）被扶養者，被扶養者届

日雇特例被保険者の被扶養者の範囲は，通常の健保の被保険者の範囲と同様である。被扶養者のことも，被保険者が「被扶養者届」を次により年金事務所に直接提出する（則120条）。

①被扶養者を有する者が被保険者手帳の交付を申請するときは，そのとき同時に被扶養者届も提出する。

②被保険者手帳の交付を受けた後に新たに被扶養者が生じたときは，そのときから5日以内に被扶養者届を提出する。

③被扶養者がいなくなったときは，ただちにその旨を届け出る。

3）不申請の罰則（法第212条）

上記の申請を行わない者に対し，30万円以下の罰金刑が健保法の罰則の中に規定されている。

4）適用除外申請（法第3条2項）

日雇特例被保険者となるべき場合であっても，次の①～③までのいずれかに該当するときは，住所地の年金事務所に「適用除外申請」をして，承認を得れば日雇特例被保険者とならないことができる。なお，申請には，以下のことを証明できる文書の添付が必要となる。

①引き続き2か月間に通算して26日以上使用される見込みのないことが明らかであるとき。

②健保の任意継続被保険者の資格を有するとき。

③その他，以下の特別の事由があるとき。

ア．昼間の学生がアルバイトとして日雇労働者*として働くとき。

イ．主婦など被用者保険の被扶養者である者が，内職的なことで日雇労働者として働くとき。

ウ．商業，農業，漁業等ほかに本業を有する国保の被保険者が臨時に日雇労働者として使用されるとき。

エ．他の医療保険により日雇特例被保険者と同程度以上の保険給付が受けられるとき。

＊日雇労働者という言葉を用いたが，健保法やこの章でこの言葉を用いる場合は，日雇特例被保険者の扱いになる労働に従事する者をいう。日々雇い入れられる者のみを指すのではない。解説では日給という言葉を用いることがあるが，健保法では，日雇特例被保険者の日給の支給額のことを「賃金日額」という。

（3）日雇特例被保険者手帳

日雇特例被保険者手帳は被保険者証ではない。日雇特例被保険者の場合は，被保険者証に相当するものを受給資格者票というが，被保険者手帳を所持していなければ受給資格者票の発行を申請することができないのである（法第129条3項）。

日雇特例被保険者は，日給の支給を受けるごとに1日分の保険料の被保険者負担額が日給から差し引かれて徴収され，事業主は徴収したその保険料に事業主負担の保険料を加えた額を政府にその都度納付する。納付は図4－6の手順で行われる（法第169条2項）。

① 日雇特例被保険者は１日分の賃金の支給を受ける際に，被保険者手帳を事業主に提出する。

② 事業主は，被保険者手帳の当日の「印紙貼り付け欄」に健康保険印紙というものを貼り付け，そこに年金事務所に印影を届けてある印章を用いて消印する。

③ 納付する保険料金額の健康保険印紙を貼り付ける。

＊健康保険印紙は日本郵便から購入する。日本郵便に支払った金額が日本郵便から保険者に納められるので，印紙を貼り付けたことにより当日の保険料を納付した扱いとなる。この印紙の買戻しも行われるので，保険料の納め過ぎは生じない。

図４－６　日雇特例被保険者負担額の納付手順

（４）健康保険印紙購入通帳，印影の届出

日雇特例被保険者を使用しようとする事業主は，「健康保険印紙購入通帳交付申請書」を年金事務所に提出して**健康保険印紙購入通帳**の交付を受け，その通帳に所要事項を記載して，健康保険印紙を販売する日本郵便に提出し，あらかじめ健康保険印紙を購入しておく。健康保険印紙の買戻しを請求するときは，その事由について年金事務所の確認を受けたうえで，健康保険印紙購入通帳を日本郵便に提出して買戻しを受ける（則 145 条，146 条）。

そのほか，事業主は，被保険者手帳に貼り付けた健康保険印紙の消印に用いる印章の印影をあらかじめ年金事務所に届け出なければならない。印章を変更するときも届け出る。印章は事業所の名称と電話番号を明らかにするものでなければならない（則 147 条）。

（５）標準賃金日額（法第 124 条）

健保法の日雇特例被保険者の章には，表４－８が掲げられている。表４－８における**標準賃金日額**とは，通常の健保の被保険者の場合の標準報酬に相当するもので，日雇特例被保険者の保険料の納付額，傷病手当金その他の保険給付の支給額を算出するときの基礎とするものである。

表4－8　標準賃金日額等級表　〔2021（令和3）年4月1日現在〕

標準賃金日額等級	賃金日額		標準賃金日額
第1級		3,500円未満	3,000円
第2級	3,500円以上	5,000円未満	4,400円
第3級	5,000円以上	6,500円未満	5,750円
第4級	6,500円以上	8,000円未満	7,250円
第5級	8,000円以上	9,500円未満	8,750円
第6級	9,500円以上	12,000円未満	10,750円
第7級	12,000円以上	14,500円未満	13,250円
第8級	14,500円以上	17,000円未満	15,750円
第9級	17,000円以上	19,500円未満	18,250円
第10級	19,500円以上	23,000円未満	21,250円
第11級	23,000円以上		24,750円

3 保険給付

（1）保険給付の概要

日雇特例被保険者およびその被扶養者が保険診療を受けることのできる医療機関も，療養の給付の範囲や家族療養費等のことも，窓口徴収の割合も通常の健保の場合と異ならず，分娩関係の保険給付や傷病手当金・埋葬料等のことも日雇特例被保険者についても別に規定されている。しかし，日雇特例被保険者の場合は，被保険者になったというだけでは，療養の給付等を受けることができず，かつ，分娩関係の保険給付を受けるためには，保険料が納付された期間と回数に特別な条件が必要となっており，傷病手当金の支給期間が6か月しかないなど通常の健保と扱いの異なることも少なくない。

（2）医療が必要になったとき

1）緊急でないとき

日雇特例被保険者またはその被扶養者が，初めて医療を受けようとするときは，年金事務所に申請をして，確認の表示された「受給資格者票」の交付を受け，その後に別な傷病を得たときにも申請をして，所持する受給資格者票に新たな確認の表示を受けて，これを医療機関に提出しなければならない。

2）緊急のとき，その際の必要な知識

緊急を要する医療のときに，患者側から「あとで年金事務所に申請してから受給資格者票をお持ちしますので，取りあえず保険の扱いでお願いします。被保険者手帳をお見せします。貼り付けられた健康保険印紙をお調べください。お調べになれば，年金事務

所が必ず受給資格者票を発行してくれるということがおわかりになりましょう」というように要請されることがある。

この場合の受付係は被保険者手帳の健康保険印紙を調べ，一定期間の健康保険印紙の枚数により被保険者に受給資格者票の交付を受ける資格の生じていることが明らかなときは，保険の扱いにして差し支えない。健康保険印紙を調べるためには，次の（3）の2）項以下で述べる知識が必要である。この知識のない医療機関の受付係で，緊急の医療で自費の扱いにされたという日雇特例被保険者がいたときは償還払いによる保険給付を受けることが可能である。

（3）受給資格者票による保険給付（法第129条）

1）窓口徴収額

受給資格者票で医療が行われたときの窓口徴収額は，通常の健保の場合と同額となる。徴収額の10円未満の端数を四捨五入することも同様である。

2）受給資格が得られる条件

年金事務所は，被保険者手帳を調べて，次の場合に受給資格の確認をする。それは，ある傷病で最初に医療を受けることになる月の前2か月間に通算して26日分以上または前3か月ないし6か月間に通算して78日分以上の保険料が納付され，それを証明する健康保険印紙が被保険者手帳に貼られているときである。

3）保険給付の有効期間

年金事務所が受給資格者票の「受給資格確認」欄に確認の表示をすることにより保険給付が開始されるが，開始の日から1年（厚生労働大臣が指定する疾患に関しては5年）を経過していないこととされている。

受給資格者票による給付開始前から「特別療養費受給票」（次項参照）により医療を受けている日雇特例被保険者もいる。その者は特別療養費の扱いを受けていた中途で，受給資格者票の交付を受け，受給資格者票による給付に変わったのであるが，この場合の受給資格者票の有効期間は，特別療養費の扱いで給付が開始された日から数えて1年間とする。この例は少なくない。そのほかにも受給資格者票の有効期間を同様の数えかたにする定めがあるが，非現実的なことなので説明を省略する。

4）有効期間中にその後，他の傷病が生じたとき

確認を受けた受給資格者票で医療を受けた後になって，新たな疾病が生じたり負傷したりすることもある。そのときが受給資格者票有効期間内であれば次の取り扱いとなる。

①新たな疾病が前の傷病が原因になって生じたものであるときは，特別な手続きを必要とせずに保険給付が受けられる。

②新たな疾病が前の傷病が原因で生じたものではない場合および負傷した場合は，患者側は，年金事務所に所持している受給資格者票と被保険者手帳を提出し，受給資格者票の「受給資格確認」欄に確認の表示を受け，これを医療機関に提出しなけれ

ばならない(則119条)。医療機関の事務従事者は,そのことをカルテおよび会計カードに記入する。

(4) 特別療養費受給票による保険給付(法第145条)

1) 窓口徴収額

日雇特例被保険者またはその被扶養者が,「特別療養費受給票」を提出して医療を受けた場合に徴収する負担金(窓口徴収額)は,入院も外来も同じで,診療報酬の3割の額である。被保険者も被扶養者も同じ扱いである。

2) この扱いとなる日雇特例被保険者

特別療養費受給票の交付を受ける日雇特例被保険者は,次の①~④のいずれかに該当し,これに該当するようになった月の初日から起算して3か月以内の者(該当するようになったのが月の初日の場合は,初日から起算して2か月以内の者)である。

①初めて被保険者手帳の交付を受けた者。

②1か月ないし2か月間に通算して26日分以上または3か月ないし6か月間に通算して78日分以上の保険料が納付されるに至った月になって,被保険者手帳に健康保険印紙を貼る余白がなくなったために,その手帳を返納し,再度被保険者手帳の交付を受けた者。

③上記の②の者が,被保険者手帳返納の日から起算して1年を過ぎてから被保険者手帳の交付を受けた場合。

④日雇労働者として働ける見込みのないことが明らかになったために,義務として被保険者手帳を返納したが,その後に再び被保険者手帳の交付を受けた者。

要約すると,初めて被保険者手帳の交付を受けた者が該当する。そのほかに手帳を返納した後に再度手帳の交付を受け,再度の交付の月の初日から起算して3か月以内の者も該当する。ただし,再度の交付日が月の初日だったときは,月の初日から起算して2か月以内の者が該当することになる。

3) 特別療養費は,一部負担金ではないこと

特別療養費による医療を,被保険者自身が保険医療機関で受ける場合,療養の給付が行われるのではなく「療養費支給とみなす」扱いのため,負担金は一部負担金ではない。

4) やがて受給資格者票が交付

特別療養費の扱いを受けているうちに,所定の期間における保険料の納付が所定の回数に達したなら,被保険者手帳を年金事務所に提出して申請することにより確認を表示した特別療養費受給票の交付を受けることができる。

(5) 保険診療以外に関する給付

日雇特例被保険者に対しても,傷病手当金その他の通常の健保の場合と同名称の保険給付が行われる。しかし,その支給額の計算は複雑で,埋葬料の最低保障額が通常の健

保と同額になっているに過ぎない。出産育児一時金･移送費と被扶養者に関するもの（家族出産育児一時金・家族埋葬料・家族移送費）の支給額は，通常の健保の場合と同額である。

1）通常の健康保険と共通の事項

傷病手当金の待期・労務不能等の条件，出産育児一時金の支給の条件，出産手当金の支給期間や傷病手当金と競合の場合のこと，埋葬料または埋葬費の支給を受けられる者，埋葬料の最低保障額償還払いの給付のこと，高額療養費の支給制度。

2）通常の健康保険と異なる事項

傷病手当金の支給期間が6か月以内で，厚生労働大臣が指定する疾患に関しては1年6か月までとなっていること。保険給付の種類別に，その給付を受けるのに必要とする保険料納付済み期間が規定されていて，その納付済みを必要とする期間が一律でないこと。支給額の算出法が複雑であること。

傷病手当金の支給額

日雇特例被保険者の傷病手当金の支給額は，次のAからCまでのいずれかの金額となる（法第135条2項・3項）。

A. 療養の給付を受けた月の前2か月間に通算して26日分以上の保険料が納付されている場合，この2か月間の保険料納付日の標準賃金日額を月別に合算し，その合算額が多くなった月の合算額の45分の1に相当する金額が1日分の支給額となる。

B. 療養の給付を受けた月の前6か月間に通算して78日分以上の保険料が納付されている場合，この6か月「間の保険料納付日の標準賃金日額を月別に合算し，その合算額が最大となった月の合算額の45分の1に相当する金額が1日分の支給額となる。

C. AとBのいずれにも該当する場合は，いずれか高い金額とする。

出産手当金の支給額

出産のあった月の前4か月間に通算して26日分以上の保険料が納付されているときは，出産育児一時金の支給を受けることができる。そのときは，出産手当金の支給も受けることができる。出産手当金の支給額は，次の計算で求める（法第137条･138条）。

出産のあった月の前4か月の標準賃金日額の各月ごとの合算額のうち最大のものの45分の1に相当する金額が1日分の支給額となる。

（6）高額療養費の支給制度（法第147条）

日雇特例被保険者の制度においても，通常の健保の場合とすべて同様の高額療養費支給の制度がある。

（7）日雇特例被保険者の年金関係の保険

20歳以上60歳未満の日雇特例被保険者が被保険者となる公的年金に関する保険は，自営業や無職の者と同様で，国民年金法による制度である。

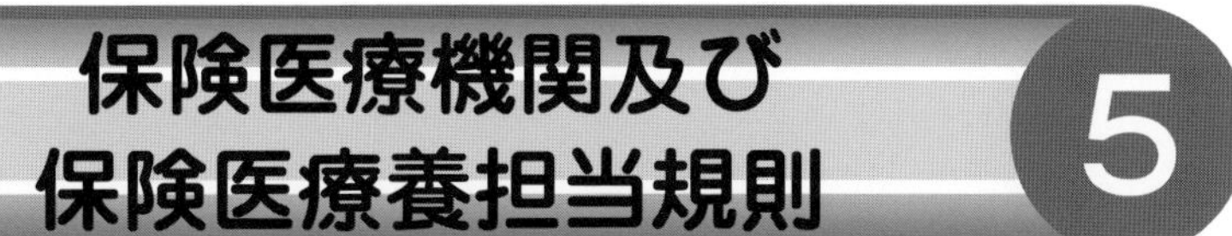

5 保険医療機関及び保険医療養担当規則

〔1957（昭和32）年4月30日厚生省令第15号〕

〔2022（令和4）年厚生労働省令第124号直近改正（2023（令和5）年4月1日施行）〕

健康保険法（大正11年法律第70号）第43条ノ4第1項及び第43条ノ6第1項（これらの規定を同法第59条ノ2第7項において準用する場合を含む。）の規定に基き，並びに日雇労働者健康保険法（昭和28年法律第207号）及び船員保険法（昭和14年法律第73号）を実施するため，保険医療機関及び保険医療養担当規則を次のように定める。

第1章　保険医療機関の療養担当

（療養の給付の担当の範囲）

第1条　保険医療機関が担当する療養の給付並びに被保険者及び被保険者であつた者並びにこれらの者の被扶養者の療養（以下単に「療養の給付」という。）の範囲は，次のとおりとする。

一　診察

二　薬剤又は治療材料の支給

三　処置，手術その他の治療

四　居宅における療養上の管理及びその療養に伴う世話その他の看護

五　病院又は診療所への入院及びその療養に伴う世話その他の看護

（療養の給付の担当方針）

第2条　保険医療機関は，懇切丁寧に療養の給付を担当しなければならない。

2　保険医療機関が担当する療養の給付は，被保険者及び被保険者であつた者並びにこれらの者の被扶養者である患者（以下単に「患者」という。）の療養上妥当適切なものでなければならない。

（診療に関する照会）

第2条の2　保険医療機関は，その担当した療養の給付に係る患者の疾病又は負傷に関し，他の保険医療機関から照会があつた場合には，これに適切に対応しなければならない。

（適正な手続の確保）

第2条の3　保険医療機関は，その担当する療養の給付に関し，厚生労働大臣又は地方厚生局長若しくは地方厚生支局長に対する申請，届出等に係る手続及び療養の給付に関する費用の請求に係る手続を適正に行わなければならない。

（健康保険事業の健全な運営の確保）

第２条の４　保険医療機関は，その担当する療養の給付に関し，健康保険事業の健全な運営を損なうことのないよう努めなければならない。

（経済上の利益の提供による誘引の禁止）

第２条の４の２　保険医療機関は，患者に対して，第５条の規定により受領する費用の額に応じて当該保険医療機関が行う収益業務に係る物品の対価の額の値引きをすることその他の健康保険事業の健全な運営を損なうおそれのある経済上の利益の提供により，当該患者が自己の保険医療機関において診療を受けるように誘引してはならない。

２　保険医療機関は，事業者又はその従業員に対して，患者を紹介する対価として金品を提供することその他の健康保険事業の健全な運営を損なうおそれのある経済上の利益を提供することにより，患者が自己の保険医療機関において診療を受けるように誘引してはならない。

（特定の保険薬局への誘導の禁止）

第２条の５　保険医療機関は，当該保険医療機関において健康保険の診療に従事している保険医（以下「保険医」という。）の行う処方箋の交付に関し，患者に対して特定の保険薬局において調剤を受けるべき旨の指示等を行つてはならない。

２　保険医療機関は，保険医の行う処方箋の交付に関し，患者に対して特定の保険薬局において調剤を受けるべき旨の指示等を行うことの対償として，保険薬局から金品その他の財産上の利益を収受してはならない。

（掲示）

第２条の６　保険医療機関は，その病院又は診療所内の見やすい場所に，第５条の３第４項，第５条の３の２第４項及び第５条の４第２項に規定する事項のほか，別に厚生労働大臣が定める事項を掲示しなければならない。

（受給資格の確認等）

第３条　保険医療機関は，患者から療養の給付を受けることを求められた場合には，健康保険法（大正11年法律第70号。以下「法」という。）第３条第13項に規定する電子資格確認（以下「電子資格確認」という。）又は患者の提出する被保険者証によつて療養の給付を受ける資格があることを確認しなければならない。ただし，緊急やむを得ない事由によつて当該確認を行うことができない患者であつて，療養の給付を受ける資格が明らかなものについては，この限りでない。

２　患者が電子資格確認により療養の給付を受ける資格があることの確認を受けることを求めた場合における前項の規定の適用については，同項中「という。）又は患者の提出する被保険者証」とあるのは「という。）」と，「事由によつて」とあるのは「事由によつて電子資格確認により」とする。

３　（略）　＊第２項の適用外規定

４　保険医療機関（前項の規定の適用を受けるものを除く。）は，第２項に規定する場合において，患者が電子資格確認によつて療養の給付を受ける資格があることの確認を受けることができるよう，あらかじめ必要な体制を整備しなければならない。

(要介護被保険者等の確認)

第3条の2　保険医療機関等は，患者に対し，訪問看護，訪問リハビリテーションその他の介護保険法（平成9年法律第123号）第8条第1項に規定する居宅サービス又は同法第8条の2第1項に規定する介護予防サービスに相当する療養の給付を行うに当たつては，同法第12条第3項に規定する被保険者証の提示を求めるなどにより，当該患者が同法第62条に規定する要介護被保険者等であるか否かの確認を行うものとする。

(被保険者証の返還)

第4条　保険医療機関は，患者の提出する被保険者証により，療養の給付を受ける資格があることを確認した患者に対する療養の給付を担当しなくなつたとき，その他正当な理由により当該患者から被保険者証の返還を求められたときは，これを遅滞なく当該患者に返還しなければならない。ただし，当該患者が死亡した場合は，法第100条，第105条又は第113条の規定により埋葬料，埋葬費又は家族埋葬料を受けるべき者に返還しなければならない。

(一部負担金等の受領)

第5条　保険医療機関は，被保険者又は被保険者であつた者については法第74条の規定による一部負担金，法第85条に規定する食事療養標準負担額（同条第2項の規定により算定した費用の額が標準負担額に満たないときは，当該費用の額とする。以下単に「食事療養標準負担額」という。），法第85条の2に規定する生活療養標準負担額（同条第2項の規定により算定した費用の額が生活療養標準負担額に満たないときは，当該費用の額とする。以下単に「生活療養標準負担額」という。）又は法第86条の規定による療養（法第63条第2項第1号に規定する食事療養（以下「食事療養」という。）及び同項第2号に規定する生活療養（以下「生活療養」という。）を除く。）についての費用の額に法第74条第1項各号に掲げる場合の区分に応じ，同項各号に定める割合を乗じて得た額（食事療養を行つた場合においては食事療養標準負担額を加えた額とし，生活療養を行つた場合においては生活療養標準負担額を加えた額とする。）の支払を，被扶養者については法第76条第2項，第85条第2項，第85条の2第2項又は第86条第2項第1号の費用の額の算定の例により算定された費用の額から法第110条の規定による家族療養費として支給される額に相当する額を控除した額の支払を受けるものとする。

2　保険医療機関は，食事療養に関し，当該療養に要する費用の範囲内において法第85条第2項又は第110条第3項の規定により算定した費用の額を超える金額の支払を，生活療養に関し，当該療養に要する費用の範囲内において法第85条の2第2項又は第110条第3項の規定により算定した費用の額を超える金額の支払を，法第63条第2項第3号に規定する評価療養（以下「評価療養」という。），同項第4号に規定する患者申出療養（以下「患者申出療養」という。）又は同項第5号に規定する選定療養（以下「選定療養」という。）に関し，当該療養に要する費用の範囲内において法第86条第2項又は第110条第3項の規定により算定した費用の額を超える金額の支払を受けることができる。

3　保険医療機関のうち，医療法（昭和23年法律第205号）第7条第2項第5号に規定する一般病床（以下「一般病床」という。）を有する同法第4条第1項に規定する地域医療支援病院（一般病床の数が2百未満であるものを除く。）及び同第4条の2第1項に規定する特定機能病院であるものは，法第70条第3項に規定する保険医療機関相互間の機能の分担及び業務の連携のための措置として，次に掲げる措置を講ずるものとする。

一　患者の病状その他の患者の事情に応じた適切な他の保険医療機関を当該患者に紹介すること。

二　選定療養（厚生労働大臣の定めるものに限る。）に関し，当該療養に要する費用の範囲内において厚生労働大臣の定める金額以上の金額の支払を求めること。（厚生労働大臣の定める場合を除く。）

（領収証等の交付）

第5条の2　保険医療機関は，前条の規定により患者から費用の支払を受けるときは，正当な理由がない限り，個別の費用ごとに区分して記載した領収証を無償で交付しなければならない。

2　厚生労働大臣の定める保険医療機関は，前項に規定する領収証を交付するときは，正当な理由がない限り，当該費用の計算の基礎となつた項目ごとに記載した明細書を交付しなければならない。

3　前項に規定する明細書の交付は，無償で行わなければならない。

第5条の2の2　前条第2項の厚生労働大臣の定める保険医療機関は，公費負担医療（厚生労働大臣の定めるものに限る。）を担当した場合（第5条第1項の規定により患者から費用の支払を受ける場合を除く。）において，正当な理由がない限り，当該公費負担医療に関する費用の請求に係る計算の基礎となつた項目ごとに記載した明細書を交付しなければならない。

2　前項に規定する明細書の交付は，無償で行わなければならない。

（食事療養）

第5条の3　保険医療機関は，その入院患者に対して食事療養を行うに当たつては，病状に応じて適切に行うとともに，その提供する食事の内容の向上に努めなければならない。

2　保険医療機関は，食事療養を行う場合には，次項に規定する場合を除き，食事療養標準負担額の支払を受けることにより食事を提供するものとする。

3　保険医療機関は，第5条第2項の規定による支払を受けて食事療養を行う場合には，当該療養にふさわしい内容のものとするほか，当該療養を行うに当たり，あらかじめ，患者に対しその内容及び費用に関して説明を行い，その同意を得なければならない。

4　保険医療機関は，その病院又は診療所の病棟等の見やすい場所に，前項の療養の内容及び費用に関する事項を掲示しなければならない。

（生活療養）

第5条の3の2　保険医療機関は，その入院患者に対して生活療養を行うに当たつては，病状に応じて適切に行うとともに，その提供する食事の内容の向上並びに温度，照明及び給水に関する適切な療養環境の形成に努めなければならない。

2　保険医療機関は，生活療養を行う場合には，次項に規定する場合を除き，生活療養標準負担額の支払を受けることにより食事を提供し，温度，照明及び給水に関する適切な療養環境を形成するものとする。

3　保険医療機関は，第5条第2項の規定による支払を受けて生活療養を行う場合には，当該療養にふさわしい内容のものとするほか，当該療養を行うに当たり，あらかじめ，患者に対しその内容及び費用に関して説明を行い，その同意を得なければならない。

4　保険医療機関は，その病院又は診療所の病棟等の見やすい場所に，前項の療養の内容及び費用に関する事項を掲示しなければならない。

（保険外併用療養費に係る療養の基準等）

第5条の4　保険医療機関は，評価療養，患者申出療養又は選定療養に関して第5条第2項又は第3項第2号の規定による支払を受けようとする場合において，当該療養を行うに当たり，その種類及び内容に応じて厚生労働大臣の定める基準に従わなければならないほか，あらかじめ，患者に対しその内容及び費用に関して説明を行い，その同意を得なければならない。

2　保険医療機関は，その病院又は診療所の見やすい場所に，前項の療養の内容及び費用に関する事項を掲示しなければならない。

（証明書等の交付）

第6条　保険医療機関は，患者から保険給付を受けるために必要な保険医療機関又は保険医の証明書，意見書等の交付を求められたときは，無償で交付しなければならない。ただし，法第87条第1項の規定による療養費（柔道整復を除く施術に係るものに限る。），法第99条第1項の規定による傷病手当金，法第101条の規定による出産育児一時金，法第102条第1項の規定による出産手当金又は法第114条の規定による家族出産育児一時金に係る証明書又は意見書については，この限りでない。

（指定訪問看護の事業の説明）

第7条　保険医療機関は，患者が指定訪問看護事業者（法第88条第1項に規定する指定訪問看護事業者並びに介護保険法第41条第1項本文に規定する指定居宅サービス事業者（訪問看護事業を行う者に限る。）及び同法第53条第1項に規定する指定介護予防サービス事業者（介護予防訪問看護事業を行う者に限る。）をいう。以下同じ。）から指定訪問看護（法第88条第1項に規定する指定訪問看護並びに介護保険法第41条第1項本文に規定する指定居宅サービス（同法第8条第4項に規定する訪問看護の場合に限る。）及び同法第53条第1項に規定する指定介護予防サービス（同法第8条の2第3項に規定する介護予防訪問看護の場合に限る。）をいう。以下同じ。）を受ける必要があると認めた場合には，当該患者に対しその利用手続，提供方法及び内容等につき十分説明を行うよう努めなければならない。

（診療録の記載及び整備）

第 8 条　保険医療機関は，第 22 条の規定による診療録に療養の給付の担当に関し必要な事項を記載し，これを他の診療録と区別して整備しなければならない。

（帳簿等の保存）

第 9 条　保険医療機関は，療養の給付の担当に関する帳簿及び書類その他の記録をその完結の日から 3 年間保存しなければならない。ただし，患者の診療録にあつては，その完結の日から 5 年間とする。

（通知）

第 10 条　保険医療機関は，患者が次の各号の一に該当する場合には，遅滞なく，意見を付して，その旨を全国健康保険協会又は当該健康保険組合に通知しなければならない。

一　家庭事情等のため退院が困難であると認められたとき。

二　闘争，泥酔又は著しい不行跡によつて事故を起したと認められたとき。

三　正当な理由がなくて，療養に関する指揮に従わないとき。

四　詐欺その他不正な行為により，療養の給付を受け，又は受けようとしたとき。

（入院）

第 11 条　保険医療機関は，患者の入院に関しては，療養上必要な寝具類を具備し，その使用に供するとともに，その病状に応じて適切に行い，療養上必要な事項について適切な注意及び指導を行わなければならない。

2　保険医療機関は，病院にあつては，医療法の規定に基づき許可を受け，若しくは届出をし，又は承認を受けた病床の数の範囲内で，診療所にあつては，同法の規定に基づき許可を受け，若しくは届出をし，又は通知をした病床数の範囲内で，それぞれ患者を入院させなければならない。ただし，災害その他のやむを得ない事情がある場合は，この限りでない。

（看護）

第 11 条の 2　保険医療機関は，その入院患者に対して，患者の負担により，当該保険医療機関の従業者以外の者による看護を受けさせてはならない。

2　保険医療機関は，当該保険医療機関の従業者による看護を行うため，従業者の確保等必要な体制の整備に努めなければならない。

（報告）

第 11 条の 3　保険医療機関は，厚生労働大臣が定める療養の給付の担当に関する事項について，地方厚生局長又は地方厚生支局長に定期的に報告を行わなければならない。

2　前項の規定による報告は，当該保険医療機関の所在地を管轄する地方厚生局又は地方厚生支局の分室がある場合においては，当該分室を経由して行うものとする。

第２章　保険医の診療方針等

（診療の一般的方針）

第 12 条　保険医の診療は，一般に医師又は歯科医師として診療の必要があると認められる疾病又は負傷に対して，適確な診断をもととし，患者の健康の保持増進上妥当適切に行われなければならない。

（療養及び指導の基本準則）

第 13 条　保険医は，診療に当つては，懇切丁寧を旨とし，療養上必要な事項は理解し易いように指導しなければならない。

（指導）

第 14 条　保険医は，診療にあたつては常に医学の立場を堅持して，患者の心身の状態を観察し，心理的な効果をも挙げることができるよう適切な指導をしなければならない。

第 15 条　保険医は，患者に対し予防衛生及び環境衛生の思想のかん養に努め，適切な指導をしなければならない。

（転医及び対診）

第 16 条　保険医は，患者の疾病又は負傷が自己の専門外にわたるものであるとき，又はその診療について疑義があるときは，他の保険医療機関へ転医させ，又は他の保険医の対診を求める等診療について適切な措置を講じなければならない。

（診療に関する照会）

第 16 条の２　保険医は，その診療した患者の疾病又は負傷に関し，他の保険医療機関又は保険医から照会があつた場合には，これに適切に対応しなければならない。

（施術の同意）

第 17 条　保険医は，患者の疾病又は負傷が自己の専門外にわたるものであるという理由によつて，みだりに，施術業者の施術を受けさせることに同意を与えてはならない。

（特殊療法等の禁止）

第 18 条　保険医は，特殊な療法又は新しい療法等については，厚生労働大臣の定めるもののほか行つてはならない。

（使用医薬品及び歯科材料）

第 19 条　保険医は，厚生労働大臣の定める医薬品以外の薬物を患者に施用し，又は処方してはならない。ただし，医薬品，医療機器等の品質，有効性及び安全性の確保等に関する法律（昭和 35 年法律第 145 号）第２条第 17 項に規定する治験（以下「治験」という。）に係る診療において，当該治験の対象とされる薬物を使用する場合その他厚生労働大臣が定める場合においては，この限りでない。

２　歯科医師である保険医は，厚生労働大臣の定める歯科材料以外の歯科材料を歯冠修復及び欠損補綴（てつ）において使用してはならない。ただし，治験に係る診療において，当該治験の対象とされる機械器具等を使用する場合その他厚生労働大臣が定める場合においては，この限りでない。

（健康保険事業の健全な運営の確保）

第19条の2　保険医は，診療に当たつては，健康保険事業の健全な運営を損なう行為を行うことのないよう努めなければならない。

（特定の保険薬局への誘導の禁止）

第19条の3　保険医は，処方箋の交付に関し，患者に対して特定の保険薬局において調剤を受けるべき旨の指示等を行つてはならない。

2　保険医は，処方箋の交付に関し，患者に対して特定の保険薬局において調剤を受けるべき旨の指示等を行うことの対償として，保険薬局から金品その他の財産上の利益を収受してはならない。

（指定訪問看護事業との関係）

第19条の4　医師である保険医は，患者から訪問看護指示書の交付を求められ，その必要があると認めた場合には，速やかに，当該患者の選定する訪問看護ステーション（指定訪問看護事業者が当該指定に係る訪問看護事業を行う事業所をいう。以下同じ。）に交付しなければならない。

2　医師である保険医は，訪問看護指示書に基づき，適切な訪問看護が提供されるよう，訪問看護ステーション及びその従業者からの相談に際しては，当該指定訪問看護を受ける者の療養上必要な事項について適切な注意及び指導を行わなければならない。

（診療の具体的方針）

第20条　医師である保険医の診療の具体的方針は，前12条の規定によるほか，次に掲げるところによるものとする。

一　診察

イ　診察は，特に患者の職業上及び環境上の特性等を顧慮して行う。

ロ　診察を行う場合は，患者の服薬状況及び薬剤服用歴を確認しなければならない。ただし，緊急やむを得ない場合については，この限りではない。

ハ　健康診断は，療養の給付の対象として行つてはならない。

ニ　往診は，診療上必要があると認められる場合に行う。

ホ　各種の検査は，診療上必要があると認められる場合に行う。

ヘ　ホによるほか，各種の検査は，研究の目的をもつて行つてはならない。ただし，治験に係る検査については，この限りでない。

二　投薬

イ　投薬は，必要があると認められる場合に行う。

ロ　治療上1剤で足りる場合には1剤を投与し，必要があると認められる場合に2剤以上を投与する。

ハ　同一の投薬は，みだりに反覆せず，症状の経過に応じて投薬の内容を変更する等の考慮をしなければならない。

ニ　投薬を行うに当たつては，医薬品，医療機器等の品質，有効性及び安全性の確保等に関する法律第14条の4第1項各号に掲げる医薬品（以下「新医薬品等」という。）とその有効成分，分量，用法，用量，効能及び効果が同一性を有する医薬品として，同法第14条又は第19条の2の規定による製造販売の承認（以下「承認」という。）がなされたもの（ただし，同法第14条の4第1項第2号に掲げる医薬品並びに新医薬品等に係る承認を受けている者が，当該承認に係る医薬品と有効成分，分量，用法，用量，効能及び効果が同一であってその形状，有効成分の含量又は有効成分以外の成分若しくはその含量が異なる医薬品に係る承認を受けている場合における当該医薬品を除く。）（以下「後発医薬品」という。）の使用を考慮するとともに，患者に後発医薬品を選択する機会を提供すること等患者が後発医薬品を選択しやすくするための対応に努めなければならない。

ホ　栄養，安静，運動，職場転換その他療養上の注意を行うことにより，治療の効果を挙げることができると認められる場合は，これらに関し指導を行い，みだりに投薬をしてはならない。

ヘ　投薬量は，予見することができる必要期間に従つたものでなければならない。この場合において，厚生労働大臣が定める内服薬及び外用薬については当該厚生労働大臣が定める内服薬及び外用薬ごとに1回14日分，30日分又は90日分を限度とする。

ト　注射薬は，患者に療養上必要な事項について適切な注意及び指導を行い，厚生労働大臣の定める注射薬に限り投与することができることとし，その投与量は，症状の経過に応じたものでなければならず，厚生労働大臣が定めるものについては当該厚生労働大臣が定めるものごとに1回14日分，30日分又は90日分を限度とする。

三　処方箋の交付

イ　処方箋の使用期間は，交付の日を含めて4日以内とする。ただし，長期の旅行等特殊の事情があると認められる場合は，この限りでない。

ロ　イの規定にかかわらず，リフィル処方箋（保険医が診療に基づき，別に厚生労働大臣が定める医薬品以外の医薬品を処方する場合に限り，複数回（3回までに限る。）の使用を認めた処方箋をいう。以下同じ。）の2回目以降の使用期間は，直近の当該リフィル処方箋の使用による前号への必要期間が終了する日の前後7日以内とする。

ハ　イ及びロによるほか，処方箋の交付に関しては，前号に定める投薬の例による。ただし，（後略）

四　注射

イ　注射は，次に掲げる場合に行う。

（1）　経口投与によつて胃腸障害を起すおそれがあるとき，経口投与をすることができないとき，又は経口投与によつては治療の効果を期待することができないとき。

（2）　特に迅速な治療の効果を期待する必要があるとき。

（3）　その他注射によらなければ治療の効果を期待することが困難であるとき。

ロ　注射を行うに当たつては，後発医薬品の使用を考慮するよう努めなければならない。

ハ　内服薬との併用は，これによつて著しく治療の効果を挙げることが明らかな場合又は内服薬の投与だけでは治療の効果を期待することが困難である場合に限つて行う。

ニ　混合注射は，合理的であると認められる場合に行う。

ホ　輸血又は電解質若しくは血液代用剤の補液は，必要があると認められる場合に行う。

五　手術及び処置

イ　手術は，必要があると認められる場合に行う。

ロ　処置は，必要の程度において行う。

六　リハビリテーション

リハビリテーションは，必要があると認められる場合に行う。

六の二　居宅における療養上の管理等

居宅における療養上の管理及び看護は，療養上適切であると認められる場合に行う。

七　入院

イ　入院の指示は，療養上必要があると認められる場合に行う。

ロ　単なる疲労回復，正常分べん又は通院の不便等のための入院の指示は行わない。

ハ　保険医は，患者の負担により，患者に保険医療機関の従業者以外の者による看護を受けさせてはならない。

第21条（**歯科診療の具体的方針**）（略）

（診療録の記載）

第22条　保険医は，患者の診療を行つた場合には，遅滞なく，様式第1号又はこれに準ずる様式の診療録に，当該診療に関し必要な事項を記載しなければならない。

（処方箋の交付）

第23条　保険医は，処方箋を交付する場合には，様式第2号若しくは第2号の2又はこれらに準ずる様式の処方箋に必要な事項を記載しなければならない。

2　保険医は，リフィル処方箋を交付する場合には，様式第2号又はこれに準ずる様式の処方箋にその旨及び当該リフィル処方箋の使用回数の上限を記載しなければならない。

3　保険医は，その交付した処方箋に関し，保険薬剤師から疑義の照会があつた場合には，これに適切に対応しなければならない。

（適正な費用の請求の確保）

第23条の2　保険医は，その行つた診療に関する情報の提供等について，保険医療機関が行う療養の給付に関する費用の請求が適正なものとなるよう努めなければならない。

第3章　雑　　則

第24条（**読替規定**）（略）

5 健康保険法以外の被用者保険法

被用者保険とは，勤務している者が被保険者になる保険のことで，医療保険の場合の被用者保険は，健康保険（以下，健保），船員保険および共済組合である。両法には健康保険法（以下，健保法）に共通する制度が多い。この章では船員保険法と各種の共済組合法および自衛官の診療について述べる。

船員保険法 1

〔1939（昭和 14）年 4 月 6 日法律第 73 号〕
〔2021（令和 3）年 6 月 11 日法律第 66 号直近改正〕

＊本節の記述中，「法」は船員保険法（以下，船保法）をさす。

1 法の概要，保険者と被保険者

（1）法の概要

船保法は，健保法におけるような医療関係の給付，併せて被保険者の被扶養者の疾病，負傷，分娩または死亡に関して保険給付を行うことを目的として（法第 1 条），1939（昭和 14）年に制定された法律である。かつては労災保険法におけるような災害補償と，雇用保険におけるような失業したときの保障も同法で行ってきた。

しかし，社会経済状況が大きく変わり，昭和 40 年代半ばをピークに加入者数の減少が続き，制度運営は厳しさを増した。1986（昭和 61）年には，職務外年金部門を厚生年金制度に統合するという見直しが行われたが，依然として職務上年金部門（労災保険相当部分）の赤字が続いた。そのため，2007（平成 19）年に法改正が行われ，2010（平成 22）年 1 月から制度改正が実施に移された（図 5 − 1）。制度改正に伴い，従来，職務外疾病部門，職務上疾病・年金部門，失業部門の三部門を有する総合保険として運営されていたものが，それぞれ，職務上疾病・年金部門は労災保険制度に，失業部門は雇用保険制度に統合され，職務外疾病部門は職員労働の特殊性を踏まえた ILO（国際労働機関）条約や船員法に基づく独自給付を行う船員保険制度として，全国健康保険協会が運営することとなった。

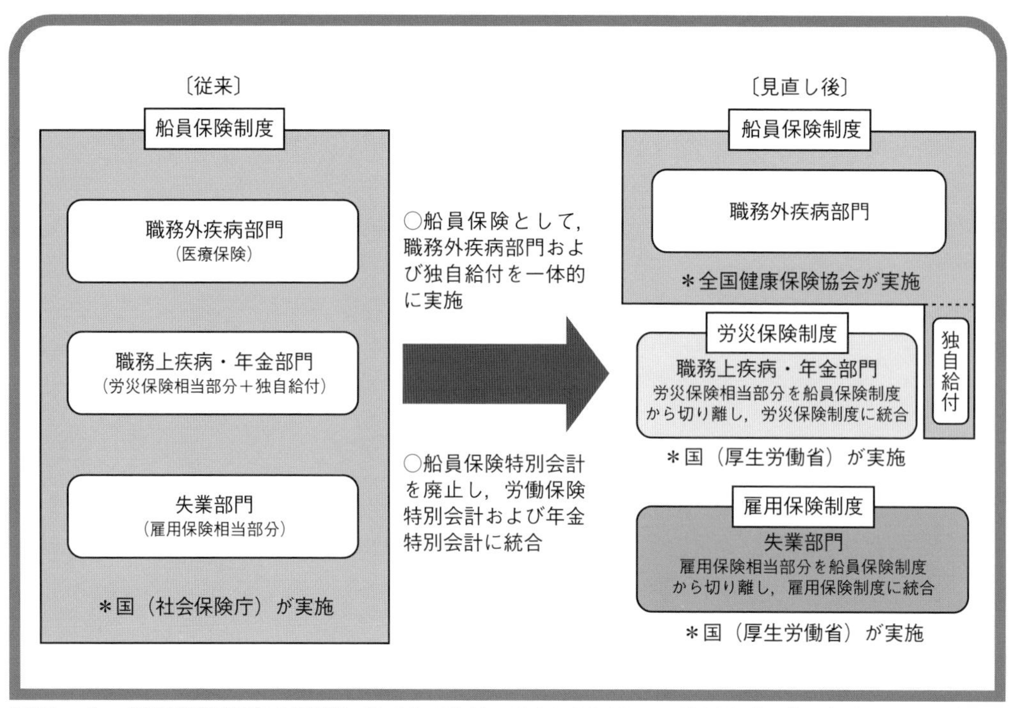

図5－1　船員保険制度の見直しについて（全国健康保険協会）　〔2010（平成22）年1月1日施行〕

（2）運営主体者

従来の保険者である社会保険庁の廃止に伴い，2010（平成22）年1月からは，全国健康保険協会が運営主体となった。ただし，労災保険に相当する部門および雇用保険に相当する部門は，労災保険制度および雇用保険制度の保険者である厚生労働省が運営主体となる。

（3）船舶所有者の定義

船保法または船保法に基づく政令や省令で「船舶所有者」という場合は，船舶の所有権を有する者という意味ではない。所有権があっても，その船舶を賃貸している者は船保法では船舶所有者とせず，所有権がなくても船舶所有者のなかに入る者がいろいろある。船保法で船舶所有者としての取り扱いを受けるのは次の者である（法第3条)。

①船舶共有の場合は船舶管理人。

②船舶貸借の場合は船舶借入人。

③船舶の所有権を有する者が船舶を占有（自由に使うために所持すること）する場合はその所有権を有する者。

④船舶管理人および船舶借入人以外の者が船員を使用する場合は船員を使用する者（例えば，客船内の売店の店員は船員ということになり，売店主は船舶所有者ということになる)。

以上の者を船舶所有者とする。

(4) 船員保険の被保険者，資格の得喪

1) 被保険者となる者（船員法第1条）

船員の資格と労働条件を規定した法律を**船員法**（昭和22年法律第100号）といい，国土交通省の所管であるが，船員法に規定する船員として船舶所有者に使用される者は，船員保険（厚生労働省所管）の被保険者となる。ただし，公務員であって恩給法の適用を受ける者は船員保険の被保険者としない。

A 船員法による船員の範囲

船員法に規定する船員とは，日本船舶または日本船舶以外の省令の定める船舶（施行規則第1条に定める外国の船舶）に乗り組む次の者をいう。

①船長および海員（海員とは，船長以外の乗組員で労働の対償として給料その他の報酬を支払われる者をいう）（船員法第1条1項・第2条1項〕。

②商船学校の生徒〔1949（昭和24）年8月3日保発253号による〕。

③予備船員（予備船員とは，船舶に乗り組むために使用される者で，船内で使用されていない者をいう）（船員法第2条2項）。

B 船員保険の被保険者でない乗組員

船舶の乗組員であっても，船保法が適用されず，健保または国保の被保険者になっている乗組員もいる。これは，乗り組む船舶が，船員法上の船舶としての取り扱いを受けない船舶であり，このために船保法による船長や海員のなかに入らないからである。船員法で船舶から外しているのは，次の船舶である。

- 総トン数5トン未満の船舶
- 湖，川または港のみを航行する船舶
- 政令の定める総トン数30トン未満の漁船（漁具を定置して営む漁業用の漁船，その他複雑な条件に該当する種々の漁船がこの取り扱いとなる）

2) 資格取得の日（法第11条）

船員保険の被保険者の資格は，船舶所有者との間に雇用契約が結ばれて勤務を開始した日に取得する。

3) 資格喪失の日（法第12条）

船員保険の被保険者の資格は，次の①または②に掲げた日に喪失する。

①死亡した日の翌日

②船舶所有者に使用されなくなった日の翌日。ただし，使用されなくなった日に別の船舶所有者に使用されるようになったときは，その日に従前の資格を喪失し，新船舶所有者のもとで船員保険の被保険者となる。

（5）公務員等の共済組合員に関する特例（法第 33 条 2 項）

「国家公務員共済組合法」または「地方公務員等共済組合法」による共済組合の組合員は，国または地方公共団体（都道府県・市町村）が船舶所有者となる船舶に乗り組む場合は，共済組合の組合員であると同時に船員保険の被保険者でもある。しかし，この場合の船員保険の被保険者には船保法による保険給付が行われず，その代りに船保法による保険料も徴収されない。この被保険者が，公務員の船員保険の被保険者の労災による傷病や死亡のときは，国家公務員災害補償法または地方公務員災害補償法による給付が行われる。

（6）疾病任意継続被保険者，その資格の得喪（法第 13・14 条）

健保法の任意継続被保険者に相当する制度が船保法にも設けられていて，船保法の場合は，「**疾病任意継続被保険者**」と称している。この資格の取得および喪失に関する規定も健保法の場合と同様である。

（7）被扶養者の範囲（法第 2 条 9 項）

船保法における被扶養者の範囲も，健保法の場合と同様になっている。

（8）時　　効（法第 142 条）

船保法の時効の規定を簡潔に示すと，次のようになる。

①5 年経過で消滅時効となるもの（次の受給権）：障害年金と障害手当金，遺族年金と遺族手当金

②その他のものは，すべて 2 年経過で消滅時効となる。

（9）標準報酬（法第 16 条）

船保法にも標準報酬の規定があり，その等級，標準報酬月額，それに対応する報酬の範囲（何円以上，何円未満という範囲）は，健保法同様規定されており，同じ等級，同じ金額となっている。

2 保険給付の種類

保険給付については一般の健保とほぼ同様であるが，仕事と生活の場が一体であること，自宅から長期間離れること，孤立した船内での作業であることなどの船員労働の特殊性があるために，通常の労働者より手厚い給付のものもある。なお，制度改正に伴い，各種手続きの申請先を表５－１に示す。

表５－１　各種手続きの必要書類と申請先

手続き	必要書類	申請先
船員保険の給付や任意継続等に関する手続き	【船員保険給付関係】 ・療養費支給申請書 ・傷病手当金支給申請書 ・出産手当金支給申請書 ・出産育児一時金支給申請書 ・高額療養費支給申請書 【疾病任意継続被保険者関係】 ・疾病任意継続被保険者資格取得申請書 ・疾病任意継続被保険者（氏名・住所・性別・生年月日・電話番号）変更届 【被保険者証関係】 ・船員保険被保険者証再交付申請書 ＊船員保険証の発行は，日本年金機構から情報提供を受けて協会が行う。	全国健康保険協会 船員保険部
船員保険の加入や保険料の納付等に関する手続き	【船舶所有者関係】 ・新規適用船舶所有者届 ・船舶所有者氏名（名称） ・住所（所在地）変更届 【被保険者資格関係】 ・被保険者資格取得届 ・被保険者資格喪失届 ・被扶養者異動届 ・被保険者報酬月額変更（基準日）届 ・被保険者賞与支払届	日本年金機構 年金事務所

（1）被保険者自身の事故に関する給付

1）職務外疾病の場合

労災でない場合の傷病や死亡に関係する諸給付，分娩関係の給付など健保の給付と同種の給付が，すべて船員保険でも行われる。

2）職務上の傷病の場合

①障害年金：労災保険による障害補償年金または傷病補償年金を受ける者が対象となり，職務上の事由による障害について支給される（法第 87 条）。

②障害手当金：労災保険の障害補償一時金を受ける者が対象となり，被保険者であった間に職務上で発生した傷病により，障害年金が受給できない程度の障害が残ったときには，最終標準報酬月額に障害の程度に応じて定められた月数（3.2 ～ 0.1 か月）を乗じて得た額が支給される（法第 87 条，第 90 条）。

③遺族年金：被保険者または被保険者であった者が職務上の事由により死亡したときは，労災保険給付に加え，遺族年金が支給される（法第 97 条，第 98 条）。

④遺族一時金：労災保険の遺族補償一時金が支給される者を対象とし，被保険者または被保険者であった者が職務上の事由で死亡したが，遺族年金の受給資格者がいな

い遺族に支給される。支給額は最終標準報酬月額の2.7か月分に相当する金額となる（法第101条）。

⑤行方不明手当金：被保険者が職務上の事由で行方不明となった場合に，被扶養者に3か月以内の期間内で支給される（行方不明期間が1か月未満の場合は不支給）。支給額は，1日につき被保険者が行方不明となった当時の標準報酬日額相当額となる（賃金支給期間は除く）（法第93～96条）。

（2）被扶養者の事故に関する給付

①名称も内容も健保法に共通するもの：家族療養費，家族出産育児一時金。

②名称が健保法と異なるもの：家族葬祭料。

（3）休業手当金

「傷病手当金」の支給額は健康保険と同様であるが，同一の傷病につき支給開始後3年間である点が異なる。

また，職務上の事由または通勤による傷病の休業補償給付等は，労災保険制度から支給されるが，労災保険の給付を上回る船保法の災害補償部分は「休業手当金」として，船員保険から上積み給付が行われる。また健保法の「待期」に該当するものはなく，その期間も休業手当金が支払われる。

（4）分娩関係の諸給付

船保法による分娩関係の諸給付の規定は，すべて健保法の規定に共通する。ただし，分娩日以前の出産手当金の支給期間は，妊娠と診断されてすぐに休業を開始したとしても，全休業期間に支給される。船員法で，特別の場合を除き妊娠中の船員の船内での使用を禁止しているためである。

（5）葬祭料の受給権者，支給額

健保法の埋葬料のことを船保法では「葬祭料」といい，この支給を受けられる者も健保法の場合と異なっている。葬祭料と労災による死亡時の遺族一時金は，死亡した被保険者の遺族に支給されることになっていて，遺族として扱われる者の範囲と支給を受けることができる遺族の順位が次のように規定されている。

1）遺族の優先順位

葬祭料等の支給を受ける権利を有する遺族の順位は，①配偶者，②子，③父母，④孫，⑤祖父母，⑥生計を依存していたその他の者であり，①の者がいなければ②の者というようになる。いずれも，被保険者の死亡当時，被保険者に生計を依存していた者とする。また，同順位の者が2人以上の場合は，支給額を平等に分けて支給し，養父母は，実の父母に優先する。

被保険者の職務上または通勤途上の死亡に対する遺族年金の場合は，①～⑤のほかに被保険者に生計を依存していた兄弟姉妹が⑥の順位の年金受給権者となるが，葬祭料と遺族一時金の場合は兄弟姉妹は対象外となる。葬祭料は，葬祭を行う遺族に支給する定めでもあるため，葬祭料の支給を受ける遺族は葬祭を行う者でなければならない。

2）該当する遺族がいない場合

生計を依存していた遺族がいない場合や遺族でない者が葬祭を行った場合は，その者が葬祭に要した実費を葬祭料の金額の範囲内で支給を受けることができる。健保法では，このような実費の保険給付を埋葬料と区別して埋葬費と称しているが，船保法では，葬祭費の実費支給のことも「葬祭料」と称する。

3）被保険者の資格喪失後の死亡に対する葬祭料（法第 72 条）

船員保険の被保険者の資格喪失後の死亡であっても，その資格を喪失した日から 3 か月以内に職務外の事由により死亡したときは葬祭料が支給される。

4）葬祭料の支給額

葬祭料の支給額は 5 万円であるが，付加金として「資格喪失当時の標準報酬額月額の 2 か月分に相当する額から 5 万円を引いた額」が上乗せ支給される。

（6）家族葬祭料

被扶養者が死亡したときは 5 万円支給されるが，付加金として「当該被扶養者が死亡した当時の当該被保険者の標準報酬月額の 2 か月分相当額の 7 割相当額から 5 万円を引いた額」が上乗せ支給される。

（7）保険医療機関等における窓口徴収額等

患者から船員保険の被保険者証が提出されて医療が行われた場合の保険医療機関等における窓口徴収額は，次の取り扱いとなる（診療報酬は点数表により算定し，窓口徴収額が 10 円未満の端数の四捨五入については健保の場合に共通する）。

1）被保険者，被扶養者の場合

健保の場合と異ならない。なお，健保同様，70 歳以上 75 歳未満の高齢者に対しては，「船員保険高齢受給者証」が個人単位で交付される。

2）下船後 3 か月以内の職務外の傷病

下船後 3 か月以内の職務外の傷病については被保険者の負担はなく，窓口徴収は行わない。被保険者が，この扱いを受けるためには，下記の書類を，被保険者証とともに保険医療機関に提出しなければならない。ただし，自宅で発生した傷病や歯の治療などはこの期間内でも対象とならないので注意を要する。

- **療養補償証明書**：下船後 3 か月以内の傷病の場合は，被保険者は「療養補償証明書」を保険医療機関等に提出する。

各種の共済組合法 2

1 共済組合の種類と事業

（1）共済組合の種類

共済組合には，①**国家公務員共済組合法**によるもの，②**地方公務員等共済組合法**によるもの，③**私立学校教職員共済法**によるものがある（表５－２）。

（2）共済組合の事業

共済組合は，公的な保険事業を目的とする法人であって，その事業として組合員とその被扶養者の傷病，分娩，死亡に対して医療保険としての給付をするだけでなく，障害年金と退職年金の支給も行う。

共済組合法における用語のうち，健保法の用語と異なるものを表５－３に挙げる。

表５－２　共済組合の種類

種　類	共済組合
国家公務員共済組合法によるもの（20団体）*	衆議院共済組合，参議院共済組合，内閣共済組合，総務省共済組合，法務省共済組合（検察官も含む），外務省共済組合，財務省共済組合，文部科学省共済組合〔国立学校職員（国立大学病院職員も含む）も含む〕，厚生労働省共済組合（麻薬取締官，労働基準監督官も含む），農林水産省共済組合，経済産業省共済組合，国土交通省共済組合（海上保安官も含む），防衛省共済組合（自衛官も含む），裁判所共済組合，会計検査院共済組合，刑務共済組合（刑務官，法務教官が加入），厚生労働省第二共済組合，林野庁共済組合，日本郵政共済組合，国家公務員共済組合連合会職員共済組合
地方公務員等共済組合法によるもの	東京都職員共済組合（1団体）（都職員と特別区職員），地方職員共済組合（1団体）（道府県職員と地方団体関係団体職員），指定都市職員共済組合（10団体）〔政令指定都市職員。1市1組合（ただし，仙台市以降に政令指定都市になった市の職員は市町村職員共済組合）〕，市町村職員共済組合（47団体，全国市町村職員共済組合連合会）〔市町村職員（一部の市，政令指定都市を除く）〕（都道府県ごとに1組合），都市職員共済組合（3団体，全国市町村職員共済組合連合会）〔市町村職員共済組合に加わっていない一部の市の職員。1市1組合（北海道都市職員共済組合および愛知県都市職員共済組合は複数の市で1組合）〕，警察共済組合（1団体）（都道府県警察職員と警察庁職員，皇宮護衛官），公立学校共済組合（1団体）（公立学校職員，都道府県教育委員会とその教育機関の職員）
私立学校教職員共済法によるもの	日本私立学校振興・共済事業団

＊　これらに加入するものの被保険者証の保険者番号は31から始まる8桁の番号からなる。

表5－3　共済組合法と健康保険法で異なる用語

	健康保険法	共済組合法
各共済組合法に共通の用語	被保険者	組合員（私立学校教職員共済法は除く）
	保険料	掛金
	分娩	出産
	出産育児一時金	出産費
	保険給付	給付
地方公務員等共済組合法の場合	報酬	給料
	標準報酬	用語なし。求めかたの規定のみ。
国家公務員共済組合法の場合	標準報酬関係の用語は健康保険法と異ならない	
私立学校教職員共済法の場合	被保険者	加入者
	標準報酬	標準給与

2 共済組合の給付（短期給付と長期給付）

共済組合の組合員の勤務する事業所は，健保法の規定によって，「そこに常時使用される者が健保法の強制被保険者となる事業所」でもある。このため，共済組合の組合員は健保の被保険者でもあるが，「健保法による保険給付を受けず，健保の保険料も徴収されない」という名目だけの健保の被保険者である。このことはすでに述べたことであるが，健保法では，総則のなかで次のことも規定している。

「共済組合の給付の種類及び程度は，この法律の給付の種類及び程度以上であることを要する。」（健保法第200条2項）この規定があるため，共済組合法における医療関係の給付（短期給付という）の程度は，健保法に比して優れたものが多く，給付の種類も若干多くなっている。

どの共済組合法も，給付の種類も程度も国家公務員共済組合法（以下，（　）内に法と示す）に準じたものになっているので，以下の説明は，どの共済組合法にも共通するものとして述べる。

共済組合法では，医療関係の給付を**短期給付**，年金関係の給付を**長期給付**と総称し，それぞれの給付の種類を次のように定めている。

（1）給付の種類

給付には，短期給付と長期給付がある。それぞれの種類を表5－4に示す。

(2) 短期給付の程度の健保法との違い

短期給付の程度の健保法の場合と異なることのみを掲げると，次のようになる。

1) 傷病手当金の場合

A 支給期間

結核性の病気のときは，支給期間が3年間となる（他の傷病のときは健保法と共通で，支給期間が1年6か月間となる）。

B 1日分の支給額

1日につき，傷病手当金の支給を始める日の属する月以前の直近の継続した12か月間の各月の標準報酬の月額の平均額の22分の1に相当する金額の3分の2に相当する金額となる。

2) 出産手当金の場合

支給額は傷病手当金と同額であるから，共済組合法による支給額は健保法の場合より高額となる。

3) 健康保険の埋葬料に相当する場合

共済組合法では，埋葬を行う被扶養者がいなかったために，被扶養者でなかったものが葬祭を行った場合は，その者が近親者であっても，健保の埋葬料と同じ扱いとなり，5万円が支給される（健保法の場合は，この場合の葬祭を行った者が被扶養者など身内以外の者であっても，被保険者に少しでも生計を依存していた者であれば定額5万円の支給となるので，この点だけは異なる）。

4) 家族埋葬料の場合

A 支 給 額

5万円である。

B 退職後の支給

組合員が退職した後にも家族埋葬料の支給を受けられる場合がある。それは組合員の退職後3月以内に被扶養者が死亡したときである。

(3) 健康保険法に共通する給付事項

健保法に保険給付の規定のあるものは，同種のものがすべて共済組合法にも規定があ

表5－4 短期給付と長期給付の種類

短期給付の種類＊1	①療養の給付，保険外併用療養費，療養費，入院時食事療養費，入院時生活療養費，訪問看護療養費および移送費，②家族療養費，家族訪問看護療養費および家族移送費，③高額療養費および高額介護合算療養費，④出産費，⑤家族出産費，⑥埋葬料，⑦家族埋葬料，⑧傷病手当金，⑨出産手当金，⑩休業手当金，⑪弔慰金，⑫家族弔慰金，⑬災害見舞金，⑭育児休業手当金，⑮介護休業手当金
長期給付の種類＊2	①退職共済年金，②障害共済年金，③障害一時金，④遺族共済年金

＊1 ⑩～⑮は健保法には規定されていない給付である。⑭，⑮は私立学校教職員共済法には規定されていない。

＊2 退職共済年金は，厚生年金法等による老齢年金に相当する年金である。

る。そして，その給付の内容は，前項に掲げたこと以外は，すべて健保法に共通する。なお，共済組合は，健保組合と同様に附加給付も行えることになっている。健保法に共通する事項の例を若干挙げれば，高額療養費の支給制度のこと，窓口徴収額の割合や10円未満の端数の四捨五入のこと，入院時食事療養の制度などである。健保法の場合の出産育児一時金，家族出産育児一時金は，共済組合法では，出産費，家族出産費という名称になっているが，支給条件と支給額は健保法の場合と異ならない。

（4）公務員である組合員の公務災害による傷病の場合

「国家公務員共済組合」または「地方公務員共済組合」の組合員が公務員である場合は，その者の業務災害または通勤災害による傷病や死亡については「国家公務員災害補償法」または「地方公務員災害補償法」により給付が行われるのであって，労災保険法は適用されない。

「日本私立学校振興・共済事業団」の加入者の労災の場合は，労災保険による給付が行われる。

どの共済組合の組合員の労災の場合も，これらの他法による給付を受けうることについては，共済組合法による短期給付は行われない。この点は健保の被保険者の労災の場合と同様である。

（5）短期給付の種類中，健康保険法にはない給付

以下に簡単に述べる。

1）休業手当金（法第68条）

組合員の傷病以外の法定の事由で欠勤をして給料が支給されなかった場合に，法定の日数の範囲内の欠勤日に対して「標準報酬日額の100分の50に相当する金額」が支給される。法定の事由とは，被扶養者の傷病・婚姻・葬祭・不慮の災害，組合員の配偶者の出産・死亡，組合員の婚姻・公務によらない不慮の災害その他の事由である。

なお，国家公務員共済組合と地方公務員共済組合には，育児休業手当金と介護休業手当金の規定も設けられている。

2）弔慰金，家族弔慰金（法第70条）

組合員が水震火災その他の非常災害で死亡したときに「標準報酬月額に相当する金額」が遺族に支給され，その災害で被扶養者が死亡したときは「標準報酬月額の7割に相当する金額」が組合員に支給される。

3）災害見舞金（法第71条）

組合員が水震火災その他の非常災害で住居または家財に損害を受けたときに支給される。住居と家財の全部を失ったときは「標準報酬月額の3か月分に相当する金額」，住居と家財の半分を失ったとき，または住居だけを半分か家財だけを半分失ったときは「標準報酬月額の2か月分に相当する金額」，その他損害の程度に応じた金額が支給される。

（6）任意継続組合員

任意継続組合員とは，健保法における任意継続被保険者に相当するもので，短期給付についてのみ設けられている制度である。しかし，共済組合法におけるこの制度には，次のように健保法の制度と異なることと共通することがある。

1）健康保険法の制度と異なること

A　退職前の資格の期間

健保の任意継続被保険者の場合は，退職までに被保険者だった期間が継続して2か月以上あっただけでこの資格が得られるが，共済組合の任意継続組合員になるためには，退職までに組合員だった期間が継続して1年以上必要とされる。

B　希望する旨を申し出る制度

健保の任意継続被保険者の資格は，20日以内に申請して与えてもらう制度であるが，共済組合の任意継続組合員の資格は，「傷病等を得た場合の短期給付や福祉事業の利用を引き続き希望する旨を20日以内に組合に申し出る」ことでこの資格を得られる制度である。

C　組合員とみなされる制度

健保の任意継続被保険者は健保の被保険者であるが，共済組合の任意継続組合員は組合員ではなく，組合員とみなす扱いのものである。

2）健康保険法の制度に共通すること

資格を得るための手続の期間，資格を失う時期，この資格を喪失後の給付は受けられないこと，掛金の全額を滞納せずに自ら納付する義務のあることなどは，健保法の任意継続被保険者の制度に共通する。

（7）被扶養者の範囲，遺族の範囲

共済組合の組合員の被扶養者とされる者の範囲は，健保の被保険者の被扶養者の場合と同様である。

長期給付の規定による遺族共済年金の支給を受ける「遺族の範囲」は，組合員だった者の配偶者，子，父母，祖父母のみである（船保法の場合は，このほかに兄弟姉妹も遺族となる）。年金または一時金の支払要件も共済組合法と船保法とでは異なっている（表5－5）。

船保の被保険者の職務上または通勤災害の死亡に対する補償としては，被保険者に生計を依存していた遺族に遺族年金が支給される場合と遺族一時金の支給となる場合とがある。一時金となるのはその遺族が，①18歳以上の子・孫，②60歳未満の夫・父母・祖父母，③18歳以上60歳未満の兄弟姉妹またはその他の生計依存関係にあった親族である（障害等級が政令別表第1の5級までの者を除く。胎児は子とみなす）。

表５－５　遺族年金または一時金支払要件の差の範囲

船員保険法による遺族の場合	共済組合法による遺族の場合
被保険者の労災による死亡の場合にのみ遺族として年金または遺族一時金の支給を受ける。	組合員の労災に関係のない死亡または過去に組合員だった者の死亡に対して遺族として年金の支給を受ける。

（８）給付制限（法第 94 条２項）

共済組合法には，短期給付の給付制限について健保法における給付制限の規定と同様のことを規定しているが，長期給付に関する給付制限のことも併せて規定している。遺族共済年金を受けようとして，組合員，組合員だった者または遺族年金を受けている遺族を故意の犯罪行為により，または故意に死亡させた場合には，その者には，その遺族給付を行わないとし，かつ，組合員または組合員の死亡前に，将来遺族給付を受ける立場にある者を故意に死亡させるようなことをした者にも遺族給付を行わないとするなどが，長期給付の給付制限事由として規定されているのである。

（９）時効，期間計算，戸籍の無料証明

時効，期間計算，戸籍の無料証明に関する規定が，共済組合法の最後のほうの「雑則」の章のなかに設けられている。健保法と同様のことが規定されているが，長期給付の時効に関する規定は健保法にはないもので，退職年金等の長期給付を受ける権利は，5 年間請求せずにいると時効により消滅することになる。期間計算については特例が規定されている。その特例とは，給付を受けるための手続きが書面の郵送で行われた場合は，郵送に要した日数は，期限日までの期間を計算するときに計算から外すということである。

自衛官の診療　3

自衛官等に対する業務外の診療は**防衛省の職員の給与等に関する法律**〔1952（昭和 27）年法律第 266 号〕の第 22 条の規定により取り扱われる。

ここでいう「**自衛官等**」とは，自衛官のみならず，訓練招集中の予備自衛官，防衛大学校の学生を含み，全員に**自衛官診療証**が交付され，これを保険医療機関に提出することにより保険診療を受けることができる。

この規定による療養の給付，高額療養費の支給対象の疾病，負傷は（公務または通勤でない場合は），国家公務員共済組合法中組合員に対する療養の給付，療養費もしくは高額療養費の支給に関する規定の例によることとなる（同法第 22 条１項）。

また，療養の給付を担当する者が請求できる診療報酬の額の審査および支払いに関する事務は，社会保険診療報酬支払基金に委託することができる（同法第22条3項）。

自衛官の被扶養者に関する医療の給付は，国家公務員共済組合法によって行われるので，「自衛官診療証」は被保険者のみのものである。

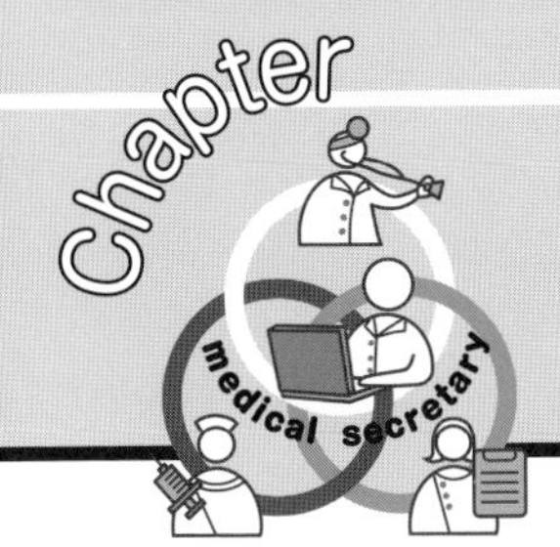

6 国民健康保険法

〔1958（昭和 33）年 12 月 27 日法律第 192 号〕
〔2022（令和 4）年 6 月 22 日法律第 77 号直近改正〕

国民健康保険の概要 1

国民健康保険（以下，国保）の被保険者の大部分は**自営業者**（雇用されて勤務していない者）である。国保は，健保と同様に医療費の保障を目的とする社会保険であるが，被用者保険の被保険者となるべき者とその被扶養者その他特別の者は被保険者とせず，かつ，保険給付の種類と程度は国民健康保険法（以下，国保法）の規定に違反しない範囲で保険者ごとに条例または規約で定めることができる保険でもあるため，給付の種類と程度には全国画一でない事項もある。ただし，基本的事項については全国共通であり，これを定めたのが国保法である。

健保組合の設立は厚生労働大臣が認可（健保法第 12 条）するのに対し，**国民健康保険組合**の設立は都道府県知事が認可（国保法第 17 条）するなど，国保の制度は都道府県の区域を単位とするものでもあるため，国保は**地域保険**ともいわれている。国保の保険者となるのは市町村（特別区を含む。以下同じ）および国民健康保険組合である。

保険者，被保険者と保険料 2

1 保険者と被保険者

国保の保険者について具体的に述べる。以下のこの章の解説のなかで（　）内に単に法と表示したものは国保法を，則は同法施行規則をさす。

（1）都道府県（法第 3 条）

都道府県が保険者である。都道府県は当該都道府県内の市町村（特別区を含む）とともに，国民健康保険事業を行う。

（2）国民健康保険組合（法第 13 条，14 条，15 条，17 条）

1 または 2 以上の市町村の区域内に住所を有する同種の事業または同業に従事する者で，国保の被保険者となるべき者を組合員とし，国保の事業を営む法人を**国民健康保険**

組合（以下，**国保組合**）という。国保組合を設立するときは，15人以上の発起人が規約（組合を運営するための内部規則）を作成し，組合員となるべき者300人以上の同意を得て主たる事務所の所在地の都道府県知事に申請をし，設立認可を受けることが必要である。

1）国民健康保険課

都道府県の国民健康保険課は，その都道府県内のすべての国保に関する行政を担当し，市町村と特別区の国民健康保険課は国保の保険者としての業務を担当する。

2）国民健康保険組合の名称

国保組合の名称は，その組合の地域の地名に組合員の従事する事業名を付したものと地名に組合員たちの職業名を付したものとがある。「東京都青果卸国民健康保険組合」（事業名），「東京都医師国民健康保険組合」（職業名）などは，その例である。

（3）国民健康保険の被保険者

1）市町村・特別区の国民健康保険の被保険者

健保その他の被用者保険の被保険者でなく，その被扶養者でもない者は，市町村または特別区の国保（以下，市町村国保）の被保険者となる。しかし，例外があり，①生活保護法による保護を受ける世帯の者，②国保組合の組合員とその世帯の者は市町村国保の被保険者とならない。

2）国民健康保険組合の国民健康保険の被保険者

市町村国保の被保険者となるべき者が国保組合の組合員になった場合は，その者および同一世帯の者は国保組合の被保険者となる。

3）国民健康保険の家族とは，被扶養者のことではない

「国保の家族」という場合と「健保の家族」という場合とでは，家族の意味が異なる。国保の家族とは，市町村国保であれば「世帯主でない者」のことであり，組合の国保であれば「組合員の世帯の者」ということであって，その者が世帯主または組合員に扶養されていなくても「家族」とよばれるのである。その家族は，世帯主や組合員と同様に国保の被保険者であり，保険料が課せられ，療養の給付を受ける資格を有する。

4）世帯主が国民健康保険被保険者の場合の世帯員

A　世帯の全員が同一国民健康保険の被保険者

世帯主が市町村国保の被保険者になったときは，特別の事由のないかぎり同一世帯の世帯員の全員が世帯主と同じ市町村国保の被保険者となり，世帯主が国保組合の組合員になったときも，特別の事由のないかぎり同一世帯の世帯員の全員が組合員と同じ国保組合の被保険者となる。しかし，この次に述べるような特別の事由のあるときは，世帯員が別の保険の被保険者等になる。

B　世帯員の誰かが就職したとき

国保の被保険者の世帯員のなかの1人が就職して健保の被保険者になると，その者だけが国保の被保険者でなくなる。その者が5人世帯のなかの2人を扶養するようになっ

たときは，扶養される２人の者は，健保によるその者の被扶養者になって国保の被保険者でなくなり，扶養されない残りの２人だけが国保の被保険者のままとなる。

C　世帯員を被保険者としない国民健康保険組合（法第 19 条）

国保組合は，その規約のなかで「組合員のみをこの組合の被保険者とし，これと同一世帯の他の者は，この組合の被保険者としない」と定めることができる。この場合の組合員以外の世帯員は，市町村国保の被保険者となる。

（4）世帯主・組合員のなすべき国民健康保険の手続き等（法第 9 条，22 条，76 条）

国保の被保険者たる世帯主と国保組合の組合員は，自身に関する国保の手続き等を自ら行うべきことはいうまでもないが，その世帯員に関する次の手続き等も行う義務を有する。

1）世帯員の国民健康保険の被保険者資格の取得届と喪失届

市町村国保の場合は，この届を省略できるようになっている市町村が多い。それは住所変更等により，従来の市町村の被保険者資格を喪失して新市町村で被保険者資格を取得する場合である。住所変更の場合は，住民基本台帳法による転出届と転入届または転居届（同一市町村内での転居のとき）を行うが，これを届け出る文書に国保の被保険者である旨を附記すれば，その附記が国保の被保険者資格の取得届・喪失届を行ったことになるという扱いになっている。世帯のなかに子が生まれると，その子も国保の被保険者となり，保険料がその子の分だけ増えることになるので資格取得届が必要となるが，これも住民基本台帳法による世帯変更届を行うことで国保の届も行ったことになる。世帯員の死亡のときも世帯変更届により，その者の資格喪失届も済まされる。

2）世帯員の医療に関する手続き

世帯員の傷病で移送が必要になったときの手続きやその費用の請求，高額療養費の請求等は，すべて世帯主または組合員が行う。

3）世帯員の保険料の納入

国保の世帯の者は，新生児や乳幼児も被保険者の資格があるため，保険料が課せられる。しかし，世帯主や組合員は，その世帯の者の全員の保険料を納めることが義務づけられている。

（5）被保険者資格の得喪

国保の被保険者資格を取得する日と，喪失する日は，次の日である。

1）資格取得日（法第 7 条，20 条）

A　市町村国民健康保険の場合

当該市町村に住所を有するに至った日（転入日，出生日）。ただし，修学のために住所を移した者は，従来の住所に住所があるものとみなす（法第 116 条）。組合国民健康保険の場合当該組合の組合員になった日，または組合員の世帯の一員に加わった日（出生を含む）。

B　組合国民健康保険の場合

当該組合の組合員になった日，または組合員の世帯の一員に加わった日（出生を含む）。

C　市町村と組合に共通する取得日

世帯員のなかの他の医療保険の被保険者だった者のその資格がなくなった日，または生活保護法による保護を受けていた世帯がその保護を受けなくなった日。

2）資格喪失日（法第８条，21 条）

A　市町村国民健康保険の場合

当該市町村に住所を有しなくなった日の翌日（転出日の翌日）。ただし，住所を有しなくなった日に他の市町村の国保の被保険者になったとき，または住所を有しなくなった日に国保組合の被保険者になったときは，その日に従来の資格を喪失する。

B　組合国民健康保険の場合

組合員でなくなった日の翌日，または組合員と別世帯になった日の翌日。ただし，組合員でなくなった日または別世帯になった日に市町村国保またはほかの国保組合の被保険者になったときは，その日に従来の資格を喪失する。

C　市町村と組合に共通する喪失日

死亡した日の翌日，他の医療保険の被保険者またはその被扶養者になった日，または生活保護法による保護開始の日。

2 保険料と国民健康保険税

市町村は，国保の被保険者である世帯主から保険料を徴収し，国保組合は，組合員から保険料を徴収して，その徴収した保険料を国保の事業の費用に充てる。ただし，市町村の場合は，保険料に代えて目的税である**国民健康保険税**を課することができる（法第76 条）。

特別の理由のある世帯主または組合員は，保険料の免除または減額の措置を受け，または納入猶予を受けることができる。市町村は条例で，国保組合は規約でこの措置の条件を定めることにより，保険料の減免猶予の制度を設けるのである（法第 77 条）。

保険給付 3

1 療養の給付および入院時食事療養費

(1)「療養の給付」の範囲

市町村国保の世帯主や国保組合の組合員はもとより，その世帯員も同様に被保険者であって，健保の家族のようなものではないため，保険医療機関で受ける医療に対して「療養の給付」が行われる。窓口徴収額を「**一部負担金**」という。

(2) 一部負担金に関する諸規定

徴収する一部負担金は，健保の場合と同様，診療報酬点数表により算定して求めた金額の10円未満の端数を四捨五入した額とする（法第42条の2）。

2002（平成14）年10月の国民健康保険法の改正により，一部負担金の見直し，年齢区分による一部負担金の設定，高齢受給者の取り扱いや高額療養費について改正が行われた。

一部負担金の割合については以下のとおりであるが，高齢受給者や高額療養費ての取り扱いについては，健保と同様となっている。原則として，世帯主・組合員その他の世帯員の全員に共通している。

- 義務教育就学前（外来・入院）：2割負担
- 義務教育就学後～70歳未満（外来・入院）：3割負担
- 70～75歳未満（外来・入院）：2割負担（ただし現役並み所得者は3割負担）

(3) 入院時食事療養費と入院時生活療養費

健保法と同様，標準負担額を除いた部分が保険給付される。

(4) その他の給付

国保の場合も，健保の場合と同じ条件による次の保険給付も行われる。

①償還払いによる種々の療養費（現金）の支給（法第54条）。

②高額療養費の支給（法第57条の2）。

③公費負担医療と国保を併用の場合の保険給付の原則的な方法は，健保の被保険者（健保の本人）の場合と同様である（法第56条）。

2 健康保険法と異なる点

（1）負担割合（法第43条1項，令第28条）

現在では数少なくなっているが，保険者によっては一部負担金の割合を2割，1割または世帯主もしくは組合員のみ一部負担金なしと国保組合の規約で定めている場合もある。この定めをすることができるのは「国保の財政の健全性をそこなうおそれがないと認められる場合に限る」旨が国保法に基づいて政令で規定されている。

（2）世帯主・組合員の支払義務（法第57条）

窓口で一部負担金を支払うのは患者であるが，患者が一部負担金をいつまでも支払わない場合は，世帯主または組合員の責任となる。国保法では，一部負担金の支払義務を世帯主または組合員に負わせているのである。

（3）滞納一部負担金の保険者徴収制度（法第79条）

健保法にも同じ規定があるが，それと同じ制度が国保法にも設けられている。一部負担金（法第42条）の徴収について十分になすべき努力をしても支払ってもらえないときは，この制度を利用し，その一部負担金を市町村（国民健康保険課が担当）または国保組合に請求すればよい。健保法の場合は，保険者が行う被保険者の財産処分は，国税滞納処分の例によるが，国保法の場合は，地方税滞納処分の例による。

（4）一部負担金の減免猶予（法第44条）

特別の理由があって保険医療機関に一部負担金を支払うことが困難な国保の被保険者の場合は，その世帯主または組合員が保険者（市町村，国保組合）に手続きをする。支払困難な事情がやむを得ないこととして保険者が認めると，次のいずれかの措置をする。

①一部負担金を減額する。

②一部負担金の支払いを免除する。

③一部負担金の支払い先を保険医療機関としないで保険者に支払うこととし，支払えるようになるまで徴収を猶予する。

保険者は，このいずれかの措置を決定したときは，その決定を証明する文書を世帯主または組合員に交付するので，患者は，これを保険医療機関に提出し，保険医療機関は次の取り扱いをする。

ア．①の措置の場合は，その文書に書かれている割合による一部負担金を徴収する。

イ．②または③の措置の場合は一部負担金を徴収しない。保険者は，その保険医療機関にはその患者の診療報酬の全額を支払い，③の場合は患者の傷病が治癒して生計に余裕が生じたときに，一部負担金を保険者に支払わせるのである。

（5）保険外併用療養費の扱いの場合

1）窓口徴収の取り扱い

保険医療機関で選定療養などの医療を行った場合は，国保の被保険者への保険給付を療養の給付とせず，「保険外併用療養費を支給したものとみなす」取り扱いとなるため，窓口徴収する料金は一部負担金ではなく，自己負担金の窓口徴収ということになる。しかし，保険給付となる保険外併用療養費の額は療養の給付における保険給付の費用と同額となるため，自己負担金の窓口徴収額も一部負担金と同額となり，10円未満の端数を四捨五入することについても，一部負担金の場合の規定を準用することになっている。

2）一部負担金の規定を準用できない事項

保険医療機関における選定療養等を提供した場合の保険診療分に対する窓口徴収は自己負担金の徴収であり一部負担金の徴収ではない。このように窓口徴収額が一部負担金ではない場合は，一部負担金に関する規定のうち，準用できない規定がある。それは次の事項である。

①「滞納一部負担金の保険者徴収」の規定は準用できない。

②「一部負担金の減免猶予」の規定も準用できない。

（6）労災保険を利用できる場合（法第56条）

業務災害または通勤災害で労災保険を利用できる場合は，国保の保険給付は行われない。労災であっても出産育児一時金の支給は国保で行われる。これらの規定とその解釈は，健保法の場合と異ならない。

（7）出産育児一時金・葬祭その他の給付

国保法では，出産育児一時金，葬祭費（健保法の埋葬料に相当）を現金で支給することになっている。これに対して被保険者が無料で葬祭を行えるようにしたりすることを「**葬祭の給付**」といい，葬祭具の支給や葬儀の執行に必要なものの支給を行うこととされているが，給付の方法や内容の決定は条例や規約に委ねられており，葬祭費として支給されているのが実態である。国保法では，葬祭関係の給付その他の保険給付について次のように規定している。

第58条　市町村及び組合は，被保険者の出産及び死亡に関しては，条例又は規約の定めるところにより，出産育児一時金の支給又は葬祭費の支給若しくは葬祭の給付を行うものとする。ただし，特別の理由があるときは，その全部又は一部を行わないことができる。

2　市町村及び組合は，前項の保険給付のほか，条例又は規約の定めるところにより，傷病手当金の支給その他の保険給付を行うことができる。

この規定があるので，どの保険者（市町村及び組合）も出産育児一時金と葬祭費の支給を実施している。傷病手当金等の制度を設けるか否かは，保険者が自由に決めることができるため，国保組合のなかには傷病手当金の支給を実施しているものもあるが，市町村国保でこれを実施するのは困難である。

（8）継続給付（法第 55 条）

国保法には継続給付という規定がある。**継続給付**とは，健保法第3条2項の被保険者（日雇特例被保険者）等となったために資格喪失した際に，現に療養の給付を受けていた傷病や負傷およびこれによって発生した傷病について，健保法第 3 条 2 項の被保険者等として療養の給付を受けるまでの一定の受給要件を満たす間は国保から継続して療養の給付を受けることができるという扱いである。なお，この取り扱いは保険料を徴収することなく給付のみを行う変則的なものであるため，対象となる傷病や給付の期間等に一定の限度を設けている。

これは健保法第 3 条 2 項の被保険者等については，健保法で規定する療養の給付を受けるには受給する月の前 2 か月間に通算して 26 日以上あるいは同じ前 6 か月間に通算して 78 日以上の保険料が納付されていなければならないとされていることから，国保の資格喪失の際に療養の給付を受けていた被保険者が健保による給付が受けられないという間隙が生ずることとなり，それを避けるためのものである。この継続給付は，以下の場合には打ち切られる。

①当該疾病または負傷について健保法第 5 章の規定による療養の給付もしくは家族療養費等の支給または高齢者の医療の確保に関する法律の規定による医療を受けることができるに至ったとき。

②他の保険者の被保険者となったとき，または生活保護世帯となったとき。

③被保険者の資格を喪失したときから起算して 6 か月を経過したとき。

この継続給付を受けようとする者は，資格喪失後 10 日以内に特別療養給付申請書を保険者に提出する。この場合には，保険者から被保険者証と同様の意味をもつ特別療養証明書が世帯主（組合員）に交付される（則 28 条）。

（9）給付制限（法第 59 条～ 63 条の 2）

国保法の給付制限の規定と医療保険各法の給付制限の規定を比べた場合に，国保法のみの独自の規定と国保法にのみ設けられていない規定とがあり，そのほかの規定は他法と共通する給付制限規定になっている。

1）国民健康保険法独自の給付制限

保険者は，世帯主または組合員が，災害その他の政令で定める特別の事情がないのに保険料を滞納しているときは，厚生労働省令で定めるところにより，保険給付の全部または一部の支払いを一時差し止めることができる。

2）国民健康保険法にのみ規定のない事項

「詐欺その他の不正行為により保険給付を受け又は受けようとした場合」の給付制限規定は，国保法には設けられていない。他法の場合に，この規定が適用されて制限される給付は傷病手当金か出産手当金である。国保法では傷病手当金や出産手当金の支給を保険者に義務づけていないので，この給付制限の規定は設けていないのである。

3）正当な理由のない保険料の滞納者に対する措置

以下に述べることは，保険料と給付制限のいずれにも関係することである。

A　被保険者資格証明書

市町村と国保組合は，災害その他政令で定める特別の事情がないのに保険料を滞納している世帯主または組合員に要求して，被保険者証を返還させることができる。これにより被保険者証を返還させたときは「被保険者資格証明書」を交付する。ただし，その世帯の者のなかに後期高齢者医療制度や公費負担による医療を受けることができる者がいるとき，または高額療養費に関して特定疾病の認定を受けた者がいるときは，その者はほかの者とは別扱いにし，その者だけが使用できる被保険者証をその者に交付し，ほかの者には資格証明書を交付する。

国保の患者が，その資格証明書を提出して医療を受けたときは，保険医療機関は点数表による診療報酬の全額を患者の自己負担として徴収し，世帯主または組合員は，患者が自己負担した医療費の 7 割相当額を市町村または国保組合に請求する。保険給付が償還払いの扱いになるのである。しかし，給付制限の規定により，市町村も国保組合も，請求した世帯主または組合員への支払いを一時差止めることがある（法第 63 条の 2）。一時差止めとは，滞納した保険料を納めるようになるまでの差し止めである。

B　保険医療機関の窓口業務担当者の留意事項

①患者が提出したものが国保の被保険者証ではなく，国保の「被保険者資格証明書」のときは，点数表により算定した診療報酬の全額を患者から徴収すること。

②提出された国保の被保険者証の表紙の世帯主または組合員の氏名欄に「世帯主には別証交付」または「組合員には別証交付」と記載されている場合は，その世帯主または組合員からは別証（被保険者資格証明書）の提出を受けて①に掲げた方法で費用を徴収し，世帯員の医療費は，国保による一部負担金だけを徴収すること。

③月が変わるごとに，どの患者にも被保険者証の提出を求め，①や②に掲げたようなことになっているか否かを確かめること。

C　一時差止めの程度

この場合の保険給付の一時差止めをするときの金額の程度は，給付制限の規定の条文に「厚生労働省令の定めるところにより」と掲げられているので，省令で定める程度となる。これについて国保法施行規則の第 32 条の 4 に「一時差し止める保険給付の額は，滞納額に比し，著しく高額なものとならないようするものとする」と規定されている。

D　国民健康保険の特別療養費

被保険者資格証明書使用のため，後日に市町村や国保組合から世帯主または組合員に支払われる医療費を「**特別療養費**」という（法第 54 条の 3）。

国保の特別療養費は，患者が窓口で診療報酬の全額を支払い，後日にその 7 ～ 10 割相当額が償還されるという保険給付である。

E　悪質扱いされない保険料滞納者

次の A または B に掲げることに該当する場合は，保険料の滞納があっても，被保険者証の使用が認められ，通常の被保険者と同様の保険給付を受けられる。

A．世帯主または組合員が，政令で定める特別の事情を市町村または国保組合に届け，保険料の滞納がやむを得ないことと認められた場合。その特別の事情として国保法施行令の第 1 条で，次の 5 項目を定めている。

①世帯主がその財産につき災害を受け，または盗難にかかったこと。

②世帯主またはその者と生計を一にする親族が病気にかかり，または負傷したこと。

③世帯主がその事業を廃止し，または休止したこと。

④世帯主がその事業につき著しい損失を受けたこと。

⑤前各号に類する事由があったこと。

組合国保の場合は，以上の各号の世帯主というのを「組合員」と読み替える。

B．次の①，②のいずれかに該当する場合も被保険者証の使用が認められる。

①「原子爆弾被爆者に対する援護に関する法律」による一般疾病医療費の支給を受けることができる場合。

②その他厚生労働省令で定める医療に関する給付を受けることができる場合。

上記②の厚生労働省令で定める医療に関する給付は，次の医療に関することである（則 5 条の 5）。

①高額療養費に関して「特定疾病」の認定を受けた場合。

②感染症法による医療費の給付。

③障害者総合支援法による育成医療（身体障害児の機能訓練と作業療法），児童福祉法による小児慢性特定疾病医療費，療育の給付（骨関節結核その他の結核の児童を入院させて行う医療と学習や療養生活に必要な物品を支給）。

④予防接種法による医療費の支給（予防接種が原因の疾病のとき）。

⑤障害者総合支援法による更生医療。

⑥精神保健福祉法による公費負担医療（措置入院）。

⑦母子保健法による養育医療（未熟児の医療）。

⑧麻薬及び向精神薬取締法による医療費の給付。

⑨独立行政法人医薬品医療機器総合機構法による医療費の支給。

⑩沖縄復帰に伴う特別措置等に関する政令による医療費の支給。

⑪難病の患者に対する医療等に関する法律による特定医療費。

ほか（①以外は，すべて公費負担医療）

F 「世帯主（組合員）には別証交付」の場合

保険料の滞納額が徐々に減りつつある場合は被保険者証が交付されるが，その被保険者証には「世帯主には別証交付」または「組合員には別証交付」と記載される。

被保険者資格証明書の交付を受けた保険料滞納者は，医療費だけでなく，出産育児一時金，葬祭費の支給も一時差し止められることがある。

（10）国外で医療を受けた場合

海外旅行等が一般化し，従来健保法においては海外旅行中の傷病等について保険適用されているなか，国保の被保険者のみが保険適用されていなかった。しかし，2001（平成13）年1月1日以降国健保法の改正により国保の被保険者についても保険適用されることになり，医療保険制度間の不統一が解消された。

対象となる資格としては，日本国内の市町村に住民票を有し，保険料を支払っている場合で，日本に住所を有する自営業者，留学生，観光旅行客など比較的短期の海外滞在者が該当する（海外への転出届を提出した人は対象外）。

具体的には，海外において診療もしくは治療を受けた際に，いったんその診療に要した費用の金額を当該医療機関に支払い，被保険者はその際当該医療機関に「診療内容明細書」や「領収明細書」等の証明を請求し受け取っておき，帰国後，被保険者が加入している市町村の国保に給付を請求し，保険給付が払い戻されることになる。ただし，払い戻される範囲および金額は，通常の保険診療の範囲内となり，その金額も診療報酬による算定に基づき，保険給付相当額となる。

なお，日本で保険給付の対象外となっている医療については支給されない。

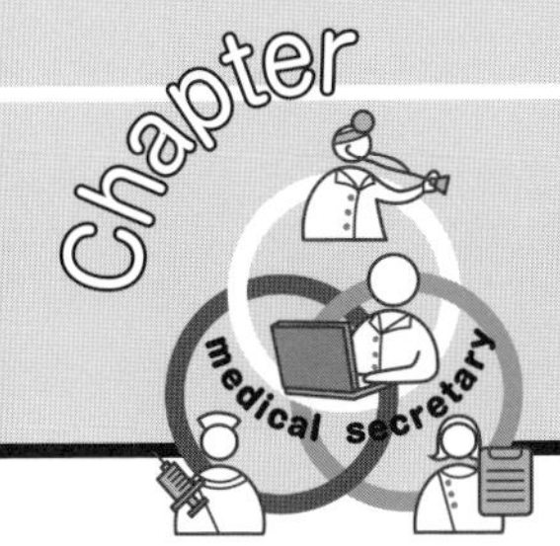

7 後期高齢者医療制度

後期高齢者医療制度の創設とその背景 1

1 制度の創設

「国民皆保険制度を将来にわたって堅持していくこと」「安心・安全で質の高い医療が受けられる体制を確保すること」を目的に，2008（平成 20）年 4 月から**高齢者の医療の確保に関する法律**が施行された（老人保健法の改正・改題）。これに伴い，従来の老人保健法を準拠法とする制度は 2008 年 3 月 31 日で廃止された。

この法律により，医療費適正化計画制度の導入，糖尿病等の生活習慣病に着目した健診・保健指導の実施の医療保険者への義務づけ，新たな高齢者医療制度の創設等が行われた。対象となる 75 歳以上の高齢者（一定の障害がある者は 65 歳以上）はすべて，この**後期高齢者医療制度**で医療を受けることになる。

2 制度創設の背景

老人（75 歳以上）医療費は 16.4 兆円（2018 年度実績）で，国民医療費の 3 分の 1 以上を占め，超高齢社会の進展に伴い今後も増大する見通しである。後期高齢者の医療費は 1983（昭和 58）年に発足した老人保健制度で賄われてきたが，財政運営の責任の不明確さ，現役世代と高齢者の費用負担の不明確さが問題点として指摘されてきた。

また，生理的機能や日常生活動作能力の低下により病状が悪化する傾向が強いとともに，生活習慣病を原因とする疾患を中心に入院医療が増加するといった特性がある後期高齢者の心身の特性等にふさわしい医療を提供することも求められていた。国民皆保険を堅持しつつ，増大する高齢者の医療費を安定的に賄うために持続可能な制度を構築することが求められ，75 歳以上の者を対象に独立した医療制度を創設することとなった。

3 制度のポイントと仕組み

（1）制度のポイント

制度のポイントは以下のとおりである。

① 75 歳以上（一定の障害のある者は 65 歳以上）の者すべてが対象の独立した制度で

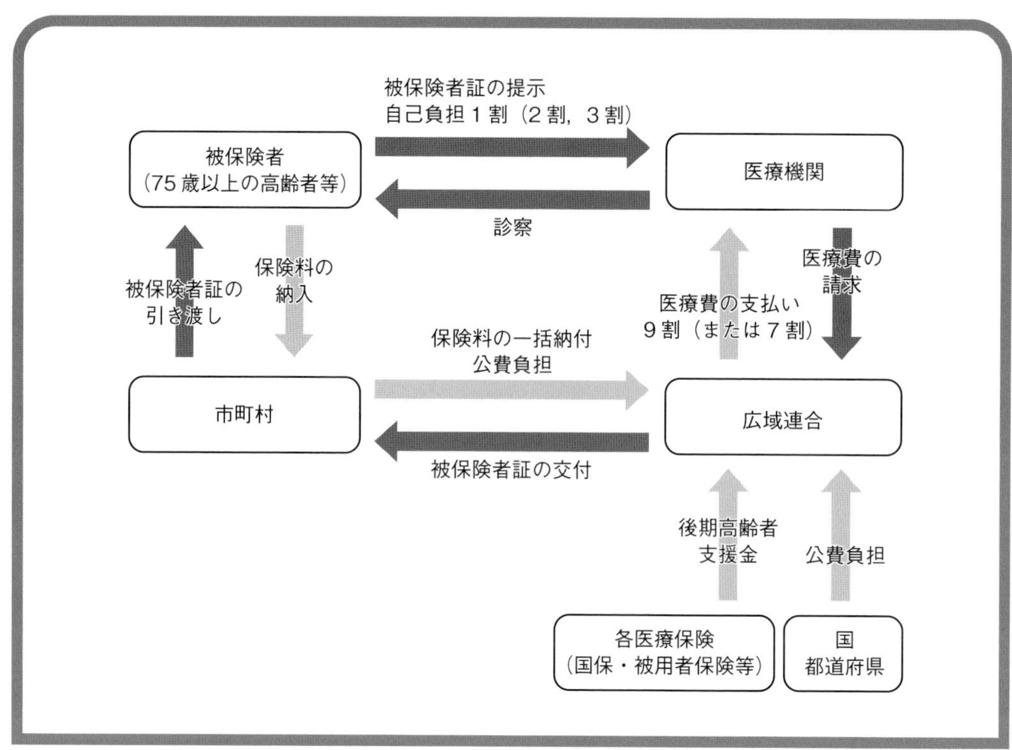

図７－１　後期高齢者医療制度の仕組み

ある。それまで健保などの被扶養者だった者も対象となる。

②医療機関の窓口負担は，原則１割（一定以上所得者２割，（2022 年 10 月１日より）現役並み所得者は３割）となる。

③被保険者証は，１人に１枚ずつ交付される（対象者は全員が被保険者となる）。

④被保険者全員が保険料を納入することになる。

⑤窓口業務および保険料の徴収などは住所地の市町村が実施する。

⑥保険料の決定や給付の決定，資格管理，財政運営などは都道府県設置の「後期高齢者医療広域連合」（以下，広域連合）が行う。

（２）制度の仕組み

後期高齢者医療制度の仕組みの概要を図７－１に示す。

制度の内容　2

本節では，概要を踏まえて制度の内容を解説していく（表７－１参照）。

表7－1　後期高齢者医療制度の内容

項　目	内　容
1）運営主体	都道府県単位で全市町村が加入する広域連合。
2）対象者	75歳以上（一定の障害のある者は65歳以上）。
3）加入形態および医療機関受診時	従来の医療保険から脱退し，後期高齢者医療保険に加入する。被保険者証は一人ひとりに交付となり，医療機関に提示する。
4）患者負担	1割負担（一定以上所得者2割，現役並みの所得者は3割負担）。
5）医療の給付	国民健康保険と同じ。
6）保険料	後期高齢者医療広域連合に保険料を納付する。
7）財源	公費5割，支援金4割，保険料1割。

被保険者は，広域連合が条例で定めた保険料率により算定した保険料を納付する。また，健保などの被扶養者だった人も保険料を納付することになる。一人ひとりの保険料は，所得に応じて負担する**所得割**と，被保険者全員が等しく負担する**被保険者均等割**の合計額となるが，所得の低い者については，同一世帯内の被保険者および世帯主の総所得金額等に応じて，7割または5割，2割といった軽減がなされる。

財源構成は，患者負担を除き，公費（5割），現役世代からの支援（約4割）のほか，高齢者から広く薄く保険料（1割）を徴収したものとなっている。

1 対象者と運営主体

（1）対 象 者

広域連合の区域内に住所を有する者のうち，75歳以上の者，65歳以上75歳未満の者で寝たきりなどの一定の障害がある者である。また，それまで被用者保険の被扶養者であった者も対象となる。生活保護世帯に属する者は対象外となっている。

従来は，加入している国保や被用者保険などの被保険者証と一緒に，住所地の市町村から交付される老人保健制度の医療受給者証を病院等の窓口で提示して医療を受けていたが，2008（平成20）年4月からは広域連合が交付する**後期高齢者医療被保険者証**1枚のみを提示して医療を受けることになる。そして，後期高齢者医療制度加入後は国保などの被保険者ではなくなる。被保険者証は1人に1枚交付される。

（2）運営主体

都道府県単位で全市町村が加入する広域連合である。**広域連合**の役割は，後期高齢者医療制度の運営主体となり，資格の認定のほか，保険料の決定や医療給付の審査・支払いなどを行う。一方，市町村の役割は，後期高齢者医療制度の事務のうち保険料の徴収や各種申請・届出の受付，被保険者証の引渡しなどの窓口業務を行う。

2 患者負担，保険給付と高額療養費

（1）患者負担

1）一部負担金と限度額

患者負担は1～3割である（2022年10月～前年の所得額により2割負担が追加された）。負担割合の詳細を表7－2に示す。

なお，施行後3年間（2025年9月末まで）は，2割負担への変更によって影響が突然大きくなってしまう人が出てくることに備え，1か月分の自己負担の増加額が最大3,000円に収まるような措置が取られる（入院医療費は対象外）。

入院の場合には同一医療機関の窓口で支払う負担額は，月ごとの上限額までとなっている（p.124，表4－7参照）。

2）75歳到達月における自己負担限度額の特例

月の途中で75歳の誕生日を迎えて後期高齢者医療制度の被保険者となる場合，それまで加入していた医療保険制度（国保・被用者保険）で自己負担限度額まで負担し，後期高齢者医療制度でも自己負担限度額まで負担するため，一部負担金の額が前月と比べて2倍となることが生じうることから，2009（平成21）年1月1日より75歳到達月においては，誕生日前の医療保険制度（国保・被用者保険）と誕生日後の後期高齢者医療制度における自己負担限度額を本来額の2分の1に設定した（図7－2）。これにより，誕生月における自己負担限度額の合計は前月と同様になり，月の途中に75歳になることに起因して，一部負担金の額が増額となることは解消されることになる。

表7－2　75歳以上の医療費負担割合（2022年10月以後）

年金収入＋その他の所得金額	負担割合（改正後）
200万円未満 （世帯内に後期高齢者が2人以上の場合は320万円未満）	1割
200万円以上383万円未満 （世帯内に後期高齢者が2名以上の場合は320万円以上520万円未満）	2割
383万円以上：現役並み所得者 （世帯内に後期高齢者が2名以上の場合は520万円以上）	3割

出典：厚生労働省　後期高齢者医療の窓口負担割合の見直しについて　をもとに作成

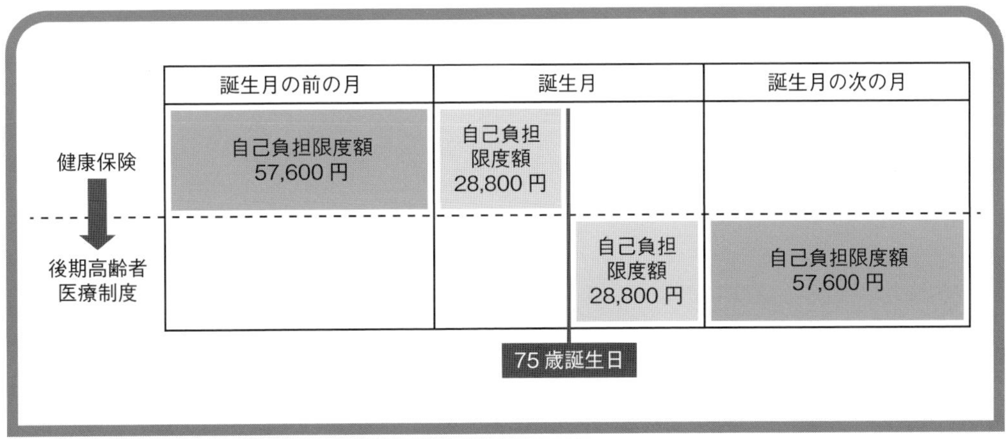

図7－2　75歳到達月における自己負担限度額の内訳

A　対象保険

対象保険は以下のとおりである。高額長期疾患患者の自己負担限度額も対象としている。

- 医療保険制度（国保・被用者保険の前期高齢者）。
- 後期高齢者医療制度。

B　対 象 者

対象者は以下のとおりである。

- 75歳の到達月となり，後期高齢者医療制度の被保険者となる患者（一部を除く）。
- 扶養者が75歳に到達したことにより，被用者保険または国保（組合）の被扶養者から国保（市町村）の被保険者となる患者。

本来額の2分の1にならない対象外患者は，以下のとおりである。

- 各月の1日生まれの患者については，誕生日前の医療保険制度（国保･被用者保険）と誕生日後の後期高齢者医療制度における自己負担限度額は本来額のままとなる。
- 2月29日生まれの患者については，3月1日より後期高齢者医療の資格を有することになるので，誕生日前の医療保険制度（国保・被用者保険）と誕生日後の後期高齢者医療制度における自己負担限度額は本来額のままとなる。
- 障害認定により誕生日前に後期高齢者医療の資格を有した患者については，75歳の誕生月の後期高齢者医療制度における自己負担限度額は本来額のままとなる。
- 75歳の誕生月において，誕生日前に死去した場合，誕生日前の医療保険制度（国保･被用者保険）の自己負担限度額は本来額のままとなる。
- 75歳の誕生月において，誕生日前に保険変更が生じる場合，変更前の医療保険制度（国保・被用者保険）の自己負担限度額は本来額のままとなる。

3）一部負担金の減免

広域連合は，特別の事情により保険医療機関に一部負担金を支払うことが困難であると認められる者に対し，一部負担金を減額し，またはその支払いを免除することができる。この場合の「**特別の事情**」とは，厚生労働省令で定める以下の事情をさす。

①震災，風水害，火災その他これらに類する災害により住宅，家財またはその他の財産について著しい損害を受けたとき。

②医療を受ける高齢者の属する世帯の生計を主として維持する者が死亡し，もしくは心身に重大な障害を受け，または長期間入院したとき。

③その他これらに類する事由があることにより，一部負担金を支払うことが困難と認められる場合。

4）医療，入院時食事療養費の給付または保険外併用療養費の給付の制限

高齢者の医療の確保に関する法律第 87 条から第 92 条までは給付の制限の規定になっている。その内容は健保法の給付制限の規定とほぼ同様で，健保法の条文中の「保険者」が「広域連合」となっている程度の違いにすぎない。

（2）保険給付

後期高齢者に対する医療給付（**法定給付**）の種類は，現行の国保において支給されるものと同じであり，次のとおりとなっている。

- 療養の給付（疾病や負傷で治療を受けたとき)。
- 入院時食事療養費の支給（入院したときの食費)。
- 入院時生活療養費の支給（療養病床に入院したときの食費・居住費)。
- 保険外併用療養費の支給（利用者の選定による特別の病室の提供を受けたときなど)。
- 療養費の支給（やむを得ず全額自己負担したときなど)。
- 訪問看護療養費の支給（訪問看護サービスを受けたとき)。
- 特別療養費の支給（資格証明書を受けている人が病気やけがの治療を受けたとき)。
- 移送費の支給（緊急の入院や転院で移送が必要になったとき)。
- 高額療養費の支給（1 か月の患者負担が高額になったとき)。
- 高額介護合算療養費の支給（1 年間の患者負担と介護保険の自己負担の合計額が高額になったとき)。

（3）高額療養費

後期高齢者医療の高額療養費は，70 歳以上の人の高額療養費とほぼ同様であるが，同一世帯でも後期高齢者医療の被保険者と他の医療保険の被保険者および被扶養者との世帯合算はない。

自己負担限度額（高額療養費算定基準額）については表 4 − 7（p.124）を参照のこと。

1）世　　帯

A　支給要件

同一の月に行われた療養（食事療養および生活療養を除く）のうち，同一世帯のすべての被保険者に係る一部負担金等の合算額から外来療養に係る高額療養費の額を控除した額（以下，世帯負担合算額）が算定基準額（自己負担限度額）を上回る場合に支給することとする（p.122 ～参照）。

B　支 給 額

世帯負担合算額から算定基準額を控除した額に，被保険者の一部負担金の額から当該者の外来療養に係る高額療養費の額を控除した世帯負担合算額で除して得た率（被保険者按分）を乗じて得た額を，広域連合から支給対象者にそれぞれ支給する。

2）外　　来

同一の月に行われた外来療養に係る一部負担金等の合算額が算定基準額を上回る場合に，その差額を広域連合から支給対象者に支給する。

外来の場合の計算例：老人Ａ（費用区分：一般）の場合

- 医療費：20 万円　　　　• 患者負担（１割）：20,000 円

すべての医療機関の窓口での支払額（20,000 円）－患者負担限度額（18,000 円）＝限度額を超えた額（払い戻し：2,000 円）

3）算定基準額（自己負担限度額）

算定基準額（自己負担限度額）は，表４－７（p.124）を参照。

4）入院療養等に係る現物給付関係

被保険者の入院に係る高額療養費については，現物給付とし，一医療機関ごとの窓口での支払いを自己負担限度額にとどめることとする。

5）高額医療・高額介護合算療養費

後期高齢者医療の高額医療・高額介護合算療養費は，健保のものとほぼ同様である。

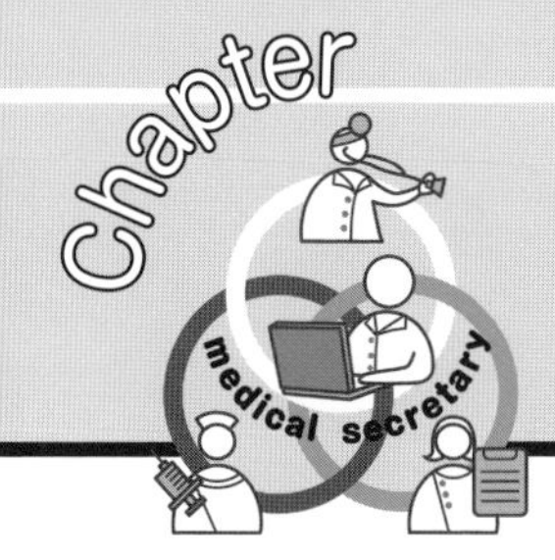

8 公費負担医療制度

公費負担医療制度とは，社会福祉および公衆衛生の向上発展を目的とし，国や地方公共団体の資金をもとに医療給付を行う制度をいう。

公費負担医療制度（法制度）のあらまし 1

1 利用の流れ

多くの場合，患者が保健所や自治体などの窓口より申請書類を入手したあと，指定医療機関等が必要事項を記入し，患者はそれを提出する。申請が認められると，**受給者証**や**自己負担上限額管理表**等が交付され，患者は指定医療機関にこれらのものを提出して医療を受ける。

2 費用負担の特徴

医療費の負担には様々なパターンがあり，複雑なものとなっている。ここでは，頻度の高いパターンを図8－1に示す。図は法令上の原則をまとめたものであり，実際は患者やその保護者の負担能力に応じて費用の徴収が行われることもある。そのため，窓口においてはそれぞれの受給者証に記載されている患者負担額を確認することが必要である。

区分	負担構成	例
全額公費負担	公費負担	例）生活保護法（単独の場合），原爆被爆者援護法（認定疾病），戦傷病者特別援護法，感染症法（新感染症）
全額公費負担対象 医療保険優先 （自己負担分のみ公費）	医療保険／公費負担	例）感染症法（入院医療），生活保護法（社保併用），児童福祉法（療育の給付），精神保健福祉法（措置入院）
一部自己負担あり 残額公費負担対象 医療保険優先	医療保険／公費負担／自己負担	例）難病法，障害者総合支援法，感染症法（結核の適正医療）

図8－1　頻度の高い公費負担医療のパターン

各種制度 2

公費負担医療制度は数多くあり，論者によってさまざまな分類のしかたがある。ここでは公費負担医療制度を，①公衆衛生目的，②障害者の更生目的，③難病，慢性疾患の治療研究，④第三者による健康被害の補償，⑤社会的弱者の救済，という５つに分類して解説する。

1 公衆衛生目的

（１）感染症法（感染症の予防及び感染症の患者に対する医療に関する法律）

感染症の予防と感染症患者に対する医療上の措置を定め，公衆衛生の向上や増進を図ることを目的とした法律である（法第１条）。この法律では感染症を表８－１に示すように分類し，その重大性・感染力に応じて適切な措置を取ることができるよう定めている。

１）感染症の認知・調査

感染の拡大を防ぎ，感染症の発生状況を確認するためにも，感染症法に規定された感染症と診断した医師は，最寄りの保健所長を経由して都道府県知事へ届出しなければならない（法第 12 条）。この届出には患者の同意は不要である。

２）感染症発生時の対応

新型インフルエンザ等感染症，一～三類感染症患者・無症状病原体保有者に対して，都道府県知事は，感染症をまん延させるおそれがある業務（特に飲食サービス業）への従事を制限することができる（就業制限。法第 18 条）。

都道府県知事は，感染症の類型に応じて，病原体に汚染されていると疑われる場所・物の消毒，水の使用制限，交通の遮断などを行うことができる（対物措置。法第 28 条～ 33 条）。

新感染症・新型インフルエンザ等感染症・一～三類感染症が疑われる者に対して，都道府県知事は健康診断を受けるよう勧告・措置を行うことができるほか，これらの感染症患者に対して都道府県知事は入院勧告をなすことができる。患者がこの勧告に従わないときは，感染症指定医療機関などに 72 時間を限度に入院させることもできる（法第 17 条，第 19 条，第 26 条）。

３）費用の負担

感染症指定医療機関で行われる，結核を除く一類・二類感染症の診療の費用は患者またはその保護者の申請により，都道府県が負担する（法第 37 条）。ただし，患者の所得に応じて費用徴収が行われる場合もある。

患者またはその保護者の申請により承認を受けた結核患者については，必要な費用の100分の5に相当する額を患者が負担し，都道府県が100分の95を負担する。(法第37条の2)。ただし，新感染症を除き，医療保険各法において保険給付を行うことができる場合は，その限度で都道府県は負担しない（法第39条1項)。

表8－1　感染症法による感染症の分類とその対応

<table>
<tr><th rowspan="3">分　類</th><th rowspan="3">定　義</th><th rowspan="3" colspan="2">感 染 症 名</th><th colspan="5">対　応</th></tr>
<tr><th colspan="2">届出</th><th rowspan="2">入院勧告・措置</th><th rowspan="2">就業制限</th><th rowspan="2">対物措置</th></tr>
<tr><th>基準</th><th>期間</th></tr>
<tr><td>一類感染症</td><td>感染力や罹患した場合の重篤性などに基づく総合的な観点からみた危険性が極めて高い感染症</td><td colspan="2">エボラ出血熱，クリミア・コンゴ出血熱，痘そう，南米出血熱，ペスト，マールブルグ病，ラッサ熱</td><td rowspan="5">全数把握</td><td rowspan="4">診断後直ちに</td><td>○</td><td>○</td><td>○</td></tr>
<tr><td>二類感染症</td><td>感染力や罹患した場合の重篤性などに基づく総合的な観点からみた危険性が高い感染症</td><td colspan="2">急性灰白髄炎，結核，ジフテリア，重症急性呼吸器症候群(SARS)，鳥インフルエンザ(H5N1・H7N9)</td><td>○</td><td>○</td><td>○</td></tr>
<tr><td>三類感染症</td><td>感染力や罹患した場合の重篤性などに基づく総合的な観点からみた危険性は高くないものの，特定の職業に就業することにより感染症の集団発生を起こしうる感染症</td><td colspan="2">コレラ，細菌性赤痢，腸管出血性大腸菌感染症，腸チフス，パラチフス</td><td>×</td><td>○</td><td>○</td></tr>
<tr><td>四類感染症</td><td>人から人への感染はほとんどないが，動物，飲食物などの物件を介して人に感染し，国民の健康に影響を与えるおそれのある感染症</td><td colspan="2">ツツガムシ病，日本脳炎，デング熱，A型肝炎，E型肝炎，マラリア，ジカ熱，炭疽，ボツリヌス症，狂犬病，鳥インフルエンザ（二類感染症に挙がっているものを除く）野兎病，黄熱，Q熱など</td><td>×</td><td>×</td><td>○</td></tr>
<tr><td rowspan="2">五類感染症</td><td rowspan="2">国が感染症発生動向調査を行い，その結果に基づき必要な情報を国民や医療関係者などに提供・公開していくことによって，発生・拡大を防止すべき感染症</td><td>全数把握</td><td>B型肝炎・C型肝炎，風しん，麻しん，梅毒，破傷風，エイズ（後天性免疫不全症候群)，クリプトスポリジウム症，バンコマイシン耐性黄色ブドウ球菌感染症など</td><td>診断後7日以内[※1]</td><td>×</td><td>×</td><td>×</td></tr>
<tr><td>定点把握</td><td>インフルエンザ（鳥インフルエンザ，新型インフルエンザ等感染症を除く)，メチシリン耐性黄色ブドウ球菌(MRSA)，性器クラミジア感染症など</td><td>定点把握</td><td>次の月曜日まで／翌月初日まで[※2]</td><td>×</td><td>×</td><td>×</td></tr>
</table>

※1：侵襲性髄膜炎菌感染症および麻しんは直ちに。
※2：耐性菌と性感染症定点が対象。

表8－1の類型の範囲を超えるような新興感染症や再興感染症が流行の兆しがある場合，政令で一時的に新型インフルエンザ等感染症，新感染症，指定感染症のいずれかの指定をすることで対応する（表8－2)。

表8－2　新型インフルエンザ等感染症，新感染症，指定感染症

類　型	指定期間	対応・措置
新型インフルエンザ等感染症	2年以内 （1年以内に限り延長可）	一類感染症に準じた措置
新感染症 （未知の感染症で極めて危険なもの）	1年以内 （1年以内に限り延長可）	認定前：厚生労働大臣が知事に対し対応を個別指導 認定後：一類感染症に準じた措置
指定感染症 （既知の感染症で危険性が増したもの）		一～三類感染症に準じた入院対応や対物措置

（2）麻薬及び向精神薬取締法

この法律では，麻薬の流通，製造に対して取り締まりを行うとともに，麻薬中毒者に必要な医療を公費負担で行う旨が定められている。ここでいう麻薬中毒とは，麻薬，大麻，あへんの慢性中毒をいう（法第2条）。都道府県知事は麻薬中毒者またはその疑いのある者について必要があると認めるときは，精神保健指定医に診察をさせることができ（法第58条の6），診察結果で，受診者が麻薬中毒者と判明したときは，精神科病院または精神科を有する病院に入院させて必要な医療を行うことができる（法第58条の8）。

医療費は全額公費負担対象だが，医療保険が優先される（法第58条の17）。すなわち，患者の自己負担分が公費負担される。ただし，患者の所得に応じて費用徴収が行われる場合もある。

（3）精神保健福祉法（精神保健及び精神障害者福祉に関する法律）

精神障害者等の入院医療および保護を行い，社会復帰や自立の促進を援助する制度である。この法律で定める入院形態は，措置入院，緊急措置入院，医療保護入院，応急入院，任意入院であり（表8－3），このうち措置入院，緊急措置入院のみが公費負担医療の対象となる。

医療費は全額公費負担対象だが，医療保険が優先される（法第30条，30条の2）。すなわち，患者の自己負担分が公費負担される。ただし，患者の所得に応じて費用徴収が行われる場合もある。

表８－３　精神保健福祉法による入院の種類

保護の種類	内　　　　容
措置入院	入院させなければ自傷他害のおそれがある場合について，これを都道府県知事の権限と責任において強制入院させることをいう。強度の人身上の制約を加えるため，２名以上の精神保健指定医の診察が一致することが必要である（法第 29 条）
緊急措置入院	措置入院での手続きでは対処できない場合に，精神保健指定医１名の診断をもとに都道府県知事がその精神障害者を入院させるものを緊急措置入院という。この場合の入院期間は 72 時間という制約が設けられている（法第 29 条の 2）
医療保護入院	精神保健指定医の診察の結果，入院を必要とする精神障害者で，自傷他害のおそれはないが，任意入院を行う状態にない者を入院させるこという。家族等のうちいずれかの者の同意があればよい（法第 33 条）
応急入院	精神保健指定医の診察の結果，入院を必要とする精神障害者で，任意入院を行う状態になく，急速を要し，家族等の同意が得られない場合，72 時間に限り入院させることをいう（法第 33 条の 7）
任意入院	患者の同意のもとで精神科病院に入院することをいう（法第 20 条，21 条）

2 障害者の更生目的

（１）障害者総合支援法（障害者の日常生活及び社会生活を総合的に支援するための法律）

１）目　　的

障害の有無にかかわらず国民が相互に人格と個性を尊重し安心して暮らすことのできる地域社会の実現に寄与することを目的に，障害者や障害児に対する必要な障害福祉サービスに係る給付，地域生活支援事業その他の支援を総合的に行うことを定めた法律である（法第１条）。

２）概　　要

障害者へ支給される自立支援給付として，介護給付，訓練等給付，自立支援医療，補装具費の支給，相談支援給付がある（表８－４）。また，地方自治体が独自に行う地域生活支援事業がある。

３）自立支援医療

医療機関にかかわりの深い自立支援医療は，育成医療，更生医療，精神通院医療の３つに分けられる。それぞれの内容を表８－５に示す。

自立支援医療費の支給を受けようとする障害者または障害児は，市町村などに申請し，認定を受けなければならない（法第 52 条）。

自立支援医療は指定自立支援医療機関で行われる。医療機関の指定は自立支援の医療機関ごとに行われ，その指定期間は６年である（法第 54 条，59 条，60 条）。

医療費は，原則１割の自己負担となり，残額が公費負担の対象となる。ただし，医療保険の適用が優先される（法第７条，58 条）。なお，患者の所得に応じ，負担上限月額の設定がある。そのため，医療保険の負担額と患者負担を除いた額について公費負担が行われるのが原則である。

表8－4　障害者総合支援法によるサービスの種類

サービス	内容
介護給付	日常生活を送る上で必要な介護支援で，居宅介護や施設における生活介護などがある。
訓練等給付	障害者が地域で生活を行うために提供される訓練的支援で，機能訓練や生活訓練，就労に関する支援などがある。
自立支援医療	自立支援医療制度は，心身の障害を除去・軽減するための医療について，医療費の自己負担額を軽減する。
補装具費の支給	障害者の移動等の確保や，就労場面における能率の向上，障害児の自立の助長を目的として，身体の欠損または損なわれた身体機能を補完・代替する用具について支給する。
相談支援給付	障害福祉サービス等を申請した障害者（児）について，サービス等利用計画の作成，および支給決定後のサービス等利用計画の見直しを行った場合に支給される。

表8－5　障害者総合支援法による自立支援医療の種類

種類	説明
育成医療	原則18歳未満の身体障害児を対象とするものをいう
更生医療	18歳以上の身体障害者を対象とするものをいう
精神通院医療	精神障害者のうち，通院が可能なものをいう

3 難病，慢性疾患の治療研究

（1）難病法（難病の患者に対する医療等に関する法律）

1）目　的

原因がわからず，治療法が不明な**難病**に罹患すると，長期療養となり，患者の負担が大きくなる。そこで，1972（昭和47）年に56の難病に関し治療法の研究を進めるため，国が治療費を助成する「特定疾患治療研究事業」がスタートした。しかし，この事業は予算事業であるために限界があったために，より充実した難病対策を行うため，2015（平成27）年1月に「難病の患者に対する医療等に関する法律（難病法）」を施行することとなった。

この法律は，難病対策を充実させ，良質・適切な医療の確保と療養生活の質の維持向上を図ることを目的としている（法第1条）。

2）対象者

指定難病の患者が対象である。難病法の対象疾患として指定を受けた難病のことを指定難病といい，施行当初は対象疾患が110であったが，2019（令和元年）年7月1日時点で333に拡大されている。

支給認定を受ける場合は，指定医の診断書を添えて，その居住地の都道府県に申請する（法第６条）。認定されると，都道府県から指定難病医療受給者証が交付される。支給認定期間は原則１年間であり，必要に応じてその期間が更新される。

3）医療費の負担

医療費は医療保険・後期高齢者医療における患者負担分のうち２割を超えた部分または難病法で定められた月額の負担限度額を超えた部分を公費の対象とする。

医療費は，原則２割の自己負担となるが，所得に応じた負担額上限の設定がある。残額が公費負担の対象となるが，医療保険の適用が優先される。そのため，医療保険の負担額と患者負担を除いた額について公費負担が行われる。

（2）特定疾患治療研究事業

難病法の施行により従来の特定疾患治療研究事業の大部分が難病法の適用となったが，スモン病，劇症肝炎，重症急性膵炎，プリオン病，重症多型滲出性紅斑については特定疾患治療研究事業の対象となっている。医療費については全額公費負担対象だが，医療保険が優先される。すなわち，患者の自己負担分が公費負担される。ただし，患者の負担能力に応じて費用徴収が行われる場合もある。

4 第三者による健康被害の補償

（1）公害健康被害の補償等に関する法律

いわゆる公害病の患者に対する医療その他の補償などの救済制度を定めた法律である。患者が公害病と「認定」されると，一時補償金，医療費，介護保険サービス利用料，年金などの給付を受けることができる。

公害病の**認定**は，大気汚染疾患（**第一種地域**）と，水俣病やイタイイタイ病，慢性ヒ素中毒（**第二種地域**）が対象となる。第一種地域については1988（昭和63）年にすべての指定が解除されているため，現在，新規の認定はされない。

公害医療手帳を医療機関および調剤薬局に提示すると，医療費は全額公費負担の対象となり，医療保険の適用も患者の自己負担もない。この扱いは，認定疾病のみであり，認定疾病以外の治療には公費負担は行われない。

（2）戦傷病者特別援護法

軍人軍属であったものの公務上の傷病に対して，国家補償の精神により医療費などの支給を行うことを目的とする。**戦傷病者手帳**を有する軍人軍属および準軍人，準軍属であった者を対象としている。援護の内容は，療養の給付のほかに，身体障害に対する更生医療給付，補装具支給，国立保養所への収容が行われる。

医療費は，公務上と認定された傷病については，全額公費負担の対象となり，医療保険の適用も患者の自己負担もない。公務外の傷病については，公費負担は行われない。

（3）原子爆弾被爆者に対する援護に関する法律

被爆者の健康の保持増進を図ることを目的とする。**被爆者健康手帳**を有する者を対象とする。この法律に基づく医療には認定疾病医療と一般疾病医療の２つがある。

認定疾病医療は，原爆を理由とした再生不良性貧血，白血病・肺がん・皮膚がん，肝機能障害，原爆白内障，熱傷瘢痕（はんこん）などが対象となる。この場合，医療費は全額公費負担の対象となり，医療保険の適用も患者の自己負担もない。

一般疾病医療は，認定疾病以外の医療をいう。医療費は，全額公費負担対象だが，医療保険が優先される（法第 18 条）。患者の自己負担分が公費負担される。

（4）予防接種法

伝染病の発生およびまん延を予防するために予防接種の実施等の措置を講ずるとともに，予防接種による健康被害の迅速な救済を図ることを目的とした法律である。予防接種によって健康被害が発生した場合には，市町村長が厚生労働大臣の認定に基づいて医療費や医療手当，年金などの給付を行う。医療費は全額公費負担対象だが，医療保険が優先される。すなわち，患者の自己負担分が公費負担されるのが原則である。患者はいったん保険医療機関の窓口で費用を支払ったのち，市町村長に支払った費用を請求することで公費負担が行われる（同法施行規則第 10 条）。

5 社会的弱者の救済

（1）生活保護法

1）目的・基本原則

生活保護法は，貧困の程度に応じて，生活や医療など最低限度の生活を保障するとともに，その自立を助長することを目的とした法律である。

2）保護の実施

生活保護の給付は，原則として本人が福祉事務所に申請することが必要である。これを「**申請保護の原則**」という。申請の際は福祉事務所のケースワーカーに相談するのが一般的である。

生活保護の給付には，生活扶助，教育扶助，住宅扶助，医療扶助，介護扶助，出産扶助，生業扶助，葬祭扶助の８種類がある（法第 11 条）。医療扶助と介護扶助は現物給付，その他は金銭給付が原則である。医療扶助と介護扶助が現物給付であるのは，一般の医療や介護が保険による現物給付によるものであり，金銭給付にすると他のことに使われてしまい，確実に医療や介護を受けられないおそれがあるからである。

3）医療扶助の保護の決定

医療扶助の場合，「**医療要否意見書**」によって指定医療機関からの意見を求め，かつ申請者の生活状況などを総合的に判断して医療扶助の要否を決定する。医療扶助が決定されると，福祉事務所は「**医療券**」を発行する。

医療券を発行された患者は，指定医療機関においてのみ受診をすることができる（法第34条）。指定医療機関は，国が開設した医療機関または薬局については厚生労働大臣が，その他の医療機関または薬局については都道府県知事が指定する（法第49条）。なお，この指定の有効期間は6年である（法第49条の3）。

4）医療費の負担と医療保険との関係

医療扶助の範囲は，医療保険各法で規定されている医療の内容とほぼ同一の範囲である。医療費は全額公費負担対象だが，医療保険が優先される。すなわち，患者の自己負担分が公費負担される。

ただし，国民健康保険と後期高齢者医療の被保険者は，生活保護を受給すると，その日から被保険者資格を失う。そのため，すべての医療の給付が生活保護法により行われる。

原則は上記のとおりだが，医療券には本人負担額が記載されている場合がある。その場合は，医療機関の窓口で費用を徴収する。なお，高額療養費については現物給付されることになっているから，窓口では医療券に記載される額を超える負担はない。

（2）児童福祉法

児童福祉法は，18歳未満の児童の福祉を保障することを目的とした法律である。児童保護のための禁止行為や児童福祉司・児童相談所・児童福祉施設，障害児に対するサービス等について定めている。

医療にかかわりが深いものとしては，結核に罹患している18歳未満の入院児童を対象として，入院医療や学用品および日用品の支給を行う療育の給付と，小児慢性特定疾病（2019年7月現在762疾病）の患者で原則18歳未満の児童を対象とする**小児慢性特定疾病医療費**の支給の2つが挙げられる。

療育の給付の医療費は全額公費負担対象だが，医療保険が優先される。すなわち，患者の自己負担分が公費負担される。ただし，所得税額を基準として，その程度によって患者負担額が定められている。小児慢性特定疾病医療費については，原則2割の自己負担となるが，所得に応じた負担額上限の設定がある。残額が公費負担の対象となるが，医療保険の適用が優先される。そのため，医療保険の負担額と患者負担を除いた額について公費負担が行われる。

（3）母子保健法

母子保健法は，母性ならびに乳幼児の健康保持および増進を図るため，母子保健に関する原理を明らかにし，保健指導，健康診査，医療その他の措置を講ずることを定めている法律である。

市町村長は，新生児の保護者に対して訪問指導を行う（法第11条）ほか，妊娠の届出をしたものには「**母子健康手帳**」を交付しなければならない（法第16条）。

低体重児が出生したときは保護者には届出義務があり（法第18条），未熟児に対しては養育医療の給付を受けることができる（法第20条）。また，１歳６か月を超え満２歳未満の幼児，満３歳を超え満４歳未満の幼児に対して，市町村は健康診査を実施する（法第12条）。

養育医療は未熟児の保護者からの申請に基づいて決定され，指定医療機関によって行われる。医療費は全額公費負担対象だが，医療保険が優先される。すなわち，患者の自己負担分が公費負担される。ただし，保護者に負担能力が認定された場合には，負担能力に応じて，費用の徴収が行われる。

これまでに解説した公費負担医療制度の一覧を表８－６に示す。

表８－６　公費負担医療制度一覧（抜粋）

制度	法別番号	医療給付名	対象者	取扱機関	受給証明書	医療保険との関係
戦傷病者特別援護法	13	療養の給付	戦傷病者	都道府県	療養券	戦傷病・併発症：患者負担なし，全額公費対象（その他は医療保険適用）
	14	更生医療の給付		福祉事務所	更生医療券	患者負担なし，全額公費対象
被爆者援護法	18	認定疾病医療	被爆者健康手帳の交付を受けた被爆者	都道府県（広島市・長崎市）	被爆者健康手帳	患者負担なし，全額公費対象
	19	一般疾病医療				患者負担なし，全額公費対象・医療保険優先
感染症法（結核）	10	適正医療	結核患者	保健所	患者票	適正医療の５％患者負担，残額公費対象・医療保険優先
	11	入院勧告／入院措置	隔離を必要とする結核患者		決定通知書	患者負担なし（所得による例外あり），残額公費対象・医療保険優先
生活保護法	12	医療扶助	生活困窮者（要保護者）	福祉事務所	医療券	被用者保険：患者負担なし，残額公費対象・医療保険優先 国保→資格喪失：患者負担なし，残額公費対象 ※患者負担が求められる場合もある
精神保健福祉法	20	措置入院	自傷他害のおそれのある精神障害者で知事が入院させた者	市町村	患者票，収容依頼書	患者負担なし（所得による例外あり），残額公費対象・医療保険優先

表8－6 （つづき）

制度	法別番号	医療給付名	対象者	取扱機関	受給証明書	医療保険との関係
障害者総合支援法	21	精神通院医療	通院中の精神障害者	市町村	受給者証	10%患者負担（上限あり），残額公費対象・医療保険優先
	15	更生医療	18歳以上の身体障害者			
	16	育成医療	18歳未満の身体障害児			
麻薬及び向精神薬取締法	22	入院措置	麻薬中毒者	都道府県	—	患者負担なし（所得による例外あり），残額公費対象・医療保険優先
児童福祉法	17	療育の給付	18歳未満の結核入院患者	保健所	療育券	患者負担なし（所得による例外あり），残額公費対象・医療保険優先
	52	小児慢性特定疾病医療支援	小児慢性特定疾病患者	都道府県 政令指定都市 中核市	受給者証	20%患者負担（上限あり），残額公費対象，医療保険優先
母子保健法	23	養育医療	未熟児	市町村	養育医療券	患者負担なし（負担能力により例外あり），残額公費対象・医療保険優先
難病法	54	特定医療費の支給	指定難病患者	都道府県	受給者証	20%患者負担（上限あり），残額公費対象，医療保険優先
特定疾患治療研究事業	51	治療研究	スモン，プリオン病等の患者	保健所／市町村	受給者証	患者負担なし（負担能力により例外あり），残額公費対象・医療保険優先
公害健康被害の補償等に関する法律	—	療養の給付	認定疾病患者	都道府県	公害医療手帳	患者負担なし，全額公費対象
予防接種法	—	健康被害の給付	予防接種による疾病の患者	市町村	—	患者負担なし（償還払いの方法による），全額公費対象・医療保険優先

6 その他の公費負担

公費負担医療に関しては，上述した各法のほか数多くの法令に基づく医療給付が行われている。

また，国の制度のほか各地方自治体の負担による医療給付も数多く行われている。乳幼児医療費助成制度，ひとり親家族医療費助成制度，障害者医療費助成制度などが例として挙げられる。給付条件や内容については自治体によって異なるので，各自で確認されたい。

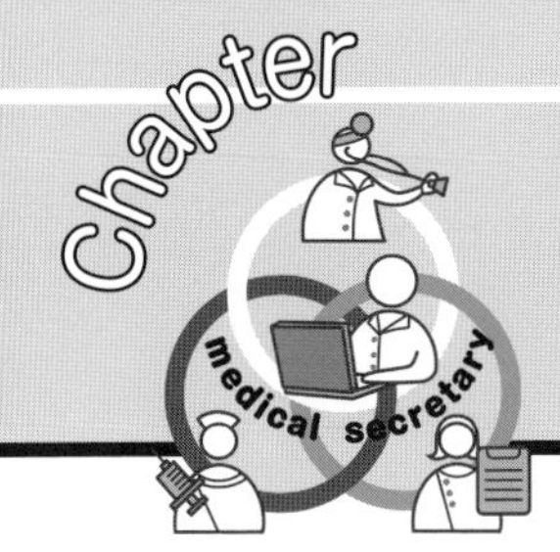

9 医療保障制度の周辺

労働者災害補償保険法 1

1 労働者災害補償保険（労災保険）制度とは

（1）目　　的（法第1条，2条）

労働者災害補償保険（以下，「労災保険」という。）は，業務中または通勤中の負傷・疾病・障害・死亡等に関して保険給付を行うほか，被災労働者やその遺族などに対する社会復帰促進等の事業を行う。

（2）制度の趣旨

事業主（使用者）は，労働者が安全に働けるようにする責任がある。労働基準法や船員法において，労働者が業務上負傷したり，疾病にかかったりする場合には，事業主は労働者に補償する責任がある旨の規定がされている。しかし，事業主に補償能力がなければ，労働者に十分な補償がなされない可能性がある。そこで，災害補償を保険という形で制度化したのが，労災保険法である。

（3）労災保険法の特徴

前述のように，労災保険は事業主の災害補償責任を肩代わりするという考え方に基づいているため，労災保険の保険料全額を事業主が負担し，政府が保険者として制度を運営する。

労災保険では，事業主が保険料を支払い，保険給付は労働者が受ける。保険料を支払う者（事業主）と保険給付を受ける者（労働者）が異なる。そのため，労災保険には被保険者という考えがない。

2 保険給付の対象者

（1）労 働 者

労災保険は，国内の適用事業で使用されている労働者全員が対象となる。適用事業は労働者が1名でもいたら適用事業となる（個人経営の農林水産業の一部は除く）。

労働者とは，使用者の指揮命令や具体的指示のもとで労務を提供し，使用者から労働の対価である賃金の支払いを受ける者をいう（労働基準法第９条参照）。この定義より，正社員，短時間労働者（パート・アルバイト）など働き方や国籍を問わず労災保険の対象となる。

一方，労働者ではない事業主，自営業者やその家族で仕事を手伝っている者（家族従事者）などは原則として労災保険の保護の対象とはならない。例えば，株式会社や医療法人などの法人，団体などの代表者，役員は労働者とはいえないので，労災保険法の適用は認められない。ただし，業務上執行権を有すると認められない者が，事実上業務執行権を有する者から指揮，監督を受けて労働に従事し，その対価として賃金を得ている場合（例えば役員兼工場長，部長など）は，労災保険が適用される（昭和34.1.26基発48号）。

また，個人事業主と同居している親族は，事業主と居住および生計を一にするものであり，原則として労災保険の適用はないが，同居の親族であっても常時同居の親族以外の労働者を使用する事業において一般事務または現場作業等に従事し，一般に私生活面での相互協力関係とは別に独立した労働関係が成立しているとみられる場合は，労災保険の適用がある（昭和54.4.2基発153号）。

なお，国家公務員災害補償法または地方公務員災害補償法が適用される，国の直営事業または官公署の事業の労働者については労災保険が適用されない（法第３条２項）。

（２）労災の特別加入

前述の通り，労働者ではない者は労災保険の適用とはならない。しかし，これらの者の中では一般の労働者と変わらない働き方をする者もいる。そこで，そのような者に対して労働者に準じて労災保険の保護の対象になるようにしたものが「**特別加入制度**」である。特別加入が認められる者は，中小企業事業主等，一人親方等，海外派遣者の３種類である。

１）中小企業事業主等

使用労働者数300人以下（金融業，保険業，不動産業，小売業では50人，卸売業，サービス業では100人以下）の中小企業事業主で，労働保険事務組合に労働保険事務の処理を委託しているものとその家族従業者が対象となる。

２）一人親方等

労働者を雇用せずに自分自身と家族などだけで事業を行う事業主のことをさす。建設業や林業などが一般的である。

３）海外派遣者

労災保険は，本来，国内にある企業に就労する労働者が給付の対象である。そのため，海外の企業で就労する労働者は対象とならず，派遣先の国の災害補償制度の対象となる。

しかし，外国の制度の適用範囲や給付内容が必ずしも十分でない場合もあることから，特別に加入すれば，海外派遣者についても労災保険の給付が受けられる。

3 保険給付の要件

労災保険の給付は，労働者に生じた負傷・疾病，死亡などが，「業務上の事由」または「通勤」によるものと認定されたときに受けることができる（法第7条1項）。この認定は労働基準監督署長が行う（法施行規則第1条）。なお，認定されない場合は，健康保険等の公的医療保険の保険給付の対象となる。

（1）業務災害

業務災害とは，労働者の業務上の負傷，疾病，障害または死亡をいう。業務災害と認められるには，「**業務遂行性**」と「**業務起因性**」の2つを満たすことが必要とされている。

認定の現状は，業務遂行性の有無，業務起因性の有無の順で認定の判断をしており，認定の基準が業務起因性に重点が置かれている。

＊業務上疾病

特定の業務に従事していることによってかかる可能性が高い疾病をいう。業務上疾病で最も多いのは「腰痛」で，発生件数全体の約7割を占める。最近では，業務上のストレスや過重労働などに起因するうつ病などの精神障害が増加傾向にある。

1）業務遂行性

業務遂行性とは，労働者が労働契約に基づいて，事業主の支配下にある状態をいう。ただし，用便や飲水のために作業を中断している場合は，業務に付随する行為として業務遂行性が認められる。また，事業主の支配下にある限り，時間外や休憩時間中であったとしても業務遂行性があるとされる。

2）業務起因性

業務起因性とは，業務に起因して災害が発生し，その災害が，傷病などの原因となることをいう。例えば，作業中の災害の場合は，一般的に業務起因性があると推定される。なお，本来の業務でない場合であっても，その職務内容や置かれていた客観的な状況から合理性，必要性が認められる場合は業務起因性が認められる。言いかえると，合理性，必要性が認められない場合は恣意的行為，業務逸脱行為とみなされ，業務災害が認められないことになる。

（2）通勤災害

労働者の通勤による負傷，疾病，障害または死亡をいう。**通勤**とは，労働者が，就業に関し，住居と就業の場所との間の往復など，合理的な経路および方法により行うことをいい，業務の性質を有するものを除く（法第7条）。

通勤の途中で逸脱または中断があるとその後は原則として通勤とはならない。ここでいう「**逸脱**」とは，通勤の途中で就業や通勤と関係ない目的で合理的な経路をそれることをいい,「**中断**」とは,通勤の経路上で通勤と関係ない行為を行うことをいう。ただし,日常生活上必要な行為をやむを得ない事由により最小限度の範囲で行う場合には,逸脱または中断の間を除き,合理的な経路に復した後は再び通勤となる。

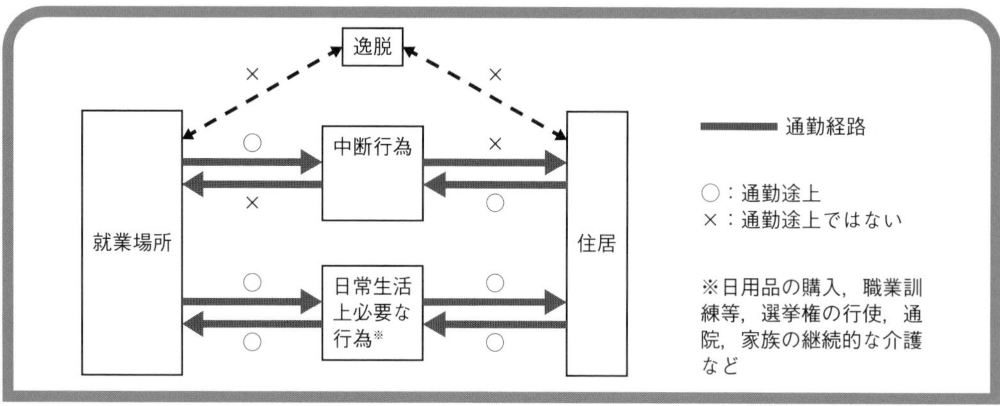

図９－１　通勤途上・外の判断基準

4 労災保険給付の種類および内容

主な内容を表９－１に示す。

5 労災保険による医療

被災労働者が労災保険で診療を受ける際は，原則として労災保険指定医療機関で診療を受ける必要がある。指定医療機関で労災保険の医療を行う場合は，医療保険の被保険者証やマイナンバーカードの代わりに,所定の書類を被災労働者から提出してもらう(表９－２)。

書類が提出されると，労災保険指定医療機関では労災診療費算定基準に基づき診療費を算定するが，被災労働者である患者からは費用徴収を行わない。費用は診療月の翌月10日までに都道府県労働局長に請求する。図９－２に診療費の流れを示す。

労災保険指定医療機関では，診療のほかにも被災労働者の休業（補償）給付に関する診療状況の証明や障害（補償）給付に関する診断書の作成なども行う。

なお，労災保険指定医療機関となるためには，都道府県労働局長による指定を受ける必要がある。指定の効力は，指定日から起算して３年間である。医業廃止，指定辞退のほか，診療費の不正請求や労災保険関係法令に違反した場合は，指定医療機関の取消しが行われる。

表9－1　労災保険の主な給付

状　況	給付目的	保険給付	内　　　容
健　診	予防・指導	二次健康診断等給付	労働安全衛生法の規定による健康診断（一次健康診断）により血圧，血中脂質，血糖，腹囲またはＢＭＩに異常が発見された場合に行われる健康診断である。これには，二次健康診断（より詳しい健康診断）と特定保健指導（医師等による指導）がある。
治癒前	治療・療養	療養（補償）給付	負傷し，または疾病にかかった場合の給付である。 ※労災指定医療機関で受診したときに保険給付されるものが「療養の給付」，非指定医療機関の場合は「療養費の支給」という。
	生活費	休業（補償）給付	傷病で休業する労働者の生活を保障するための給付である。なお，療養（補償）給付が併せて給付される。労働者の請求に基づき，休業日の４日目より「賃金を受けない日」に対して支給される。
		傷病（補償）給付	療養開始後１年６か月を経過後，傷病が治癒しておらず，傷病等級第１級～第３級に該当するときに，労働基準監督署長の職権により支給決定される。
	介護	介護（補償）給付	障害（補償）年金または傷病（補償）年金を受ける権利を持つ者が，常時または随時介護を要し，受けているときの給付である。
治癒後	障害	障害（補償）給付	傷病が治癒し，障害等級に該当する障害が残った場合に，その障害により失われた稼得能力を補てんするための給付である。１）障害が重い場合（障害等級第１級～第７級）：1 日の賃金の 313 日～ 131 日分相当の年金が支給される。２）障害が軽い場合（障害等級第８級～第 14 級）：1 日の賃金の 503 日分～ 56 日分相当の一時金が支給される。
死　亡	遺族の生活費	遺族（補償）給付	災害が原因で労働者が死亡した場合に支給される。遺族の人数に応じて支給額が異なる。
	葬儀費用	葬祭料	葬儀を行う者に対する給付である。

注）通勤災害の場合は（補償）の文字は除かれる

表9－2　被災労働者が受診時に労災保険指定医療機関に提出する書類

状況	業　務　災　害	通　勤　災　害
初診の場合	療養補償給付及び複数事業労働者療養給付たる療養の給付請求書（様式第５号）	療養給付たる療養の給付請求書通勤災害用（様式第 16 号の 3）
他院からの転院	療養補償給付及び複数事業労働者療養給付たる療養の給付を受ける指定病院等（変更）届（様式第６号）	療養給付たる療養の給付を受ける指定病院等（変更）届（様式第 16 号の 4）

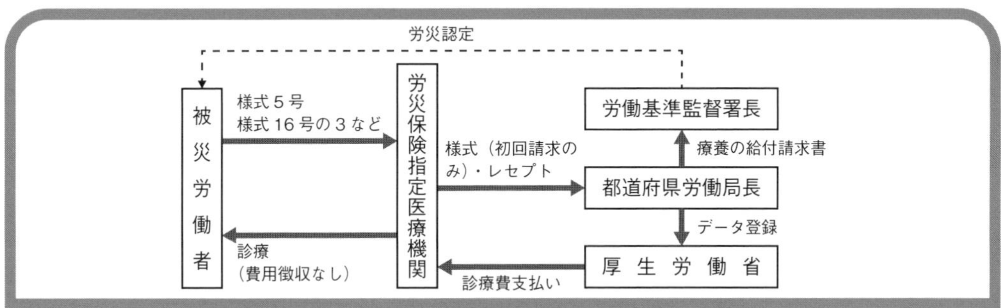

図9－2　労災保険指定医療機関における診療費の流れ

公的年金制度　2

年金とは，「終身または一定期間にわたり，毎年定期的に一定の金額が支給される」ことである。「年金は高齢時に受けとるもの」というイメージが強いが，高齢時だけではなく，障害になった場合や死亡した場合にも支給される。

年金制度は，ほとんどの国民をカバーする公的年金，自助努力としての個人年金，企業の福利厚生の一環として行われる企業年金に大別できる。年金制度は複雑であるため，ここでは医療機関に関係の深い公的年金制度に焦点をあてて述べていく。

1 公的年金制度の概要

わが国の公的年金制度は，職種を問わず20歳以上のすべての者がいずれかの年金制度に加入する。このことを**国民皆年金体制**という。原則として老齢，障害，死亡を理由として，一定の条件を満たした場合に，保険料の支払い状況に応じた年金の支給が行われる。

この基本構造の上に自営業者などを対象に国民年金に上乗せする国民年金基金や厚生年金，それに上乗せする企業年金といわれる厚生年金基金や確定給付企業年金が存在する。

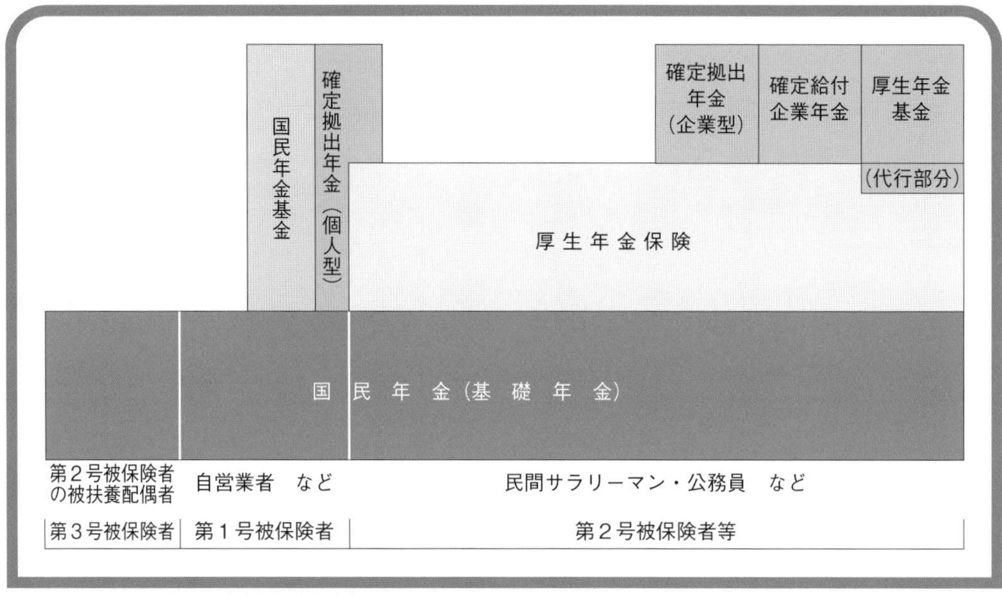

図9－3　わが国の公的年金制度（厚生労働省ホームページより）

2 公的年金への加入

公的年金制度は，図９－３に示すように２階建ての構造を基本としている。１階の基礎部分は，20歳以上のすべての者を対象とする**基礎年金**である。この部分については，国民年金法により，第１号被保険者から第３号被保険者までの３つの区分に分けられる。２階の部分は，労働者を中心に組織される**厚生年金**である。職種に応じて加入する年金制度を表９－３に示す。

表９－３　職種に応じて加入する年金制度

職　　種	加入する年金
学生，無職の者，自営業者，自由業者（20歳以上60歳未満）	国民年金第１号被保険者
労働者（法人の代表者，役員を含む）	国民年金第２号被保険者 厚生年金保険
労働者の被扶養配偶者（20歳以上60歳未満の専業主婦・主夫）	国民年金第３号被保険者

3 公的年金の受給

前述の通り，公的年金は，老齢，障害，死亡を理由として，一定の条件を満たした場合に，保険料の支払い状況に応じた年金の支給が行われる。

年金の支給を受ける場合は，受給権者が年金の裁定手続きをする必要がある。年金の受給要件を満たした日から５年間裁定手続きを行わない場合は，時効により受給権は消滅する。

（1）老齢による受給

老齢による年金は，原則として，保険料納付済期間と保険料免除期間を合わせた期間（**受給資格期間**）が10年以上満たした者が65歳になったときに支給される。なお，この支給は受給者が死亡するまで行われる。

年金額は，**老齢基礎年金**では保険料を480月納付した場合を満額として，保険料の納付期間，免除期間等に応じて受給額が計算される。**老齢厚生年金**は，平均報酬額（月額）に給付乗率と被保険者期間を乗じた額が老齢基礎年金に上乗せされて支給される。

（2）障害による受給

1）受給要件

障害に関する年金は，保険料の滞納がない限り，その原因が業務上・業務外を問わず，すべての成人障害者に対して支給される。**障害基礎年金**はすべての成人障害者に対して，**障害厚生年金**は厚生年金の被保険者に対して，障害厚生年金に上乗せされる形で支給される。この支給は，受給者が障害等級に該当しなくなるまで，もしくは亡くなるまで行われる。

障害に関する年金が支給されるためには，以下の要件を満たす必要がある。

①初診日において被保険者であったこと。

②障害認定日（初診より1年6か月を経過した日または治癒した日）に所定の障害等級に該当すること。

障害等級は，国民年金は1・2級の2つ，厚生年金は1～3級の3つである。国民年金と厚生年金の1・2級は，それぞれ同一の障害等級の基準を用いている。

障害等級について，1級は他人の助けがないと日常生活ができない程度を，2級は必ずしも他人の助けは必要ないが日常生活がかなり制限されている程度を，3級は労働がかなり制限されている程度を想定している。

③初診日の前日を基準に，その前々月までに被保険者期間があり，その3分の2以上が保険料納付済期間および保険料免除期間があること。

なお，国民年金では初診日が20歳前にある傷病について，その者が20歳に達したとき，または20歳以降に障害認定日がある場合はその障害認定日に，所定の障害等級に該当する状態になった場合は，障害基礎年金が支給される（国民年金法第36条の2など）。

2）必要書類

年金の請求には受給権者の生活状況を示す書類が必要であるが，障害年金の請求については請求時の診断書ならびに初診時の受診状況等証明書が必要となる。特に診断書は障害の程度を認定する基準となる重要な文書である。

3）受給額

障害基礎年金の場合，1級の者は満額の老齢基礎年金の額の1.25倍，2級の者は満額の老齢基礎年金と同じ額である。ただし，18歳未満の子の数によって加算がある。

障害厚生年金の場合，1級が老齢厚生年金の計算額の1.25倍，2・3級は老齢厚生年金の計算額と同額である。なお，1・2級には配偶者に対する加算がある。3級には障害基礎年金が支給されないため，最低保障額が定められている。

（3）死　亡

被保険者や年金の受給権のある者，老齢や障害を原因とする年金を受給している者が死亡した場合，保険料の滞納がない限り，その原因が業務上・業務外を問わず，一定の遺族に年金が支給される。**遺族基礎年金**は国民年金，**遺族厚生年金**は厚生年金より給付される。

遺族基礎年金は基本的に満額の老齢基礎年金と同じ額で，これに子の数に応じた加算がある。遺族厚生年金は老齢厚生年金の4分の3の額が基本となる。

4 公的年金の保険者

保険者は政府（厚生労働省）である。ただし，具体的な事務は，国から事務の委託，権限の委任を受けた日本年金機構が行うほか，一部の事務について市町村長や共済組合も行う。

自動車損害賠償保障法 3

1 法の目的と補償内容の概要

自動車（二輪車，原動機付自転車を含む）を公道で使用する際，すべての運転者に対して自動車損害賠償責任保険（自賠責保険）の加入が義務づけられている。この保険は，事故が起こった場合の被害者の救済が目的である。そのため，自動車事故の被害者のみが対象となっている。ただし，以下の表に示す通り政令で定められた補償額が小さいため，多くの人が任意保険に加入している。

表９－４　自賠責保険の補償内容

状　況	補償内容
傷　　害	治療関係費，文書料，休業損害および慰謝料が支払われ，その限度額は 120 万円である。
後遺障害	交通事故によって負った負傷が，将来において完治しないと見込まれる状態で，かつ自賠責保険の等級認定に該当するものを後遺障害という。障害の程度に応じて逸失利益および慰謝料等が支払われる。介護を要する場合は 3,000 万円～ 4,000 万円を限度に，その他のものについては障害の程度に応じて 75 万円～ 3,000 万円を限度として支払われる。
死　　亡	葬儀費，逸失利益，被害者および遺族の慰謝料が支払われ，被害者１名につき 3,000 万円を限度として支払われる。

2 診療費の取り扱い

診療費は患者に請求するのが原則である。ただし，患者の負担状況ならびに心理的状況を考えて，自動車保険（自賠責保険と任意保険）による一括対応や，医療保険や労災保険の使用もできることを患者に伝えることが大切である。

自動車保険による**一括対応**とは，交通事故後の入通院などの病院治療費を，自動車保険の任意保険を扱う損害保険会社が入通院先の医療機関に対して直接支払う仕組み（サービス）である。この仕組みにおける診療費の支払いは，事故発生から症状固定の診断が行われるまで行われる。

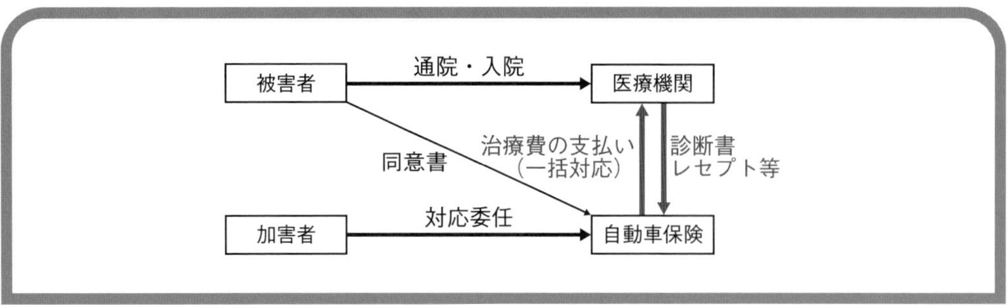

図9－4　自動車保険による一括対応

医療保険を使用する場合は，**第三者行為災害届**を患者の医療保険の保険者に提出する。

医療保険各法および労災保険法において，故意，故意の犯罪行為もしくは重過失により，負傷，疾病，障害もしくは死亡の事故を起こした場合は，保険給付の制限がなされる。これによると，飲酒運転や危険運転，無免許運転による事故あるいは居眠り運転などは保険給付の制限の対象となる。

しかし，これら以外の場合は給付制限の規定には該当しないので，業務外の場合は医療保険各法の，業務上・通勤途上の場合は労災保険法の保険給付を受けることができる。

第三者行為災害届が提出されると，保険者が被害者に給付をした分について，加害者に対して求償権（被害者に給付した分の返還を求める権利）を有する。

※なお，労災保険と自賠責保険の双方の適用がある場合，「給付事務の円滑化をはかるため，原則として自賠責保険の支払を労災保険の給付に先行させるよう取り扱う」という行政通達がある（昭41.12.16基発1305号）が，自賠責保険と労災保険のどちらを先行するかは，被災労働者本人の自由意思に基づき決定することができる。

Chapter 10 医療関連法規をめぐる諸課題

1 診療契約

契約とは，一方が申し入れ，相手が承諾をすれば成立する。医療の現場では，患者が診察を申入れ，それに対して医師が診察を開始すれば，患者と病院・医師との間に**診療契約**が成立する。医師の側は，「正当な事由」がない限り，診療を拒否することはできない（医師法第19条）（第3章参照）。

診療契約は，医師をはじめとする医療従事者が，患者に対して，治療行為を主たる内容として労務を提供する。日常的な取引や契約等を規律する民法では，労務を提供する契約は，**雇用**，**委任**，**請負**の3つの類型が規定されており，診療契約は委任に準じた契約（準委任契約，民法第656条）ととらえられている（東京地裁昭和46年4月14日判決など）。

表10－1　雇用，委任，請負

雇　用	労働者が雇用者に従属して労働それ自体を提供する
委　任	一定の事務処理という裁量的な行為を目的とする
請　負	労務の結果として仕事の完成を目的とする

準委任契約では，一定の事務処理を目的においた契約であることから，受託者の社会的な地位や職業，能力などを客観的に考えた結果，常識的に取るべき誠実な行動，姿勢があれば（これを「**善管注意義務**」という。民法第644条），委託者（患者）にとって予期せぬ結果が生じたとしても，受託者（医師等）に報酬請求権が発生する（民法第648条2項，3項）。すなわち，医療機関側は適切な診療を行う義務があり，それを行えば，患者は診療報酬を支払う義務が生じるのである。これらの義務が満たされなければ，**債務不履行責任**（民法第415条）が生じる（p.208参照）。

対応困難な患者に対する問題 2

前述のとおり，診療契約は，対等な関係にある者同士が，互いに敬意をもって誠実に履行されるべきものである。ところが，患者の中には想定外の言動に及んでしまう者もいる。放置すれば医療従事者が精神面でダメージを受けるほか，経営にも影響を及ぼすことになってしまう。よって，ときには患者に対して毅然とした対応が求められる。

1 外国人の医療

2020（令和2）年以降の新型コロナウイルス感染症（Covid-19）による入国制限の影響を除けば，訪日外国人および在留外国人の数は年々増加している。

これまで医療機関を受診する外国人患者の数が非常に少なかったことから，外国人患者を受け入れるための体制が整備されてこなかった。そのため，外国人が受診する際に言語コミュニケーションや医療文化・医療習慣の違いによる治療内容や治療費の支払いをめぐるトラブルが生じている。特に治療費の未払いについては外国人を受け入れた病院のうち約2割が経験しているという。グローバリゼーションの進展のなか，外国人の受入れは当然の流れであり，医療機関もそれに応じて対応が迫られることになる。

外国人の診療については，言語が通じない，宗教上の理由等により結果として診療行為そのものが「著しく困難」である事情が認められる場合には，医師法第19条の「正当な事由」に該当し，診療を拒むことができると解されるが〔「応招義務をはじめとした診察治療の求めに対する適切な対応の在り方等について」厚生労働省医政局通知令和元年12月25日（以下「令和元年通知」という）〕，原則は日本人患者の場合と同様に判断することになる。

在留外国人のうち，日本にある企業に雇用されている者は被用者保険に加入する資格があり，そのような者ではなくても3か月以上の在留資格がある者については国民健康保険や後期高齢者医療制度の加入資格がある（日本と社会保障協定を結んでいる国の者で本国政府からの社会保障加入の証明書がある者を除く）。そのため，これらの者については日本国内の医療保険各法に基づく対応でよい。

しかし，それ以外の外国人患者については自由診療扱いになり，医療費が高額になる。また，このような外国人患者が本国に帰国してしまうと，法的にも費用の徴収が困難になる。別途早急な対応が必要となる。この対応には，コミュニケーション手段の整備，支払方法の確認・整備，国や自治体による補助制度の活用などがあげられる。

まずは，コミュニケーション可能な言語にて，費用が相応のものになることを来院患者へ理解してもらうことから始まる。この際に自動翻訳機や厚生労働省がホームページで公開している外国人向け多言語説明資料を用いてもよいだろう。そして，治療費の支払方法や支払者を確認する。確認の際には，海外旅行保険に加入しているか否か，キャッシュレス決済が可能な医療機関では，クレジットカード等のキャッシュレス決済が可能なものがあるか尋ねるとよいだろう。

必要に応じて，受付時に治療費の支払いに関する誓約書を提出させる，パスポートおよび本国の身分証明書のコピーなどの対応を行うとよい。周囲からの協力が得られる可能性がある。

それでも支払われない場合は，国や自治体が在留外国人等を対象に実施している医療費の補助制度，補てん制度の利用を検討することになる。ただし，国や自治体により条件や制度の有無が異なるので，必ずしも利用できるわけではないことに注意を要する。

2 診療費未払い

前述のとおり，医療機関が適切な診療を行えば，患者側には診療報酬を支払う義務が生じる。患者側にさまざまな事情があるにしろ，医療費の未払いがかさんでしまうと，医療機関の収入に大きなダメージが生じる。また，このような事態は医療費負担の公平性の観点からみても問題である。医療機関側として未払いを深刻化させないよう対策を講じる必要がある。

医療費が支払われない場合には，まず電話・書面等による督促をしてみる。このような督促をしても支払いがない場合には，法的手続きでの回収を検討することになる。法的手続きでの回収方法には，**支払督促**，**民事調停**，**少額訴訟**，**善管注意制度**などがある。

表 10－2　法的手続きによる回収方法

方　法	内　　　容
支払督促	申立人の申立てのみに基づいて簡易裁判所の書記官が相手方に金銭の支払いを命じる制度（民事訴訟法第 382 条以下）。
民事調停	調停委員の仲介のもと，債務の支払いについて裁判所で協議を行う方法（民事調停法）。
少額訴訟	民事訴訟のうち，60 万円以下の金銭の支払いを求める訴えについて，原則として 1 回の審理で紛争解決を図る手続き（民事訴訟法第 368 条第 1 項）。
善管注意制度	医療機関が一定の回収努力をしたにもかかわらず，患者が一部負担金を支払わない場合において，保険者が患者に代わって未収金を徴収したうえで医療機関に支払う（健康保険法第 74 条第 2 項，国民健康保険法第 42 条第 2 項など）。

むろん，診療費未払いの状況を作らないことも重要であり，支払方法の多様化（クレジットカード，デビットカードなどの決済），入院時の保証金預かり，連帯保証人の活用，医療保険の現物給付化（高額療養費の限度額適用認定証の活用，出産育児一時金の直接支払制度の活用など），医療扶助をはじめとする社会福祉制度の活用，などの方法が考

えられる。

なお，以前の医療費不払いのみを理由として診療を行わないことは正当化されないが，支払能力があるにもかかわらず，悪意を持ってあえて支払わない場合などには，医師法第19条の「正当な事由」に該当し，診療しないことが正当化される（令和元年通知）。

3 入院時の身元保証

多くの医療機関では，家族がいることを前提として，判断能力が不十分な患者の手術等について患者の家族に同意を求める運用や，入院費等の支払い，緊急時などの連絡，患者の死亡時の遺体の引き取り等の役割を果たす，**身元保証**を求めている現状がある。

しかしながら，少子高齢化の進展の中，認知症などにより判断能力が不十分な患者が増加するとともに，頼れる親族等がいない患者の増加もみられる。そのため，患者の「身元保証」を担うことができないケースが増加している。

身元保証人がいないことを理由として患者の入院を拒否することは，医師法の**応招義務**の規定によりできないとされる(厚生労働省医政局通知平成30年4月27日)。よって，患者に身元保証人がいない場合は，さまざまな対応を考えねばならない。

考えられる対応としては身元保証サービスの紹介，高齢者福祉，生活援助や施設入所を含めた総合的な福祉施策に関する窓口である福祉事務所や社会福祉の増進を図るために組織された民間団体である社会福祉協議会への相談，成年後見制度の検討・活用が挙げられる。

成年後見制度

成年後見制度とは，精神上の障害によって判断能力が不十分な者に対して，本人を代理して法律行為を行ったり，また本人が締結した本人にとって不利益となる契約等を取り消したりすることで，本人の保護を図る民法上の制度である。本人の代理を行う者を**成年後見人**という。本人が生存していることが大前提だが，本人の死後においても成年後見人が一定の範囲において**死後委任事務**を行うことができる(民法第873条の2参照)。

成年後見制度には，本人や家族，検察官，市町村長等の申立てにより家庭裁判所の審判によって成年後見人等を選任してもらう**法定後見制度**と，本人の判断能力があるうち

表10－3　成年後見制度

	後　見	補　佐	補　助
対　象　者	判断能力が欠けている状態が通常の者	判断能力が著しくかけている状態の者	判断能力が不十分な者
本人の行為に対する同意の範囲	日常生活に関する行為以外の行為	借金，保証，不動産の売買等	申立ての範囲内で家庭裁判所が定める特定の法律行為
本人の代理権の範囲	財産に関するすべての法律行為	申立ての範囲内で家庭裁判所が定める特定の法律行為	申立ての範囲内で家庭裁判所が定める特定の法律行為

に当事者間の契約によって成年後見人を選任する**任意後見制度**がある。法定後見制度はさらに**後見**，**保佐**，**補助**の3つに大別できる。それぞれの内容を表10－3に示した。

なお，成年後見人の権限が意思表示による契約等の法律行為に関する内容に限定されることから，重要な判断を要する医療行為に関しては同意や代理の権限がないとされ，緊急避難（急迫した危難を避けるため，やむをえず他人の法益をおかす行為。刑法第37条，民放第720条）や緊急事務管理（他人に対する緊急の危害があるときにする事務管理のこと。民法第698条）等の一般法理に委ねるしかないと解されている（「成年後見制度の改正に関する要項試案補足説明」法務省民事局参事官室，平成10年4月参照）。

4 理不尽な要求をする患者

クレーム対応は，本来サービス向上に活かすべきものである。その対応の基本は傾聴と共感である。しかしながら，担当者個人レベルでの傾聴と共感の対応では限界を超える場合，場所を変え，一人では対応せず，複数で対応することが必要である。そして，必ず記録を取っておく。

場所を変えることでクレームを要求する患者を落ち着かせるとともに，複数で対応し記録を取ることで，これに対応する者も落ち着かせ，法的問題となった場合に記録が証拠資料となる，といった効果が期待されるからである。

その場に留まり，大声でわめく状況が続くようであれば，威力業務妨害罪（刑法第234条）に該当することが考えられるため，警察に協力を求めることも考慮されよう。

より強制的な措置として，診療拒否の検討も必要だろう。厚生労働省の通知によれば，診療内容そのものと関係のないクレーム等を繰り返し続けるなど，迷惑行為の態様に照らし，診療の基礎となる信頼関係が喪失している場合は，医師法第19条の「正当な事由」に該当し，診療を拒否することが正当化される（東京地裁平成29年2月9日判決，令和元年通知ほか）。

医療事故　3

近年，医療事故に関する報道が非常に多くなっている。この背景には，医療に対する期待の増大，高度医療に内在する危険，医師—患者関係の変化，患者の権利意識の拡大などがあげられる。

1 医療事故とは

医療事故とは，医療にかかわる場所において医療の過程で発生したすべての人身事故のことをいい，医療関係者に責任があると認められるものを**医療過誤**という。

2 医療事故の責任

通常の事故と同様に，医療事故を起こしてしまった者は，刑事責任，民事責任，医業停止といった行政責任のそれぞれに同時に問われる可能性がある。

1）民事責任

民事責任には，債務不履行による損害賠償責任と不法行為による損害賠償責任とがある。

債務不履行とは，診療契約の項で述べたとおり（p.203），債務者（契約上義務を負う者）が，正当な事由がないのに，本来行うべきことを行えず，債権者（契約上権利がある者）に損害が発生した場合をいう。

不法行為とは，故意または過失により他人の権利または法律上保護された利益を侵害した場合をいう（民法第709条）。不法行為が成立するためには，ある行為と結果（損害）との間に，故意・過失による権利侵害による因果関係が存在することが必要である。

「**故意**」とは，「わざと」その行為をすることをいう。「**過失**」とは，平均的な人に要求される注意を欠いた行為，すなわち，行為の結果が行為者に予見でき，その結果回避のために適切な行為をすることが期待できる具体的な状況下で行わなかったことをいう。もっとも，「平均的な人」という基準は，置かれた状況により異なる。医療現場であれば「医療現場における平均的な人」が判断基準となる。

債務不履行責任と不法行為責任の違いは，前者が契約関係の下で生じた損害全般に対する責任であり，後者は契約関係の下であるかを問わず，一定の行為によって生じた損害に対する責任である。なお，企業の従業員が他人に損害を与えた場合，その従業員を使用している企業が責任を負うことがある。これを**使用者責任**という（民法第715条）。

医療事故の訴訟の場合，医師および医療機関に対して，被害患者やその家族は債務不履行および不法行為に基づく損害賠償請求をすることが多い。いずれにせよ，医師や医療機関に損害賠償責任が認められた場合，金銭賠償をともなう賠償が行われる。

例えば，医師が必要な問診や検査を怠ったために適切な治療がされず，患者が死亡したような場合，医師の過失が認定され，医師や医療機関が損害賠償責任を負う（最高裁平成 11 年 2 月 25 日判決，最高裁平成 12 年 9 月 22 日判決，最高裁平成 16 年 1 月 15 日判決などを参照）。

2）刑事責任

刑事責任では業務上過失致死傷罪（刑法第 211 条）に問われることが多い。**業務上過失致死傷罪**とは，業務上必要な注意を怠り，その結果として人を死傷させることをいう。

例えば，看護師Ａ，Ｂ，麻酔科医Ｃ，Ｄ，執刀医Ｅ，Ｆがそれぞれ患者の確認を怠り，２名の患者を取り違えて手術をしてしまい，それぞれに傷害を負わせたケース（最高裁平成 19 年 3 月 26 日決定）や，抗がん剤の過剰投与で患者が多臓器不全で死亡したケース（最高裁平成 17 年 11 月 15 日決定）では，ともに業務上過失致死傷罪に問われ，有罪判決となった。

3）行政責任

医師法では，①罰金以上の刑を課せられた場合，②医事に関して犯罪，不正行為があった場合，③医師の品位を損ねた場合，のいずれかに該当した場合，厚生労働大臣が「戒告」，「３年以内の医業停止」，「免許の取り消し」の処分を行うことができる。

なお，この処分には医道審議会の意見が反映される（医師法第 7 条第 3 項）。医療過誤の場合，戒告または医業停止の処分が下されることが多い。

3 医療事故調査制度

2000（平成 12）年の前後に，全国で医療過誤事件が相次ぎ，国民の医療不信が高まった。その一方で医師や看護師が民事・刑事による訴訟により，積極的な治療をためらう傾向がみられるようになった。そのような状況から，医療の安全向上や医療事故の再発防止を図るため，中立的な第三者機関への医療事故届出制度を要望する声が高まった。議論の末，2014（平成 26）年の第六次医療法改正により，**医療事故調査制度**を創設し，2015（平成 27）年 10 月 1 日より制度が開始された。

医療を受けて「予期しない死亡や死産」が起きた場合，医療機関は，第三者機関である**医療事故調査・支援センター**に発生の報告をし，自ら事故原因を調査する。結果は遺族に説明するとともに，医療事故調査・支援センターに報告書を提出することになっている。調査結果に納得ができない場合には，遺族は医療事故調査・支援センターに調査を依頼することもできる。

人生の最終段階における医療 4

医療の進歩により，患者が末期状態にあっても，一定期間その生命を維持することが可能になってきている。このことが「望ましい最期とは何か」「患者の自己決定権をどこまで尊重すべきか」という問題を生むようになった。ここでは安楽死と尊厳死の問題，臓器移植の問題をとり上げる。

1 安楽死と尊厳死

（1）安楽死とは

安楽死とは，死期が目前に迫っている患者が猛烈な肉体的苦痛に襲われている場合に，その苦痛を緩和し，または除去することにより安らかな死に至らしめることをいう。安楽死は，行為の方法により，表 10 − 4 のように分類できる。このうち，純粋安楽死を除いては，自然の死期に先だって生命を短縮する行為であることから，刑法の殺人罪（法第 199 条）や自殺関与・同意殺人罪（法第 202 条）に該当する可能性が出てくる。

表 10 − 4　安楽死の種類

安楽死の種類	内　　　容
純粋安楽死	患者が死に際して苦痛を感じないような措置を取ることをいう
消極的安楽死	積極的延命行為をしないことにより死期を早めることをいう
間接的安楽死	苦痛緩和の措置をすることによって，死期を早めることをいう
積極的安楽死	生命を絶つことによって患者を苦痛から解放する措置をとることをいう

（2）安楽死の法的取り扱い

1）東海大学病院安楽死事件

多発性骨髄腫で意識不明の状態で病院に入院していた患者の家族から治療の中止を要請されていた医師が，患者に塩化カリウム 20mL を静脈注射し，死に至らしめた。そのため，医師は殺人罪に問われたものである。裁判所は，医師による末期患者に対する安楽死が許される用件として以下の４点を挙げた（横浜地裁平成７年３月 28 日判決)。

①患者が耐えがたい肉体的苦痛に苦しんでいること。

②死が避けられずに死期が迫っていること。

③患者の苦痛を除去・緩和するほかの手段がないこと。

④生命の短縮を承諾する患者の明示の意思表示があること。

この事件では，上記の要件を満たさないとして，医師には，懲役２年，執行猶予２年の有罪判決が下された。

2）川崎協同病院事件

気管支喘息の重積発作により昏睡状態にある入院患者から，気道確保用の気管内チューブを抜き取った際，被害者が苦悶様の症状を呈した。そこで医師は，患者に筋弛緩剤を静脈注射して死亡させた。このため，医師が殺人罪に問われたものである。

最高裁判所は，患者の回復可能性や余命を的確に判断できず，また，適切な情報を与えた上で患者からその行為の要請を受けたわけでもなく，被害者の推定的意思もなかったため，チューブを抜き取る行為は法律上許容される行為ではないとして，高等裁判所が殺人罪（懲役1年6月，執行猶予3年）として認めたことを支持した（最高裁平成21年12月7日決定）。

（3）尊厳死について

尊厳死とは「不治で末期に至った患者が，本人の意思に基づいて，死期を単に引き延ばすためだけの延命措置を断わり，自然の経過のまま受け入れる死」を指す（日本尊厳死協会の定義より）。人生の最終段階において積極的な治療行為をせずに死期を早める「消極的安楽死」と似ている部分があるが，「自分の意思で自分の望む生き方で最期を迎える（患者の自己決定）」という要素が尊厳死には含まれる。

裁判所が尊厳死について明確な定義を示しているわけではない。しかし，川崎協同病院事件における高等裁判所の判決（東京高裁平成19年2月28日判決）において，殺人罪の違法性阻却事由（「本来その行為は犯罪にあたるが，正当な理由があるとして，犯罪ではない条件」のこと）として「患者の自己決定権」と「治療行為の限界」の双方のアプローチを満たすことが必要であるという考え方を示している。ただし，どの時点で本人の自己決定とみなすのか，どの段階で治療行為の限界とするのか，これらについての判断が示されているわけではない。

2 死の定義と判定

人の死亡により，さまざまな権利義務が発生・消滅する。例えば，公的医療保険や年金などの保険給付を受ける権利は死亡により消滅する。また，一方で遺族には相続権が発生する（民法第882条）。ところが，「何をもって人の死亡とするのか」については法律上の規定は存在しない。そのため法律学の世界では長年にわたり議論がなされている。

（1）心臓死と脳死

特に刑法学の分野では死の定義によって適用される罪名が変わってくるため，さまざまな議論がなされてきた。

従来，死とは**三徴候**（心拍停止・呼吸停止・瞳孔散大，「**心臓死**」ともいう）が揃うことが一般的に受け入れられてきた。「死」を示すものとして明確なものであるからである。ところが，前述のとおり生命維持装置が発展し，循環機能や呼吸機能が機械によって人工的に動かし続けることができるようになると，瞳孔散大，すなわち**脳死**をもって人の死とすべきではないのか，という考えが主張されるようになった。

（2）臓器移植とその法制化

日本では，従来，心臓死で亡くなった人から提供された角膜や腎臓などを移植することが行われてきたが，移植医療の需要が高まり，その技術が進展すると，心臓や肝臓などを移植するには，脳死状態で臓器を摘出することが必要とされるようになった。

ところが，「心臓死＝人の死」としてしまうと，脳死状態からの移植は殺人罪の構成要件（罪となる行為）に該当してしまう可能性がある。

そのような経緯から，臓器移植に関する立法の必要性が高まり，1997（平成９）年に**臓器移植法**（臓器の移植に関する法律）が制定された。同法では，「脳死した者の身体」を「死体」に含め，臓器移植の場面に限定して，「脳死＝人の死」であると認めた。

１）1997（平成９）年臓器移植法

臓器移植法の制定により，「脳死＝人の死」としたため，脳死判定が行われれば，臓器移植が合法的に行われるようになったのだが，それでも，移植医療に必要な臓器は不足の状況にあった。それは，①臓器提供やそのための脳死判定に本人の書面による承諾意思と家族の承諾が必要であること，②国内では15歳未満の者の臓器移植が禁止されており，日本人の小児心臓移植などは海外へ渡航の必要があったからである。そこで，遺族の承諾で小児を含めた臓器提供が行われるよう，法改正の必要性が高まった。

２）2010（平成22）年臓器移植法改正

2010（平成22）年の改正により，親族に対し臓器を優先的に提供する意思を書面により表示できることになった。また，本人の臓器提供の意思が不明な場合にも，家族の承諾があれば臓器提供が可能となった。これにより15歳未満の者からの脳死下での臓器提供も可能になった（ただし，脳死者が児童虐待を原因とする場合を除く）。

臨床的に脳死と判断されると，臓器移植の脳死判定に先立ち，脳死者本人の意思と遺族の確認が行われる。臓器移植が行われるには，本人が臓器提供の拒否の意思を示さず，家族による臓器提供の承諾があることが条件だからである。

脳死判定は移植に関係のない，脳死判定の経験のある２名以上の医師で行う。２回判定を行い，１回目の判定より６時間以後（生後12週以上６歳未満は24時間以後）に２回目の判定を行う（法第６条，則第２条）。２回目の判定が終了した時刻を死亡時刻とする。

２回とも①深い昏睡，②瞳孔散大・固定，③脳幹反射の消失，④平坦な脳波に加え，自発呼吸の停止について判定を行う。

持続可能な医療提供制度の構築 5

少子高齢化の進展により，2025（令和7）年には国民の4人に1人が75歳以上になると推計されている。医療・介護のニーズは増え，それに伴い医療や介護に必要な社会保障費の増大も深刻な問題になる。その一方で，社会保障費を支える若い世代は減っているため，このままでは国民皆保険制度が維持できなくなってしまう。したがって効率的かつ国民のニーズに見合った良質な医療を適正に提供することが求められている。そのためには医療機関の機能分化と連携，給付と負担の見直しが大きな柱となる。

表10－5に，持続可能な医療提供制度のための施策の概要を示す。

表10－5　持続可能な医療提供制度のための施策

内　容	定　義
地域包括ケアシステム	重度な要介護状態となっても住み慣れた地域で自分らしい暮らしを人生の最後まで続けることができるよう，住まい・医療・介護・予防・生活支援が一体的に提供される体制（地域における医療及び介護の総合的な確保の促進に関する法律）。
地域医療構想	都道府県が，将来人口推計をもとに2025年に必要となる病床数を医療機能（高度急性期，急性期，回復期，慢性期）ごとに推計した上で，地域の医療関係者の協議を通じて病床の機能分化と連携を進め，効率的な医療提供体制を実現する取組み（医療法第30条の4）。
地域医療連携推進法人	医療機関相互間（主に法人）の機能分担や業務の連携を推進するため，各医療機関の上部組織として地域医療連携推進法人を設立し，都道府県知事の認定を受けたもの（医療法第70条～71条）。医師等の共同研修，病床の融通，医薬品の共同購入などが主な業務内容となる。
後期高齢者の自己負担増	年収約200万円以上の後期高齢者の窓口負担を1割から2割に引き上げる。2022（令和4）年10月1日から実施。

医療従事者の負担軽減 6

1 医師不足と勤務医の過重負担

医師は患者の生命を預かるという，最も専門性の高い職種である。また，医師の数は，医療の質や供給量に大きな影響を及ぼす。そのため，医師の養成については常に規制の対象となる。

日本では，国民皆保険による医療需要の増加に応えるために，医師の養成，すなわち大学医学部への入学定員は，1961（昭和36）年度の2,840人から，1981（昭和56）年度には8,280人まで増加した。しかし，1980年代に入り医師過剰による医療費の増大を懸念する声が高まったため，7,625人まで削減された。ところが，2006（平成18）年頃から医師不足，特に地域医療や特定の診療科（小児科・産科など）の担い手不足が深刻化した。

医師が不足すると，医療機関の患者減を招き，収入減，赤字増の悪循環に陥ってしまう。それは，診療科の廃止，病院への閉鎖へとつながっていくことになる。病院の閉鎖の影響は地域全体へと広がり，地域医療の崩壊という現象を引き起こすこともある。

医師不足の要因は，絶対的な医師不足もそうだが，そのほかにも臨床研修の必修化，地域偏在，診療科偏在も挙げられ，複雑に絡み合っている。表10－6に医師不足の要因の概要を示す。

表10－6　医師不足の状況とその要因

要　因	内　容
絶対数の不足	諸外国に比べ，人口千人当たりの医師数（日本2.3人，OECD平均2.8人）が少ない上に，国民皆保険やフリーアクセスのため，医師が診察する患者も多い（1人当たり：日本が5,633人，OECD平均2,277人）。（OECD Health Statistics 2018）
臨床研修必修化	診療に従事しようとする医師は，医師免許取得後，2年以上の臨床研修を受けなければならない。研修医は研修先を選択でき，その結果，研修内容や処遇条件の良い市中の研修病院を選ぶ人が増えた。また，大学病院は臨床研修体制の充実と診療体制の確保のため，派遣を行っていた病院から医師の引き上げを行った。
地域偏在	医師の総数は毎年増加しているものの，大都市部のような医師が多い所でより増えており，それ以外では増え方が少ない。
診療科偏在	内科・外科・小児科・産科・救急といった分野は，過酷な勤務や緊急の対応を強いられることが多く，特に産科は法律面でリスクを負うケースがあるとの認識から，これらの診療科を選択しない医師が出ている。

医師不足はまた，勤務医の**長時間労働**を引き起こす。厚生労働省の資料によれば，病院の常勤勤務医の9割近くが，1週間の労働時間が40時間以上に及び，60時間以上の労働をしている者も4割近くいる（図10－1）。

勤務医も医療機関に使用される者である以上，労働基準法の労働者に該当する。**労働基準法**では，原則として1日8時間，1週間で40時間が法定労働時間の上限である。また，過労死を含む健康障害の発症前2～6か月間で平均80時間，発症1か月前は100時間を超える時間外労働をしている場合，健康障害と長時間労働の因果関係を認めやすいといわれており，深刻な勤務状況であることがわかる。

日本では，2018（平成30）年にいわゆる「働き方改革関連法」が成立し，特に時間外労働については，2019（平成31）年4月1日〔(中小企業は2020（令和2）年4月1日)〕より，時間外労働が可能となる労使協定（いわゆる「サブロク協定」）を締結して

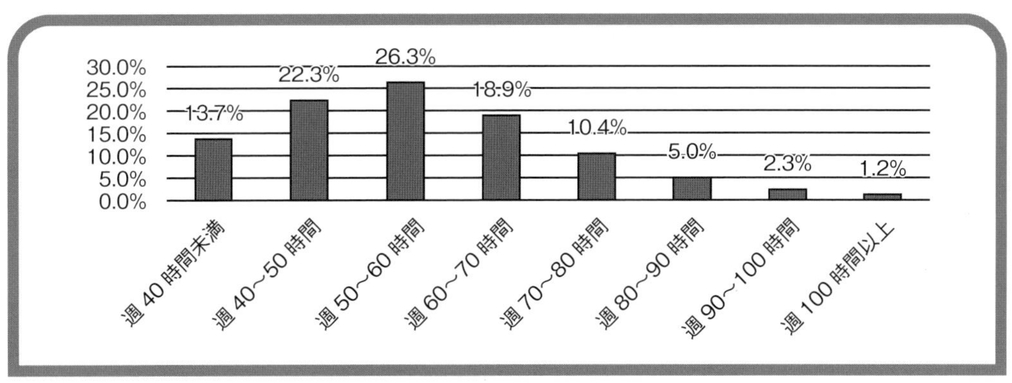

図10－1　病院常勤勤務医の週労働時間（令和元年 医師の勤務実態調査より）

も，その上限は月45時間，年360時間，繁忙期の特例でも年720時間と定めた。原則として全職種が対象となるが，医師については，実施が延期され，適用が2024（令和6）年4月1日からとなっている。

医師の時間外労働の大半は，突発的に起こる業務である。その業務の内容は非常に高度な専門性を要する。そして，医師法の応招義務の規定にあるように公共性が求められる。前記の規定を原則通り適用してしまうと，地域医療へ影響が大きい。そのため，延期の期間中に別途，医師の働き方改革の検討がされているところである。

2017（平成29）年8月に発足した厚生労働省の「医師の働き方改革に関する検討会」では，医師の労働時間短縮・健康確保と必要な医療の確保の両立を目指して，医師の労働時間短縮策について議論を重ねてきた。この報告書では，「繁忙期の特例」の時間を，医師や医療機関の状況によって3つの水準に分け，一般原則とは別に提示している。

2 看護職員・介護職員不足

医師の不足と同様に看護職員（保健師・助産師・看護師・准看護師）や介護職員の不足も問題となっている。

看護職員については年々増加しているものの，現在でも看護師の有効求人倍率（求職者1人当たり何件の求人があるかを示すもの）は，職種全体と比較して高い水準にあり，人手不足であることがわかる。また，看護職員需給分科会の推計〔(2019（令和元）年11月)〕によれば，2025(令和7)年には看護職員は188～202万人必要とされるのに対し，供給が175～182万人程度と見込まれている。

介護職員も同様に人手不足の状況である。第7期介護保険事業計画(2019年)によれば，介護人材の必要数は2025年には245万人と見込まれているが，有効求人倍率が看護師以上に高い水準となっている。また，介護福祉士養成施設の定員充足率は5割にも満たない状況である。

3 負担軽減に対応する方法

少数の医療従事者で多くの患者を診なければならない状態を改善していくには，勤務する医療従事者を増やすか，業務を合理化していく必要がある。また，働きやすくする環境を整えていくことが大切である。

(1) 医療従事者の確保

1) 医師の確保

医師の養成については，2008（平成20）年度に医学部の定員増，2016（平成28）年および2017（平成29）年にそれぞれ1大学ずつ新たに医学部の設置を認め，入学の定員を9,420人まで増やしている。

医師の偏在については，2018（平成30）年6月に医療法及び医師法を改正（通称：医師偏在是正法）し，医師少数地域での勤務を促す環境整備，医師確保のための都道府県の体制整備，医師養成プロセスに着目した確保対策，外来機能の偏在・不足への対応といった4つの柱を軸に対応を図ることにした。

そして，医師の確保と地域偏在の解消を目的に，各都道府県に**地域医療支援センター**が設けられている（医療法第30条の24，30条の25参照）。センターでは，都道府県内の医師不足の状況を分析し，医師のキャリア形成を支援しながら，大学医学部と調整のうえ，センターの登録医師を地域の医療機関に配置する，などの役割を担っている。

2) 看護職員・介護職員の確保

看護･介護の職員数の増員を図ることは重要である。行政が動向を把握する観点から，業務に従事している保健師，助産師，看護師および准看護師は，2年ごとに就業地の都道府県知事に氏名・住所などを届け出なければならない（保健師助産師看護師法第33条）。加えて，「復職支援」，「離職防止・定着促進」の目的で，2015（平成27）年10月1日より，看護職は離職時などに住所，氏名，免許番号などの事項を都道府県ナースセンターへ届け出ることが努力義務となっている（看護師等の人材確保の促進に関する法律第16条の3）。

医療機関が取り組むべきは**離職防止**である。その理由として，出産・育児や結婚を機に退職をしているケースが大半である一方，人間関係や超過勤務，夜勤の負担等労働環境も挙げられる。そのために考慮すべき点が2つある。

ひとつは，業務を分析して，個々の職員の能力や適性，労働可能時間等を考慮しながら，どの業務にだれを担わせるかを決めることも必要である。

もうひとつは「働きがい」を高めることである。月並みな表現になるが，意欲のある者についてはキャリアアップの道を用意するとともに，適切な処遇を行うことが必要である。法令上は，看護師については特定行為（保健師助産師看護師法第37条の2），介護職員については喀痰吸引（社会福祉士及び介護福祉士法第２条第２項）が本来の業務に加えて行えるようになっている。

(2) 業務の合理化

医療や介護は人間の労働力による業務の割合が大きい業種であるから，職員数の確保は重要である。しかし，業務の合理化により個々の労働者が生み出す成果を向上させることも大切なことである。

そのためには，介護用ロボットや介助機器の開発，情報通信機器を活用した事務の効率化や遠隔診療の促進を図ることも必要だが，タスク・シフト／シェアを推進してくことも重要である。以下ではタスク・シフトのうち制度化されているものを説明する。

1）医師事務作業補助者

勤務医の本来の業務に支障をきたす煩雑な事務作業を軽減する目的で，2008年４月の診療報酬改定により，**医師事務作業補助者**の配置が診療報酬請求の対象となった。医師事務作業補助者は，①診断書や処方せんの作成，②電子カルテの入力や検査・処方等のオーダ入力，③診察に関するデータ整理，などの点で医師の事務作業をサポートする。

2）看護師の特定行為

いわゆる団塊の世代が後期高齢者の年齢に差し掛かる2025（令和７）年には，医療供給体制の効率化の観点から，在宅医療の推進がより一層必要とされる。そのような中で，医師や歯科医師の判断を待たずに，手順書により一定の診療の補助が行える看護師の必要性が言われるようになった。

そこで，2015年10月１日より，実践的な理解力，思考力および判断力ならびに高度かつ専門的な知識および技能が特に必要とされる21区分38行為（**特定行為**）について，指定研修を修了した看護師は，医師の包括的指示のもと，**手順書**に基づき業務を行えるようになった（保健師助産師看護師法第37条の２）。このことは，間接的に医師不足の解消に寄与する。

(3) 働きやすくする環境づくり

各医療機関がPDCAサイクルにより計画的に勤務環境改善に取り組む仕組み（**医療勤務環境改善マネジメントシステム**）が導入され，各医療機関の管理者は医療従事者の勤務環境の改善に取り組むことが努力義務とされた（医療法第30条の19）。この取り組みを支援するために，各都道府県に**医療勤務環境改善支援センター**が設置されている（同法第30条の21）。

索　引

〔執筆者および分担〕（執筆順）

清水祥友（しみず よしとも）　埼玉コンピュータ＆医療事務専門学校（Introduction，Chapter 1，Chapter 8～10）

淡島正浩（あわしま まさひろ）　群馬医療福祉大学 医療福祉学科（Chapter 2　1～3，Chapter 3）

西方元邦（にしかた もとくに）　セントラル病院（Chapter 2　4，Chapter 4～7）

新 医療秘書実務シリーズ 4
三訂 医療関連法規

2012年（平成24年）2月20日　初版発行～第6刷
2017年（平成29年）10月30日　改訂版発行～第4刷
2021年（令和3年）10月15日　三訂版発行
2023年（令和5年）1月10日　三訂版第2刷発行

編　者　医療秘書教育全国協議会
著　者　淡　島　正　浩
　　　　清　水　祥　友
　　　　西　方　元　邦
発行者　筑　紫　和　男
発行所　株式会社 建帛社
KENPAKUSHA

〒112-0011　東京都文京区千石4丁目2番15号
TEL（03）3944-2611
FAX（03）3946-4377
https://www.kenpakusha.co.jp/

ISBN 978-4-7679-3740-3　C3047　　壮光舎印刷／ブロケード